The Occupational Diseases Volume

Interpretation
of Clinical Pathway

2022年版

U0236788

临床路径释义
INTERPRETATION OF CLINICAL PATHWAY
职业病分册

主　编　赵金垣

 中国协和医科大学出版社
北　京

图书在版编目（CIP）数据

临床路径释义·职业病分册/赵金垣主编 . —北京：中国协和医科大学出版社，2022.5
ISBN 978-7-5679-1952-5

Ⅰ.①临…　Ⅱ.①赵…　Ⅲ.①临床医学-技术操作规程 ②职业病-诊疗-技术操作
规程　Ⅳ.①R4-65

中国版本图书馆 CIP 数据核字（2022）第 044237 号

临床路径释义·职业病分册

主　　　编：赵金垣
责 任 编 辑：许进力　王朝霞
丛书总策划：张晶晶　冯佳佳
本 书 策 划：张晶晶　孙嘉惠

出版发行：中国协和医科大学出版社
　　　　　（北京市东城区东单三条 9 号　邮编 100730　电话 010-65260431）
网　　　址：www. pumcp. com
经　　　销：新华书店总店北京发行所
印　　　刷：北京虎彩文化传播有限公司

开　　　本：787mm×1092mm　　1/16
印　　　张：16
字　　　数：420 千字
版　　　次：2022 年 5 月第 1 版
印　　　次：2022 年 5 月第 1 次印刷
定　　　价：96.00 元

ISBN 978-7-5679-1952-5

编 委 会

孙德兴	甘肃省白银市第一人民医院
杜旭芹	首都医科大学附属北京朝阳医院
杜艳秋	沈阳市第九人民医院
李　倩	甘肃省白银市第一人民医院
李　倩	重庆医药高等专科学校附属第一医院（重庆市职业病防治院、重庆市第六人民医院、重庆市中毒控制中心）
李　颖	湖南省职业病防治院
李　静	晋能控股煤业集团有限公司职业病防治院
杨志前	广州市第十二人民医院（广州市职业病防治院）
吴　娜	首都医科大学附属北京朝阳医院
邹有硕	沈阳市第九人民医院
邹和建	复旦大学附属华山医院
闵春燕	苏州市第五人民医院
宋　莉	黑龙江省第二医院
宋丹萍	苏州市第五人民医院
宋孝华	晋能控股煤业集团有限公司职业病防治院
张伊莉	广州市第十二人民医院（广州市职业病防治院）
张建余	重庆医药高等专科学校附属第一医院（重庆市职业病防治院、重庆市第六人民医院、重庆市中毒控制中心）
张晓华	湖南省职业病防治院
张雪涛	上海市化工职业病防治院
张慧萍	晋能控股煤业集团有限公司职业病防治院
陈　刚	应急管理部北戴河康复院（中国煤矿工人北戴河疗养院）
陈　斌	杭州市第一人民医院
陈志远	应急管理部北戴河康复院（中国煤矿工人北戴河疗养院）
范晓丽	山东省职业卫生与职业病防治研究院（山东第一医科大学附属职业病医院）
罗光明	湖南省职业病防治院
郑亦沐	北京大学第三医院
郑舒聪	复旦大学附属华山医院
郎　丽	广东省职业病防治院
赵金垣	北京大学第三医院
赵赞梅	北京大学第三医院
段建勇	应急管理部北戴河康复院（中国煤矿工人北戴河疗养院）
侯　强	上海市化工职业病防治院
贺　炜	重庆医药高等专科学校附属第一医院（重庆市职业病防治院、重庆市第六人民医院、重庆市中毒控制中心）
秦安京	首都医科大学附属复兴医院
袁　娟	湖南省职业病防治院
贾增丽	南京市鼓楼医院
夏丽华	广东省职业病防治院
徐　明	山东省职业卫生与职业病防治研究院（山东第一医科大学附属职业病医院）

徐希娴　北京大学第三医院

黄　蕾　湖南省职业病防治院

阎　波　沈阳市第九人民医院

蒋结梅　重庆医药高等专科学校附属第一医院（重庆市职业病防治院、重庆市第六人民医院、重庆市中毒控制中心）

赖　燕　湖南省职业病防治院

樊春月　广东省职业病防治院

潘秀斌　黑龙江省第二医院

操　敏　首都医科大学附属北京胸科医院

序 言

承蒙全国各地专家的厚爱和支持，新版《临床路径释义·职业病分册》——第四版，终于在2022年新春伊始得以问世！相信它一定会以激流勇进的精神、清新现代的气息、务实求精的内容，再次博得广大读者的喜爱，成为职业病防治工作新的重要帮手！

敝人依然认为，不论何种疾病，都具有表现复杂、干扰众多、瞬间千变、万人万象的特点，临床医师必须根据实际病情，综合分析，才能做出准确的结论，实施正确的治疗。本书展示的诊治路径仅是一盏夜间路灯，只能提供大致方向和主路信息，旨在帮助和引导一线临床医师较快地把握重点、找准方向，更有效地治疗疾病，造福患者；但它绝不是"万能圣书"，也不是"法律条文"，更不是束缚医生才干的"枷锁"，无须生搬硬套、条条照办。任何医学著作，无论其学术地位多高、作者多么权威，在复杂万变的疾病面前仅具"参考"价值，只有直面患者的医者，才有权做出最终判断、选择治疗药物、决定处理方案。尤其是对于一些高级专科医院或大型综合医院，只有保证他们的经验、智慧、创造力不受任何束缚和限制，临床医学才能进步，医学科学才能发展。

本册虽然主要是对上一版11种职业病临床路径的修改，但大部分内容均有大幅补充更新，尤其是镉、铅、汞中毒等临床路径，更有重大修改，使之能够涵盖整个病程，而不仅仅只用于轻度中毒。此外，本版还增添了难度最大、但病例数最多的尘肺病临床路径释义，满足了职业病防治一线工作者的强烈需求。在谈及此话题之际，特别要向煤炭行业，尤其是中国煤矿尘肺病防治基金会所属或定点医院奋战于尘肺病防治第一线的同道们致以由衷的谢意，感谢他们不仅为本书提供了许多诊断、治疗、康复经验，更介绍了不少新的管理理念，使得整个尘肺病诊治工作在应对许多实际问题方面，得能更加贴近患者、更加合理科学，不仅成为医务工作者的良师益友，也为人事、医保工作提供了重要参考和依据。

本版的撰稿专家来自16个不同地区、单位，具有较广泛的代表性；每个路径至少由2~4位专家分别撰写，而后交由至少6位专家三次审阅、修改、汇总，最后综合形成终稿。全书力争能将中外最新疗法、药物，尤其是基层单位的有效疗法、治疗理念，特别是中医中药等传统医术尽可能地汲取归纳，以飨医患，造福万众；可见本书所展示的方法、思路、建议、结论都是源于现代医学各个领域的进展和成果，源于国内外同仁的智慧结晶，源于千万次实践的淬炼升华，决非一思之念，更非个人之功，但由于敝人能力所限，仍可能出现不少差错、缺陷或"挂一漏万"等情况。

值本册即将付样之际，全体参编人员皆怀诚惶诚恐之心，冀希各地同仁对于不足之处能予惠予宽谅，并祈不吝赐教，以期在今后修订中得到切实改进。

谨祝

壬寅年 吉祥如意，健康快乐，大地重光，国泰民安！

北京大学第三医院
职业病研究中心
2021 年 12 月 3 日

前 言

开展临床路径工作是我国医药卫生改革的重要举措。临床路径在医疗机构中的实施为医院医疗质量管理提供标准和依据，是医院管理的抓手，是实实在在的医院内涵建设的基础，是一场重要的医院管理革命。

为更好地贯彻国务院深化医药卫生体制改革的有关精神，帮助各级医疗机构开展临床路径管理，保证临床路径工作顺利进行，自 2011 年起，受国家卫生健康管理部门委托，中国医学科学院承担了组织编写《临床路径释义》的工作。

在医院管理实践中，提高医疗质量、降低医疗费用、防止过度医疗是世界各国都在努力解决的问题。其重点在于规范医疗行为，控制成本过快增长与有效利用资源。研究与实践证实，临床路径管理是解决上述问题的有效途径，尤其在优化资源利用、节省成本、避免不必要检查与药物应用、建立较好医疗组合、提高患者满意度、减少文书作业、减少人为疏失等诸多方面优势明显。因此，临床路径管理在医改中扮演着重要角色。2016 年 11 月，中共中央办公厅、国务院办公厅转发《国务院深化医药卫生体制改革领导小组关于进一步推广深化医药卫生体制改革经验的若干意见》，提出加强公立医院精细化管理，将推进临床路径管理作为一项重要的经验和任务予以强调。国家卫生健康管理部门也提出了临床路径管理"四个结合"的要求，即临床路径管理与医疗质量控制和绩效考核相结合、与医疗服务费用调整相结合、与支付方式改革相结合、与医疗机构信息化建设相结合。2021 年 1 月，国家卫健委、医保局、财政部等 8 部委联合下发《关于进一步规范医疗行为促进合理医疗检查的指导意见》，明确要求国家卫健委组织制定国家临床诊疗指南、临床技术操作规范、合理用药指导原则、临床路径等；并要求截至 2022 年底前，三级医院 50% 出院患者、二级医院 70% 出院患者要按照临床路径管理。

临床路径管理工作中遇到的问题，既有临床方面的问题，也有管理方面的问题，最主要是对临床路径的理解一致性问题。这就需要统一思想，在实践中探索解决问题的最佳方案。《临床路径释义》是对临床路径的答疑解惑及补充说明，通过解读每一个具体操作流程，提高医疗机构管理人员和医务人员对临床路径管理工作的认识，帮助相关人员准确地理解、把握和正确运用临床路径，合理配置医疗资源，规范医疗行为，提高医疗质量，保证医疗安全。

本书由赵金垣教授等数位知名专家亲自编写审定。编写前，各位专家认真研讨了临床路径在实施过程中各级医院遇到的普遍性问题，在专业与管理两个层面，从医师、药师、护士、患者多个角度进行了释义和补充，供临床路径管理者和实践者参考。

对于每个病种，我们在临床路径原文基础上补充了"医疗质量控制指标""疾病编码"和"检索方法""国家医疗保障疾病诊断相关分组"四个项目，将临床路径表单细化为"医师表单""护士表单"和"患者表单"，并对临床路径及释义中涉及的"给药方案"进行了详细的解读，即细化为"给药流程图""用药选择""药学提示""注意事项"，同时补充了"护理规范""营养治疗规范""患者健康宣教"等内容。在本书最后，为帮助实现临床路径病案质量的全程监控，我们在附录中增设"病案质量监控表单"，作为医务人员书写病案时的参考，同时作为病案质控人员在监控及评估时评定标准的指导。

"疾病编码"可以看作适用对象的释义，兼具标准化意义，使全国各医疗机构能够有统一标准，明确进入临床路径的范围。对于临床路径公布时个别不准确的编码我们也给予了修正和补充。增加"检索方法"是为了使医院运用信息化工具管理临床路径时，可以全面考虑所有因素，避免漏检、误检数据。这样医院检索获取的数据才能更完整，也有助于卫生行政部门的统计和考核。增加"国家医疗保障疾病诊断相关分组"是将临床路径与DRG有机结合起来，临床路径的实施可为DRG支付方式的实施提供医疗质量与安全保障，弥补其对临床诊疗过程监管的不足。随着更多病例进入临床路径，也有助于DRG支付方式的科学管理，临床路径与DRG支付方式具有协同互促的效应。

依国际惯例，临床路径表单细化为"医师表单""护士表单"和"患者表单"，责权分明，便于使用。这些仅为专家的建议方案，具体施行起来，各医疗机构还需根据实际情况修改。

实施临床路径管理意义重大，但同时也艰巨而复杂。在组织编写这套释义的过程中，我们对此深有体会。本书附录对制定/修订《临床路径释义》的基本方法与程序进行了详细的描述，因时间和条件限制，书中不足之处难免，欢迎同行诸君批评指正。

编　者
2022年2月

目 录

第一章

急性甲醇中毒临床路径释义

【医疗质量控制指标】（专家建议）

指标一、需结合职业史、职业危害因素接触史、职业流行病学史、临床表现和生物监测结果，依据 GBZ 53-2017《职业性急性甲醇中毒的诊断》作出诊断。

指标二、血液中甲醇和甲酸水平的测定有助于明确诊断和指导治疗。

指标三、出现较重的代谢性酸中毒或伴有阴离子间隙增高的轻度代谢性酸中毒，均应及早进行血液净化治疗。

指标四、碳酸氢钠和解毒药物需按指征合理使用。

一、急性甲醇中毒编码

1. 原编码

疾病名称及编码：急性甲醇中毒（ICD-10：T51.1 X45）

2. 修改编码

疾病名称及编码：急性甲醇中毒（ICD-10：T51.1 X45）

二、临床路径检索方法

T51.1 伴 Y15

三、国家医疗保障疾病诊断相关分组（CHS-DRG）

MDC 编码：MDCV（创伤、中毒及药物毒性反应）

ADRG 编码：VZ1（其他损伤、中毒及毒性反应疾患）

四、急性甲醇中毒临床路径标准住院流程

（一）适用对象

第一诊断为急性甲醇中毒（ICD-10：T51.1 X45）者皆可进入本路径；其中因职业活动接触甲醇引起的急性中毒被专称为"职业性急性甲醇中毒"。

> **释义**
>
> ■ 本路径主要适用于临床诊断为职业性急性甲醇中毒（包括轻度、重度中毒）的患者，非职业性急性甲醇中毒亦可参考、应用本路径。
>
> ■ 职业性急性接触较大量甲醇后，出现仅有头痛、头晕、乏力、视物模糊等症状，以及眼、上呼吸道黏膜刺激表现，并于脱离接触后72小时内逐渐恢复的患者，是为"急性甲醇接触反应"，由于各项指标均远未达到"中毒"程度，已被否定可以排除"急性甲醇中毒"诊断，故亦无须进入本路径进一步诊治处理。
>
> ■ 重度中毒患者于急性期后如出现不可逆的较严重的神经系统损害和视力障碍损害等，需眼科进一步诊治处理者，应退出本路径，转入眼科或其他专科相应路径。

（二）诊断依据

主要依据现行的《职业性急性甲醇中毒的诊断》（GBZ 53-2017）进行诊断，主要内容为：

1. 短期内较大剂量甲醇的职业接触史。
2. 出现以中枢神经系统损害、代谢性酸中毒，以及视神经与视网膜急性损害为主的临床表现。
3. 结合实验室检查结果、现场流行病学调查或职业卫生学调查资料，综合分析，并需排除其他原因所致类似疾病。

释义

■ 本路径的制订主要依据 GBZ 53-2017 现行的《职业性急性甲醇中毒的诊断》（GBZ 53-2017）、《职业性急性化学物中毒性神经系统疾病诊断标准》（GBZ 76-2002），并参考《中华职业医学》（人民卫生出版社，2019，第 2 版，李德鸿、赵金垣、李涛主编）和《临床职业病学》（北京大学医学出版社，2017 年，第 3 版，赵金垣主编）。

■ 短期内较大剂量甲醇的职业接触史是诊断职业性甲醇中毒的重要依据。甲醇除作为工业溶剂除用于各种化工产品的制造外，还是防冻剂、防腐剂、去污剂、复印液及合成燃料的重要成分，也用作有机化合物合成、提纯的介质；近年，更有甲醇汽油在我国部分地区使用，这些存在甲醇成分的环境如果通风不良，或发生容器破裂或泄漏，皆可使在场人员在短期内吸入或经皮肤吸收较高剂量甲醇而引起中毒。人吸入甲醇浓度达 32.75g/m³ 时，可危及生命。

■ 误服甲醇是生活中急性中毒的主要原因。饮用掺杂甲醇的乙醇或以甲醇假冒的白酒均可引起严重中毒，且可能为群体中毒。一般成人口服甲醇 5~10ml 可引起严重中毒，口服 6~8ml 即可引起失明，致死量 30ml 左右。

■ 无论口服或吸入甲醇，一般可有 12~24 小时的潜伏期，个别可长达 48~72 小时。潜伏期的长短与甲醇摄入剂量，以及是否同时饮酒有关；摄入量少、同时摄入乙醇者，潜伏期较长。

■ 中毒后，最先表现为中枢神经系统损害，表现为头痛、眩晕、乏力、嗜睡和意识模糊等，重者则出现昏迷和癫痫样抽搐，少数可有锥体外系损害或帕金森综合征表现，甚至出现发音和吞咽困难，以及锥体束征。精神症状多发生在中毒的 2~3 天，表现为谵妄、多疑、恐惧、狂躁、幻觉或抑郁，尚可出现记忆力、智力障碍，治疗后多能恢复。

■ 代谢性酸中毒为急性甲醇中毒主要临床后果之一，中毒程度及病死率均与其密切相关。轻度代谢性酸中毒可无症状，仅实验室检查发现；重者则出现呼吸困难、酸中毒、kussmaul 呼吸、心律失常，以及恶心、呕吐等全身症状。

■ 视神经病变是甲醇中毒的特征性表现，最快可在上述症状出现后数小时出现，出现愈早，损伤愈重。最初表现为复视、眼前黑影、闪光感、视物模糊、眼球肿胀疼痛、畏光等，而后可见视力急剧下降，甚至失明。眼科检查可见瞳孔散大、固定、对光反射减弱或消失，个别患者出现色觉障碍；眼底早期为视盘及视网膜充血水肿，重者可见视盘苍白、视神经萎缩。视野异常的早期改变是中心或旁中心暗点，晚期为周边视野缩小、纤维束状缺损及生理盲点扩大。

■ 视觉诱发电位系通过视觉系统的生物电活动检查视觉功能，是一种无痛、客观的检查方法，可以分层定位从视网膜到视皮层的病变，在急性甲醇中毒患者视觉系统损伤诊断中具有重要作用；矫正视力大于或等于 0.2 者（国际标准视力表）可查图形视觉诱发电位，矫正视力低于 0.2 者可查闪光视觉诱发电位。

■ 较长时间吸入较高浓度甲醇尚可引起上呼吸道刺激症状，如咽部肿痛、咳嗽、咳痰、气促等，重者 X 线胸片可见双肺渗出性改变，肋膈角变钝；口服中毒者尚有恶心、呕吐、上腹部疼痛等胃肠道症状；少数患者可有室性期前收缩、肝大、肝功能异常、急性肾衰竭等，甚至并发急性胰腺炎。

■ 血液甲醇和甲酸浓度的测定有助于明确诊断、指导治疗。正常人血液中甲醇浓度 < 0.016mmol/L（0.5mg/L），甲酸浓度约 0.07~0.40mmol/L（3~19mg/L）。血液甲醇浓度 > 6.24mmol/L（200mg/L）时，出现中枢神经系统症状；浓度 > 31.0mmol/L（1000mg/L）时，出现眼部症状；血液甲酸浓度 > 4.34mmol/L（200mg/L）时，多可出现眼部损害和酸中毒。上述剂量-效应关系受到采血时间、个体差异，以及同时摄入乙醇等因素影响，需注意分析。

■ 诊断和鉴别诊断。主要根据中枢神经系统损害、代谢性酸中毒以及视力损伤程度进行中毒诊断和分级，并需与其他疾病鉴别，如急性氯甲烷中毒、急性异丙醇中毒、糖尿病酮症酸中毒、急性胰腺炎、脑膜炎、蛛网膜下腔出血等。此外，甲醇中毒早期易误诊为上呼吸道感染或急性胃肠炎，口服中毒尚需与饮酒过量相鉴别。

■ GBZ 2.1-2019《工作场所有害因素职业接触限值 第 1 部分：化学有害因素》规定，我国工作场所空气中甲醇的时间加权平均容许浓度为 25mg/m³，短时间接触容许浓度为 50mg/m³。

■ 参照 GBZ 239-2011《职业性急性氯乙酸中毒的诊断》，当动脉血气示 pH 为 7.25~7.32，而甲醇浓度 15~20mmol/L 时，属轻度代谢性酸中毒；当动脉血气示 pH 为 7.15~7.24，甲醇浓度 10~14mmol/L 时，属中度代谢性酸中毒；当动脉血气分析 pH < 7.15，甲醇浓度 < 10mmol/L 时，为重度代谢性酸中毒。

（三）治疗方案的选择

根据《职业性急性甲醇中毒的诊断》（GBZ 53-2017）、《急性甲醇中毒事件卫生应急处置技术方案》（2011 年，卫生部）、《中华职业医学（第 2 版）》（人民卫生出版社，2019 年，李德鸿，赵金垣，李涛主编）及《临床职业病学（第 3 版）》（北京大学医学出版社，2017 年，赵金垣主编），急性甲醇中毒的治疗方案为：

1. 阻断毒物吸收。
2. 纠正酸中毒。
3. 促进毒物排出。
4. 干预毒物代谢。
5. 对症支持治疗。

> **释义**

■ 急性甲醇中毒治疗必须及时，其首要任务就是阻断吸收，加强排出，干预其代谢为甲酸，清除体内甲醇及其生成的甲酸，以及对症支持治疗，以改善症状，促进康复。

■ 支持和对症治疗主要包括保持呼吸道通畅，维持呼吸、循环功能和水、电解质及酸碱平衡，保护心、肝、肾等重要器官和视神经功能。眼部损害者尽早给予改善微循环及营养神经药物，双侧球后注射地塞米松等综合治疗。

（四）标准住院日

7~14 天。

> **释义**
>
> ■ 轻度甲醇中毒经及时合理治疗，一般经 5~7 天即可基本恢复，可以出院。
> ■ 重度甲醇中毒经 10~14 天积极及时抢救治疗，全身症状基本消失后，可以出院；其视力障碍属慢性疾病，不宜长期住院治疗，可在眼科门诊处置。

（五）进入路径标准

1. 第一诊断为"职业性急性甲醇中毒"者（ICD-10：T51.1 X45 诊断编码）可以进入本路径。
2. 患者同时患有其他疾病（合并症），或出现急性甲醇中毒相关并发症，如不需要其他专科特殊处理，也不影响第一诊断临床路径流程实施时，也可进入本路径。
3. 患者的合并症或急性甲醇中毒并发症较为复杂严重，需要其他专科进行特殊处理时，应当退出本路径，转入其他专科的相应临床路径。
4. 非职业性急性甲醇中毒可参照本路径执行。

> **释义**
>
> ■ 职业性急性甲醇接触反应者虽然因病情轻微，已被排除出"职业性急性甲醇中毒"范畴，但其进行医学观察及病情鉴别过程，仍属职业病诊断程序不可或缺的组成部分，按照国家《职业病防治法》规定，其住院及医疗费用仍应按照国家职业病医保条例，由工伤保险或用人单位给予全部报销，并享受各项劳保福利待遇。
> ■ 以职业性急性甲醇中毒为第一诊断者，则无论进入本路径或转入其他专科相应临床路径，其住院期间各项医疗费用（包括急性甲醇中毒并发症）均应按国家规定的职业病医保条例由工伤保险或用人单位给予全部报销，并享受各项劳保福利待遇；但其中用于合并症的相关医疗费用，则应按照该种疾病的医疗费用报销规定给予报销，不得享受职业病待遇。
> ■ 虽以急性甲醇中毒为第一诊断疾病，但其用于合并症的相关医疗费用（无论在本路径，还是转入其他临床路径），均需按照该种疾病的医疗费用报销规定处理，不得享受职业病待遇。
> ■ 非职业性急性甲醇中毒患者入院治疗各项费用须按该种疾病的相关规定报销，不得享受职业病有关待遇。

（六）住院期间检查项目

1. 必需检查项目：
（1）血常规、血型、尿常规、便常规及隐血试验。
（2）血液甲醇及甲酸浓度测定，血生化（包括肝功能、肾功能、血糖、电解质、心肌酶谱），血清 C 反应蛋白，血气分析，凝血常规，感染性疾病筛查等。
（3）心电图、X 线胸片、腹部彩超。
（4）眼科检查，包括视力、眼底、视野及视觉诱发电位检查。
2. 特殊检查项目。主要包括：血液乙醇浓度、血 D-二聚体、血脂、血/尿淀粉酶等检测，脑电图，头颅 CT 或 MRI 等。

> **释义**
>
> ■ 必检项目目的在于准确评价患者病情严重程度、基本身体状况、有无重大基础疾病（合并症），以便确定基本治疗抢救策略。
>
> ■ 特殊检查项目，则是根据毒物的毒性靶器官和病情发生发展规律，展开的深一步医学检查，以便更有针对性地指导治疗，争取最佳转归。如血液甲醇及甲酸浓度测定，是精确评估毒物暴露水平、血液透析指征/效果及预后判断的重要依据；眼科检查更是评估毒性主要靶器官损伤程度、判断疾病预后必不可缺的手段。
>
> ■ 使用乙醇治疗者，需注意监测血中乙醇浓度，调整剂量和滴注速度，以保证治疗安全。

（七）具体方案与药物选择

1. 中毒患者应立即移离现场，皮肤有甲醇污染者立即脱除污染衣物，彻底洗消皮肤；口服中毒患者应尽早（24 小时内）使用 1%碳酸氢钠溶液洗胃。
2. 出现代谢性酸中毒时，可予碳酸氢钠进行纠正，尽早实施血液净化治疗。
3. 清除体内已吸收的甲醇及其代谢产物甲酸，主要采用血液透析疗法。
4. 给予解毒剂，主要是甲醇代谢干预剂，如叶酸类、乙醇 4-甲基吡唑（4-methylpyrazole，4-MP）等。
5. 出现意识模糊者可给予纳洛酮，同时用 20%甘露醇静脉滴注，必要时尚可使用糖皮质激素，进一步改善症状。
6. 视力障碍时可给予改善眼底血液循环、营养神经药物，并转入眼科进一步治疗处理。
7. 注意保护心、肝、肾等器官功能。

> **释义**
>
> ■ 口服甲醇者应尽早（24 小时内）用 1%碳酸氢钠溶液或肥皂水彻底洗胃，而后给 15~20g 硫酸镁（溶于 100~400ml 温水中）口服导泻，以清除毒物，减轻代谢性酸中毒和视神经损害。
>
> ■ 早期血液净化能有效排出甲醇和甲酸，有利于改善代谢性酸中毒，减少甲醇中毒患者的致盲率和致死率。首次净化时间要充分（>4 小时），由预估血液净化结束后甲醇在体内的再分布，并根据血液甲醇浓度检测情况（每 1~2 小时检测 1 次），决定是否需要再次进行血液透析，以确保血液甲醇浓度<7.8 mmol/L（250mg/L）。具备下列情况之一者，皆应进行血液透析：①血液甲醇含量>15.6mmol/L（500mg/L），或甲酸含量>4.34mmol/L（200mg/L）；②中、重度代谢性酸中毒；③轻度代谢性酸中毒，但伴有阴离子间隙增高；④出现视盘视网膜水肿或视力障碍；⑤出现意识障碍；⑥出现多脏器功能损伤；⑦口服甲醇量较大（>30ml）。
>
> ■ 白酒也可用于甲醇"解毒"，可以口服，也可混于葡萄糖液中配成 10%乙醇浓度的液体静脉滴注。早期、足量、短程使用糖皮质激素有助于防治脑水肿，用药时注意糖皮质激素禁忌证和不良反应此外，尚可同时应用抑酸、护胃药物。
>
> ■ 轻度意识障碍者可给予纳洛酮，首剂 0.8mg 静脉注射，以后可视病情决定是否需要静脉滴注维持。如考虑出现脑水肿，应控制液体入量。

■ 眼部处理。应用无菌纱布和眼罩遮盖双眼，避免光线直接刺激。应用血管扩张剂及改善眼底血循环、营养神经药物，如血栓通、复方丹参注射液、三磷酸腺苷、肌苷、大剂量 B 族维生素等，以防止视神经病变。出现视神经损害者，可口服泼尼松 5~10mg（每日 3 次），以及消旋山莨菪碱、普鲁卡因双侧球后注射；最好尽快转往眼科处置，以求稳妥。

（八）出院标准

1. 全身症状好转或消失。
2. 血液中甲醇和甲酸浓度恢复至正常范围，动脉血气分析正常。
3. 血生化检查无明显异常（原发基础疾病除外）。
4. 没有需要住院治疗的并发症和合并症。

释义

■ 本路径患者出院标准主要依据内科系统临床表现，包括症状、体征、实验室和器械检查结果，不包括眼科情况。

■ 眼科临床问题应由眼科治疗处理，其出院标准需按眼科相关临床路径决定。

（九）变异及原因分析

1. 患者摄入甲醇量较大，病情较严重，所在地区条件较差，相关治疗条件不足或药品缺乏。
2. 患者年龄较大、合并症较为复杂严重，妨碍本路径治疗处理措施实施。
3. 患者中毒后未能及时送往医院抢救治疗，延误最佳治疗时机。
4. 出现明显视力损伤，需要转入眼科给予专科治疗处理。

释义

■ 上述情况均可能影响治疗效果，尤其是视神经损伤较重，需终止本路径转入眼科治疗处理时，更可能延长住院时间、影响临床转归，提高治疗费用。

五、急性甲醇中毒给药方案

（一）用药选择

1. 5%碳酸氢钠注射液　主要用于治疗代谢性酸中毒，一般为静脉滴注，剂量按下列公式计算：

补碱量（mmol）=（-2.3-实际测得的碱剩余值）×0.25×体重（kg）或补碱量（mmol）=［甲醇理论值（mmol/L）-实际测得的甲醇（mmol/L）］×0.25×体重（kg）。

除非体内已有明显碳酸氢盐丢失，一般先给计算剂量的 1/3~1/2，4~8 小时内滴注完毕。心肺复苏抢救时，首次 1mmol/kg 体重；以后根据血气分析或二氧化碳结合力测定结果调整用量（每 1g 碳酸氢钠相当于 12mmol 碳酸氢根）。

2. 乙醇　误服甲醇后，可尽快口服 50%白酒 0.25ml/kg 体重，以后每 4 小时口服 0.5ml/kg

体重；也可将乙醇混于5%葡萄糖溶液中配成10%浓度，先给150~200ml静脉滴注，每日1~2次，作为应急措施，并立即进行血液透析。如无血液透析条件，上述措施可连用2~3天；应用过程中要经常监测血中乙醇浓度，以调整剂量和滴注速度，其浓度维持在21.7~32.6mmol/L即可。需注意，神经系统明显抑制者使用乙醇需更为谨慎小心。如见甲醇中毒临床症状消失，动脉血气pH恢复正常，血中甲醇浓度持续<6.24mmol/L时，可停用乙醇。国外尚推荐使用4-甲基吡唑，其可通过抑制醇脱氢酶阻止甲醇代谢成甲酸。首次剂量为10~15mg/kg体重，静脉缓慢注射（15分钟以上），以后每12小时重复应用，剂量可减1/3~1/2，连用2~3天。

3. 叶酸类 叶酸片可口服10mg，每4小时1次，连用5~7天；或叶酸注射液每日30~45mg，分2~3次肌内注射。也可使用亚叶酸，稀释后缓慢静脉滴注，剂量约0.7mg/kg（最大剂量50mg），每4~6小时给药1次，连用5~7天。

4. 纳洛酮 首剂可0.8mg静脉注射，以后视病情决定需否静脉滴注维持。

5. 糖皮质激素 需遵循早期、足量、短期原则，常用甲泼尼龙600~1000mg/d，或地塞米松60~80mg/d，稀释后静脉注射或滴注，分为4~6次/日使用（首次量需大些），用药3~5天即可。

6. 甘露醇 可给予20%甘露醇250ml快速静脉滴注，必要时24小时可重复使用2~4次（老年患者和肾功能不全患者慎用）；严重脑水肿患者尚可与呋塞米交替使用。

7. 视神经损伤用药可参见眼科相应临床路径内容。

（二）药学提示

1. 碳酸氢钠静脉用药应从小剂量开始，根据血中pH、碳酸氢根浓度等变化决定剂量。输注速度不要超过每分钟8mmol钠。短时间大量静脉滴注较大剂量碳酸氢钠，或出现肾功能不全，可出现心律失常、肌肉疼痛/痉挛、疲倦、虚弱、水肿、呼吸减慢等反应，主要因系代谢性碱中毒，并引起低钾血症、低钙血症所致。但在心肺复苏时，因存在致命的酸中毒，仍需快速静脉滴注碳酸氢钠。

2. 乙醇的药代动力学特性不稳定，而且不同患者体内的乙醇代谢能力不同，所以要维持足量有效的血清乙醇浓度较难，而若血清乙醇浓度低于22mmol/L（100mg/dl）时，将难以达到理想治疗效果，因此，在治疗过程中需要频繁地监测血清乙醇浓度，并不断地调整乙醇剂量、滴注速度。

但由于治疗剂量的乙醇也会引起中枢神经系统不同程度的抑制及其他反应，如肝损伤、胃炎、胰腺炎、静脉炎，以及低血糖等（尤其是儿童），所以急性甲醇中毒时，仍需谨慎使用乙醇，尤其是在具有血液透析条件的情况下，应尽量不使用乙醇（乙醇迄今尚未获批使用的静脉注射剂型）。

3. 对叶酸过敏者禁用，过敏体质者慎用；此外，长期大量服用叶酸可出现畏食、恶心、腹胀等胃肠道症状，并使尿液呈黄色。

六、急性甲醇中毒护理规范

1. 尽快脱去被污染的衣服，清洁全身皮肤；口服者及时催吐、洗胃、吸附、导泻；催吐、洗胃过程中需取出义齿，清除口腔异物，采取头偏向一侧，防止患者误吸，确保呼吸道通畅。

2. 正确及时留取各种标本。

3. 血液透析者做好相应护理。

4. 观察患者呼吸频率、节律及深浅度、意识状态及瞳孔对光反射等状况；重视患者头晕、头痛等主诉；对患者实施24小时心电监护，准确记录患者24小时出入量，动态监测动脉血气、血糖；定期监测血生化指标等，以便及时发现相关并发症以及合并症。

5. 遵医嘱准确及时使用碳酸氢钠、糖皮质激素、解毒剂、脱水利尿剂等药物，观察治疗效果及有无药物不良反应。

6. 做好眼部护理，每次操作之前都要清洁双手，眼药水要单人专用；告知患者不要用手揉眼睛，避免发生感染；每天按时测量患者视力，并做好相应记录。

7. 协助患者采取避光护眼措施，拉上窗帘保持病室适宜温湿度，光线宜柔和，避免眼部直接受光线刺激或强光照射；对光刺激敏感者，可以佩戴眼罩保护或用盐水纱布遮盖双眼。

8. 做好基础护理（如皮肤护理、口腔护理等），落实护理安全措施（预防患者跌倒、坠床等）；对视力严重障碍者，要加强生活护理和协助。

9. 开展心理护理，群体中毒患者可集中讲解甲醇中毒相关知识及治疗方法，让患者树立战胜疾病的信心，配合医护人员的医疗护理工作。向职业中毒患者宣传相关卫生防护知识，让患者充分意识到职业危害防护的重要性。建议企业采取预防措施，避免此类事件的再次发生。

10. 根据患者耐受程度，制订康复计划。

七、急性甲醇中毒营养治疗规范

1. 增加优质蛋白质（肉、禽、蛋、鱼类、豆制品等）及热量的摄入。

2. 增加维生素的摄入：①富含维生素 A 的食物：如动物肝脏、蛋类、奶油、鱼肝油、鲫鱼、牛奶等；②富含维生素 B 的食物：豆类、糙米、牛奶、禽肉、香蕉、胡萝卜、香菇、紫菜等；③富含维生素 C 的食物：如枣、草莓、弥猴桃、番茄、菠菜、花椰菜等。

3. 重度中毒患者入院初期可给予易消化、维生素丰富、高蛋白流质食物，少量多餐，鼻饲者执行鼻饲饮食；之后逐渐过渡为半流质饮食、正常饮食（如无消化道不良反应）；避免食用刺激、生冷、辛辣的食物。

八、急性甲醇中毒患者健康宣教

1. 不要口服散装或假冒的"三无"白酒。

2. 加强康复锻炼，增强体质，饮食搭配均衡，戒烟戒酒。

3. 正确使用药物，出院后遵医嘱按时服药，不自行减药、停药。

4. 工作中加强个人防护，提高自我防护意识，避免再次高浓度甲醇蒸汽吸入或经皮肤吸收，生产或使用甲醇中，应采用自动化、密闭式的生产工艺。

5. 定期门诊随访复查。

九、推荐表单

（一）医师表单

急性甲醇中毒临床路径医师表单

适用对象：第一诊断为急性甲醇中毒（ICD-10：T51.1 X45）

患者姓名：	性别：　年龄：　住院号：	门诊号：
住院日期：　　年　月　日	出院日期：　　年　月　日	标准住院日：7~14 天

时间	住院第 1 天	住院期间
主要诊疗工作	□ 询问病史及体格检查 □ 进行病情初步评估 □ 上级医师查房 □ 明确诊断，决定诊治方案 □ 开化验单，完成病历书写 □ 眼科会诊	□ 上级医师查房 □ 核查辅助检查的结果是否有异常 □ 观察药物不良反应 □ 评价疗效，必要时调整药物 □ 住院医师书写病程记录 □ 眼科定期会诊（必要时）
重点医嘱	**长期医嘱：** □ 职业病科护理常规 □ 一/二/三级护理（根据病情） □ 饮食 □ 生命体征监测 □ 吸氧（必要时） □ 解毒剂（叶酸类或乙醇） □ 制酸、护胃 □ 改善眼底血液循环 □ B 族维生素 □ 脱水降颅压（必要时） □ 糖皮质激素（根据病情） □ 眼部避光（必要时） □ 对症治疗 **临时医嘱：** □ 血常规、尿常规、便常规、CRP □ 血生化、血气分析、凝血常规 □ 血液甲醇浓度、血液甲酸浓度 □ 凝血常规、感染性疾病筛查（乙型肝炎、丙型肝炎、梅毒、艾滋病） □ X 线胸片、心电图、腹部彩超 □ 视力、眼底、视野、视觉诱发电位（VEP） □ 根据病情行血液乙醇浓度测定、D - 二聚体、血脂、血淀粉酶、尿淀粉酶，头颅 CT 或 MRI，脑电图检查 □ 催吐、洗胃、导泻 □ 眼科会诊 □ 血液透析（必要时） □ 补碱（根据病情及血气分析结果） □ 对症处理	**长期医嘱：** □ 职业病科护理常规 □ 一/二/三级护理（根据病情） □ 饮食 □ 生命体征监测 □ 吸氧（必要时） □ 解毒剂（叶酸类或乙醇） □ 制酸、护胃 □ 改善眼底血液循环 □ B 族维生素 □ 眼部避光（必要时） □ 糖皮质激素（根据病情） □ 对症治疗 **临时医嘱：** □ 对症处理 □ 复查血气分析、血液甲醇、血液甲酸、血常规、血生化 □ 异常指标复查 □ 眼科会诊（必要时） □ 血液透析（必要时） □ 补碱（根据病情） □ 对症处理
病情变异记录	□ 无　□ 有，原因： 1. 2.	□ 无　□ 有，原因： 1. 2.
医师签名		

时间	出院前 1~3 天	出院日
主要诊疗工作	□ 上级医师查房 □ 评估治疗效果 □ 确定出院日期及出院后治疗方案 □ 完成上级医师查房记录 □ 出院前 1 天开具出院医嘱	□ 完成常规病程记录、上级医师查房记录、病案首页及出院小结等 □ 通知出院 □ 向患者交代出院后注意事项 □ 预约复诊日期 □ 若患者不能出院，在病程记录中说明原因和继续治疗方案
重点医嘱	长期医嘱： □职业病科护理常规 □ 二/三级护理（根据病情） □ 对症治疗 □ 吸氧（必要时） □ 改善眼底血液循环 □ B 族维生素 临时医嘱： □ 复查血常规、肝功能、肾功能、视力、眼底、视野、视觉诱发电位（VEP） □ 异常指标复查 □ 眼科会诊（必要时）	
病情变异记录	□ 无　□ 有，原因： 1. 2.	□ 无　□ 有，原因： 1. 2.
医师签名		

（二）护士表单

急性甲醇中毒临床路径护士表单

适用对象：第一诊断为急性甲醇中毒（ICD-10：T51.1 X45）

患者姓名：	性别：	年龄：	住院号：	门诊号：
住院日期： 年 月 日	出院日期： 年 月 日			标准住院日：7~14 天

时间	住院第 1 天	住院期间
健康宣教	□ 入院宣教 □ 介绍主管医师、护士 □ 介绍环境及设施 □ 介绍病房安全管理 □ 进行戒烟的建议和教育 □ 介绍陪护、探视制度、作息时间 □ 双向查对制度 □ 告知患者检查、治疗的意义及注意事项 □ 告知患者药物的作用和不良反应 □ 告知患者出入量记录方法	□ 疾病相关知识宣教 □ 药物疗效和不良反应宣教 □ 血液透析注意事项的宣教 □ 约束带和保护器具使用的注意事项宣教 □ 告知患者在检查中配合医师方法 □ 主管护士与患者沟通，消除患者紧张情绪
护理处置	□ 核对患者信息，佩戴腕带 □ 测量体重 □ 测生命体征 □ 更换污染衣服 □ 吸氧 □ 遵医嘱完善相关检查 □ 遵医嘱采集各种标本 □ 完成入院评估 □ 建立护理病历	□ 监测生命体征 □ 吸氧 □ 遵医嘱完善相关检查 □ 遵医嘱采集各种标本
基础护理	□ 一/二/三级护理（根据病情） □ 饮食护理 □ 晨晚间护理 □ 排泄管理 □ 患者安全管理	□ 一/二/三级护理（根据病情） □ 饮食护理 □ 晨晚间护理 □ 排泄管理 □ 患者安全管理
专科护理	□ 护理查体 □ 询问病情经过，评估毒物进入体内时间 □ 病情观察：意识、瞳孔变化、有无呼吸道刺激和眼部症状；观察呕吐物及排泄情况；观察腹部症状、体征等 □ 催吐、洗胃、导泻 □ 遵医嘱给药，观察药物疗效和不良反应 □ 预防跌倒和压疮 □ 眼部护理 □ 血液透析护理（必要时） □ 心理护理 □ 记录出入液量 □ 书写护理记录	□ 病情观察：意识、瞳孔、呼吸道刺激和眼部症状；观察呕吐物及排泄物等情况；观察腹部症状、体征等 □ 遵医嘱给药，观察药物疗效和不良反应 □ 吸氧 □ 预防跌倒和压疮 □ 眼部护理 □ 血液透析护理（必要时） □ 心理护理 □ 记录出入液量 □ 书写护理记录

续　表

时间	住院第 1 天	住院期间
重点医嘱	□ 详见医嘱执行单	□ 详见医嘱执行单
病情变异记录	□ 无　□ 有，原因： 1. 2.	□ 无　□ 有，原因： 1. 2.
护士签名		

时间	出院前 1~3 天	出院日
健康宣教	□ 药物的疗效及不良反应 □ 药物的使用频率 □ 饮食、活动指导 □ 职业防护知识宣教	□ 出院宣教 □ 服药方法 □ 复查时间 □ 活动休息 □ 饮食指导 □ 出院手续办理方法 □ 指导病历复印方法
护理处置	□ 遵医嘱完成相关检查 □ 遵医嘱采集各种标本	□ 办理出院手续 □ 获取出院带药
基础护理	□ 二/三级护理（根据病情） □ 晨晚间护理 □ 排泄管理 □ 患者安全管理	□ 二/三级护理（根据病情） □ 晨晚间护理 □ 排泄管理 □ 患者安全管理
专科护理	□ 监测生命体征 □ 病情观察 □ 吸氧（必要时） □ 遵医嘱用药，观察药物的疗效及不良反应 □ 预防跌倒和压疮 □ 眼部护理 □ 心理护理 □ 书写护理记录	□ 出院指导
重点医嘱	□ 详见医嘱执行单	□ 详见医嘱执行单
病情变异记录	□ 无　□ 有，原因： 1. 2.	□ 无　□ 有，原因： 1. 2.
护士签名		

（三）患者表单

急性甲醇中毒临床路径患者表单

适用对象：第一诊断为急性甲醇中毒（ICD-10：T51.1 X45）

患者姓名：		性别： 年龄： 住院号：	门诊号：
住院日期： 年 月 日		出院日期： 年 月 日	标准住院日：7~14 天

时间	入院第 1 天	住院期间
监测	□ 测量生命体征、体重	□ 测量生命体征、体重
医患配合	□ 患者及家属配合医师询问职业接触史、中毒现场情况、病史、收集资料，请务必详细告知既往史、用药史、过敏史 □ 配合进行体格检查 □ 配合完善相关检查、化验 □ 配合眼科会诊和检查 □ 签署病情通知书、透析治疗同意书和特殊用药告知书 □ 配合入院护理评估和宣教	□ 患者及家属与医师了解病情，签署知情同意书 □ 配合医师进行病情和药物疗效的观察评估 □ 配合进行透析治疗 □ 配合观察病情必要指标和异常指标复查
护患配合	**重点诊疗：** □ 一/二/三级护理常规（根据病情） □ 重症监护（根据病情） □ 配合深静脉置管和血液透析治疗（必要时） □ 建立静脉通路 □ 配合吸氧、糖皮质激素、降颅压治疗（必要时） □ 接受医师安排的叶酸、B 族维生素、抑酸护胃、改善眼底血液循环等药物治疗 □ 补碱（根据病情） □ 配合眼科会诊 □ 眼部避光（必要时） **重点检查：** □ 血常规、尿常规、便常规 □ 肝肾功能、电解质、血糖、CRP、血气分析、凝血四项、血甲醇浓度、感染性疾病筛查 □ 正侧位胸片、心电图、腹部彩超、视力、眼底、视野、图形视觉诱发电位（P-VEP） □ 根据病情补充安排的其他检查	**重点诊疗：** □ 一/二/三级护理常规（根据病情） □ 重症监护（根据病情） □ 配合管路护理和血液透析治疗（必要时） □ 接受医师安排的药物治疗 □ 配合检查意识、瞳孔、肢体活动、询问出入量和定时生命体征测量 □ 配合眼部护理和治疗 □ 配合翻身、活动，预防压疮（根据病情） **重点检查：** □ 根据病情安排的复查和其他检查
饮食	□ 遵医嘱饮食 □ 意识障碍者暂禁食	□ 遵医嘱饮食 □ 禁食者由流食逐渐过渡到普食
排泄	□ 正常排尿便	□ 正常排尿便
活动	□ 卧床休息，自主体位 □ 置管下肢制动，注意保护管路 □ 烦躁者镇静，保护性约束	□ 正常适度活动，避免疲劳 □ 重症者根据病情由床上活动逐渐恢复正常活动 □ 置管下肢制动，注意保护管路

时间	出院前 1~3 天	出院日
监测	□ 测量生命体征	□ 测量生命体征
医患配合	□ 配合出院前准备，学习出院后治疗方案 □ 配合进行康复训练 □ 配合实验室和辅助检查的复查	□ 接受出院前指导和宣教 □ 指导复查程序及复印病历程序 □ 获取出院诊断书
护患配合	**重点诊疗：** □ 三级护理常规 □ 氧疗（必要时） □ 接受医师安排的药物治疗 □ 配合恢复期心理护理和生活护理 **重点检查：** □ 根据需要复查有关检查	□ 办理出院手续 □ 获取出院带药 □ 指导服药方法、作用、注意事项
饮食	□ 遵医嘱饮食	□ 遵医嘱饮食
排泄	□ 正常排尿便	□ 正常排尿便
活动	□ 正常活动	□ 正常活动

附：原表单（2016 年版）
职业性急性甲醇中毒临床路径表单
适用对象：第一诊断为职业性急性甲醇中毒（ICD-10：T51.1 X45）

患者姓名：	性别： 年龄： 住院号：	门诊号：
住院日期： 年 月 日	出院日期： 年 月 日	标准住院日：7~14 天

时间	住院第 1~3 天	住院期间
主要诊疗工作	□ 询问病史及体格检查 □ 进行病情初步评估 □ 上级医师查房 □ 明确诊断，决定诊治方案 □ 开化验单，完成病历书写 □ 请眼科会诊	□ 上级医师查房 □ 核查辅助检查的结果是否有异常 □ 观察药物不良反应 □ 住院医师书写病程记录 □ 请眼科定期会诊（必要时）
重点医嘱	长期医嘱： □ 职业病科护理常规 □ 一/二/三级护理（根据病情） □ 对症治疗 □ 吸氧（必要时） □ 激素（根据病情） □ 叶酸 10mg，3 次/天 □ 制酸、护胃 □ 降颅压（必要时） □ 改善眼底血循环 □ B 族维生素 □ 眼部避光（必要时） 临时医嘱： □ 血常规、尿常规、便常规 □ 肝肾功能、电解质、血糖、CRP、血气分析、凝血四项、血甲醇浓度、感染性疾病筛查（乙型肝炎、丙型肝炎、梅毒、艾滋病） □ 胸正侧位片、心电图、腹部 B 超、视力、眼底、视野、视觉诱发电位（P-VEP） □ 根据病情行血乙醇浓度测定、D-二聚体、血脂、血尿淀粉酶等，头颅 CT 或 MRI，脑电图检查 □ 眼科会诊 □ 血液透析（必要时） □ 补碱（根据病情） □ 对症处理	长期医嘱： □ 职业病科护理常规 □ 一/二/三级护理（根据病情） □ 对症治疗 □ 吸氧（必要时） □ 激素（根据病情） □ 叶酸 □ 制酸、护胃 □ 改善眼底血循环 □ B 族维生素 临时医嘱： □ 对症处理 □ 复查血气分析、血甲醇、血常规、肝肾功能 □ 异常指标复查 □ 眼科会诊（必要时） □ 血液透析（必要时） □ 补碱（根据病情） □ 对症处理

时间	住院第 1~3 天	住院期间
主要护理工作	□ 介绍病房环境、设施和设备 □ 入院护理评估、护理计划 □ 随时观察患者情况 □ 静脉取血、用药指导 □ 指导眼部避光 □ 进行戒烟、戒酒的建议和教育 □ 协助患者完成实验室检查及辅助检查	□ 观察患者一般情况及病情变化 □ 观察治疗效果及药物反应 □ 疾病相关健康教育
病情变异记录	□ 无　□ 有，原因： 1. 2.	□ 无　□ 有，原因： 1. 2.
护士签名		
医师签名		

第二章

急性硫化氢中毒临床路径释义

【医疗质量控制指标】（专家建议）

指标一、诊断需结合吸入高浓度硫化氢接触史、临床表现和医学影像学改变以及现场职业卫生学调查，排除具有类似表现的其他疾病。

指标二、本病为发病最快、后果最严重、抢救最为困难的窒息性气体中毒，患者尽早脱离中毒现场，给予氧疗；积极防治脑水肿、肺水肿；完善心、脑、肺功能和影像学检查。

指标三、早期、足量、短程规范应使用肾上腺糖皮质激素有助于病情控制，但应注意其不良反应。

指标四、密切观察病情变化，过于严重、本科室难以治疗病例须及早退出本路径，转入其他相关专科，给予生命支持等综合治疗。

指标五、抗菌药物需严格遵循用药适应证，防止滥用。

一、急性硫化氢中毒编码

1. 原编码

疾病名称及编码：急性硫化氢中毒（ICD-10：T59.601）

2. 修改编码

疾病名称及编码：急性硫化氢中毒（ICD-10：T59.6 X47）

二、临床路径检索方法

T59.6 伴 X47

三、国家医疗保障疾病诊断相关分组（CHS-DRG）

MDC 编码：MDCV（创伤、中毒及药物毒性反应）

ADRG 编码：VZ1（其他损伤、中毒及毒性反应）

四、急性硫化氢中毒临床路径标准住院流程

（一）适用对象

第一诊断为急性硫化氢中毒（ICD-10：T59.6 X47）；其中因职业活动而接触较高浓度硫化氢气体引起的急性中毒被称为"职业性急性硫化氢中毒"。

> **释义**
>
> ■ 适用对象编码参见第一部分。
> ■ 本路径适用对象为临床诊断为急性硫化氢中毒（包括轻度、中度、重度中毒）的患者。如合并中毒性脑病后遗症或住院后继发肺部感染等，需进入其他相应路径。

（二）诊断依据

主要依据国家现行的职业卫生标准《职业性急性硫化氢中毒诊断标准》（GBZ 31-2002）进

行诊断，诊断原则为：

1. 短期内吸入较大量硫化氢的职业接触史。
2. 临床表现及分级以不同程度的中枢神经系统和呼吸系统损害为主。
3. 劳动卫生学调查结果证实事故现场存在较高浓度硫化氢气体。
4. 排除其他类似表现的疾病。
5. 职业性急性硫化氢中毒的毒物（硫化氢）系由工作场所或工作过程所产生。

释义

■ 诊断必须符合现行《职业性急性硫化氢中毒诊断标准》（GB Z31-2002）。

■ 患者本人无法提供职业史、但根据现场卫生学调查、事故现场空气中硫化氢测定结果，可以明确诊断；也可根据患者临床表现及患者家属、用人单位介绍的硫化氢急性接触史，给予临床诊断，准予进入本路径。

■ 临床表现：低浓度硫化氢对眼及呼吸道黏膜有刺激作用，多数患者出现眼部刺痛、流泪、咳嗽、头痛、头晕、恶心、乏力等症状；随浓度升高，其对中枢神经系统和呼吸系统的抑制作用也愈加明显，患者出现不同程度的意识障碍，以及急性支气管炎、肺炎、肺水肿等；极高浓度的硫化氢可对中枢产生剧烈而迅速的抑制，可引起呼吸麻痹和心搏骤停。

■ 诊断分级：

（1）轻度中毒：表现为剧烈头痛、头晕，轻度至中度意识障碍，甚至出现急性气管支气管炎或支气管周围炎。

（2）中度中毒：表现为浅至中度昏迷，以及急性支气管肺炎。

（3）重度中毒：表现为深度昏迷或呈植物状态；亦可出现急性肺水肿、呼吸和心搏骤停，以及多脏器衰竭。

■ 临床上一般将有硫化氢接触史者留观，进行至少24小时医学观察，以确保安全。对于那些最后仅出现短暂性眼和上呼吸道刺激或头晕、头痛、乏力、恶心等症状，并无进一步临床进展者列为"硫化氢接触反应"；因其并未达到硫化氢"中毒"程度，故不能列入法定职业病范畴。

■ 鉴别诊断。昏迷者应排除一氧化碳、氰和氰类化合物、芳香烃类化合物等急性中毒，以及重症热射病、急性中枢神经系统感染性疾病、脑血管意外和心肌梗死等类似表现的疾病。

（三）治疗方案的选择

1. 将患者尽快救离中毒现场。
2. 给氧治疗。
3. 解毒治疗。
4. 防治并发症。
5. 对症支持治疗。

释义

■ 虽然硫化氢的毒性机制是细胞窒息，但有研究显示，增加血氧含量仍有助于改善组织和细胞缺氧性损伤程度，故对急性硫化氢中毒仍主张积极给氧治疗。

■ 脑细胞是体内对缺氧最敏感的细胞，故在急性中毒情况下，最先出现且最为严重的损伤是脑水肿，故防治脑水肿是急性硫化氢中毒最为迫切的临床任务。

■ 此外，鉴于硫化氢强烈的刺激性，可作用于嗅神经、呼吸道黏膜神经末梢，以及颈动脉窦和主动脉体的化学感受器，迅速引起昏迷和呼吸、心搏骤停，成为急性重度硫化氢中毒最棘手的临床问题。

■ 如若吸入浓度不是太高，患者得以耐受较长时间，即可导致由其化学性肺水肿、电解质紊乱，以及心、肝等器官损伤，需要全方位的对症支持治疗。

（四）标准住院日

7~28 天。

释义

■ 硫化氢中毒患者症状缓解，病情稳定即可出院，轻度中毒患者住院时间一般不超过 7 天，重度中毒患者住院时间一般不超过 28 天。

（五）进入路径标准

1. 第一诊断为"职业性急性硫化氢中毒"者可以进入本路径；其必须符合国家《职业性急性硫化氢中毒诊断标准》。
2. "硫化氢接触反应"病情轻微，远未达到"硫化氢中毒"程度，因此。并无进入本临床路径诊治处理的必要。
3. 患者同时患有其他疾病（合并症），或因急性硫化氢中毒引起的并发症，如不需要其他专科给予治疗处理，也不影响第一诊断临床路径流程实施时，可以进入本路径。
4. 患者的合并症或并发症较为严重，需要其他专科进行特殊处理时，应当退出本路径，进入其他专科的相应临床路径。
5. 非职业性急性硫化氢中毒可参照本路径执行。

释义

■ 进入本路径的患者第一诊断为急性硫化氢中毒，但需除外一氧化碳、二氧化碳或惰性气体、氰和氰类化合物、芳香烃类化合物及食物或药物中毒等急性中毒，重症热射病、溺水，急性中枢神经系统感染性疾病，脑血管意外和心肌梗死等类似表现的疾病。

■ "硫化氢接触反应"因病情轻微，已被排除出"急性硫化氢中毒"范畴，但其医学观察及病情鉴别过程，仍属职业病诊断程序不可或缺的组成部分，按照国家《职业病防治法》规定，其住院及医疗费用仍应按照国家职业病医保条例，由工伤保险或用人单位给予全部报销，并享受各项劳保福利待遇。

■ 重度肺部感染、多脏器衰竭、急性期治疗后仍呈植物人状态或出现其他不可逆后遗症者，因需其他特殊抢救及生命支持措施，应退出本路径，转入其他专科相应路径。中毒"猝死"者和心肺复苏失败者则无必要进入任何临床路径，宜及时发出死亡通知，以免以后引起不必要纠纷。

■ 以职业性急性硫化氢中毒为第一诊断者，无论进入本路径或转入其他专相应临床路径，其住院期间各项医疗费用（包括其并发症的诊治费用）应按国家规定的"职业病"医保条例，由工伤保险或用人单位全部报销，并享受各项劳保福利待遇；但其中用于合并症的检查诊治相关费用，则按照该种疾病的医疗费用报销规定给予报销，不得享受"职业病"待遇。

■ 非职业性急性硫化氢中毒患者的各项诊治费用须按该种疾病的相关规定报销，不得享受职业病有关待遇。

（六）住院期间的检查项目

1. 必需检查项目

（1）血常规、红细胞沉降率、尿常规、便常规+隐血。

（2）肝肾功能、心肌酶、电解质、血糖，以及感染性疾病筛查（乙型肝炎、丙型肝炎、梅毒、艾滋病等）。

（3）脑 CT 或 MRI、胸部 X 线平片或肺 CT、心电图。

2. 选择性检查项目

（1）脑电图。

（2）C 反应蛋白。

（3）血气分析。

（4）认知、精神、生活能力等评估量表。

（5）细菌培养及药敏试验。

释义

■ 必须检查项目是进入路径的患者必须完成的检查项目，目的在于筛查有无感染性疾患、应激性消化道出血，了解肝功能、肾功能及电解质、血糖等状况，指导合理用药（如抗菌药物、糖皮质激素等），更好地评估有无基础疾病、大致住院时间、医疗费用及疾病预后等。

■ 选择性项目有助于对硫化氢毒性主要靶器官进行损伤评估，以科学地指导用药、早期干预、判断预后；如认知、精神、生活能力量表评估即可量化认知、情感障碍程度，早期发现及治疗迟发性脑病，评估意识障碍及生活能力缺陷程度，为鉴别诊断和病情变化判断提供依据。

（七）治疗方案与药物选择

1. 患者应救离中毒现场，在通风良好处进一步治疗处理。

2. 尽早给予患者吸氧，中毒较重者可高浓度、高流量给氧。

3. 尽早给予硫化氢拮抗剂、抗氧化剂。

4. 呼吸、心搏骤停者应立即进行心肺脑复苏，并积极防治脑水肿、肺水肿。

5. 加强对症支持力度，如低温冬眠治疗、血管活性药物、神经代谢药物等。

释义

■ 迄今尚无硫化氢中毒的特效解毒剂可用。近年，有人在兔实验中发现，维生素 B_{12} 同型物"钴啉醇酰胺"有望成为急性硫化氢中毒的有效解毒剂，值得关注，目前临床上仍以积极的对症、支持治疗为主。硫化氢毒性最主要的靶器官是中枢神经系统，中毒机制是引起细胞窒息缺氧；其强烈的刺激性对呼吸系统也有损伤作用。

■ 高浓度的硫化氢吸入可迅速导致呼吸、心搏骤停，应立即实施心肺脑复苏，并尽快给予高压氧治疗，以改善其细胞缺氧状态。治疗压为 0.2 MPa，每隔 6 小时 1 次，病情稳定后改为每日 1 次，根据患者神志恢复情况确定应用疗程，但不宜维持太久，不超过 10 次为宜，以免导致氧中毒等不良反应。

■ 如出现中毒性脑水肿、肺水肿，可早期、足量、短程使用糖皮质激素，并应适当控制液体入量；还可根据病情需要，适当使用甘露醇、甘油果糖、呋塞米等脱水、利尿剂。

■ 昏迷患者为防治缺氧性脑损伤及脑水肿，可给予适度低温冬眠治疗，如冰枕或冰帽等。

■ 为改善细胞代谢、促进脑功能恢复，可选用三磷酸腺苷、辅酶A、细胞色素C等药物加入葡萄糖液中输注；根据临床检验结果补充水和电解质等。

（八）出院标准

1. 症状缓解，病情稳定。
2. 没有需要住院治疗的合并症和/或并发症。

释义

■ 患者病情稳定，生命体征稳定，症状缓解，靶器官损害明显好转或痊愈。

■ 患者出院前应完成必需检查项目，评估中毒靶器官损害，且对异常项目进行复查；若检查结果明显异常，须暂缓出院，仔细分析并做出对应处置，直至找出原因并予解决。

（九）变异及原因分析

1. 治疗时机延缓或者病情严重。
2. 合并症较严重、复杂，需要更深一步的检查及治疗。

释义

■ 治疗过程中，发现其他严重合并症，需要进一步检查或治疗，需要退出本路径，转入其他专科诊治者，可能导致住院时间延长、医疗费用增加。

■ 经规范治疗后，意识障碍仍明显无改善，或继发其他器官、系统疾病，甚或多器官功能障碍，需转入其他专科治疗处置者，可能导致住院时间延长、医疗费用增加。

■ 患者进入路径后，在检查及治疗过程中发现特殊合并症，影响对本路径诊治工作的实施需要中止执行路径或延长治疗时间时，并可能增加治疗费用。医师需在表单中明确说明；因患者方面主观原因导致执行路径出现变异，也需医师在表单中予以说明。

五、急性硫化氢中毒给药方案

（一）用药选择

1. 糖皮质激素　常用甲泼尼龙 600~1000mg/d，或地塞米松 60~80mg/d，稀释后静脉注射或滴注，分 4~6 次/日使用（首次量需大些），用药 3~5 天。

2. 脱水剂和利尿剂。主要有：

（1）渗透性脱水剂：主要用于出现脑水肿致颅压升高患者，如 20% 甘露醇 250ml，20~30 分钟内快速完成静脉滴注；根据病情需要，可在 24 小时内重复 2~4 次。老年和肾功能不全者可改用甘油果糖注射液，可 250~500ml，1~2 次/日；也可两者交替使用。

（2）髓袢利尿剂，如呋塞米 20~40mg 静脉注射，2~4 次/日；也可与甘露醇交替使用，主要用于治疗严重脑水肿。

3. 脑保护药物　较重硫化氢中毒者建议尽早应用脑保护药物，常见如：

（1）依达拉奉，可静脉注射每次 30mg，一日 2 次，1 个疗程为 14 天。

（2）吡咯烷酮类药物，常用如：吡拉西坦（静脉注射，4~6 克/次，一日 1 次）；奥拉西坦（静脉注射，一次 4~6g，一日 1 次）。

4. 对症支持治疗　对症治疗、防治感染、纠正酸中毒和补充血容量。

（二）药学提示

1. 糖皮质激素　具有快速、强大、非特异性的抗炎作用，在炎症初期可抑制毛细血管扩张，减轻血管内皮细胞的水肿和血管内膜炎症，可改善脑血液循环，提高中枢神经系统兴奋性，减轻神经细胞的损伤；此种抗炎作用还有促进肺间质液体吸收、肺泡Ⅱ型细胞分泌表面活性物质、缓解支气管痉挛、抑制肺纤维化等多种功能；还可以有效抑制体内自由基的生成，对脂质过氧化反应具有控制作用。急性硫化氢中毒后应用糖皮质激素，能够减轻神经损伤、降低中毒性脑病发生率，对重症患者尤为适用。

2. 脱水药物　主要为具有高渗透压的小分子非电解质化合物。这种药物在体内不被代谢或代谢较慢，静脉给药后，可使血浆内渗透压迅速增高，引起组织脱水，又名渗透性利尿药；具有减轻或消除脑水肿、降低颅内压的作用，其利尿作用并不明显，而且在心功能不全的患者禁用。这些药物在相同浓度时，分子量越小，产生的渗透压越高，脱水能力越强。常用如甘露醇、尿素等。

3. 利尿药物　本路径常用髓袢利尿剂，如呋塞米，具有强大利尿、降压作用，是消除体内水肿、治疗顽固性高血压的有力武器。

4. 依达拉奉　是一种脑保护剂，也是自由基清除剂，它可以抑制脂质过氧化，减轻脑内各类细胞的氧化损伤，并可有效改善缺血脑组织局部的血流供应，使脑细胞存活数增加；大脑缺血/缺血再灌注后静脉给予依达拉奉，可阻止脑水肿和脑梗死的进展，缓解所伴随的神经症状，抑制迟发性神经元死亡。

5. 吡咯环酮类化合物　为脑保护剂，常用如吡拉西坦、奥拉西坦等，为氨酪酸的同类物，具有激活、保护和修复脑细胞的作用，能改善脑缺氧，活化脑细胞，提高大脑中 ATP/ADP

比值，促进氨基酸和磷脂的吸收、蛋白质合成，以及葡萄糖的利用和能量的储存，促进脑代谢，增加脑血流量；并可加速大脑半球间经过胼胝体的信息传递速度，提高学习记忆及思维活动的能力。

（三）注意事项

1. 糖皮质激素　对肾上腺皮质激素类过敏者禁用；对患有高血压、糖尿病、精神病、心力衰竭、胃溃疡、较重的骨质疏松等的中毒患者应谨慎应用；对老年人、儿童、孕妇等中毒患者，应酌情调整减量应用；肝硬化等慢性肝病者，选择琥珀酸泼尼松龙治疗。如若长期用药，尚可能出现如下不良反应：①医源性皮质醇增多症，如向心性肥胖、满月脸、皮肤紫纹淤斑、类固醇性糖尿病（或已有糖尿病加重）、骨质疏松、自发性骨折甚或骨坏死（如股骨头无菌性坏死）、出血倾向等；②诱发或加重细菌、病毒和真菌等各种感染；③诱发或加剧胃十二指肠溃疡，甚至造成消化道大出血或穿孔；④高血压、充血性心力衰竭和动脉粥样硬化、血栓形成；⑤高脂血症，尤其是高三酰甘油血症；⑥肌无力、肌肉萎缩、伤口愈合迟缓；⑦激素性青光眼、激素性白内障；⑧精神症状，如焦虑、兴奋、欣快或抑郁、失眠、性格改变，严重时可诱发精神失常、癫痫发作等。

2. 依达拉奉　轻、中度肾功能损害的患者慎用，肝功能损害患者慎用；在给药过程中应进行多次肾功能检测，同时在给药结束后继续密切观察，出现肾功能下降的表现或少尿等症状的情况下，立即停止给药，进行适当处理，尤其是高龄患者，应特别注意。

3. 脱水利尿剂　使用时需特别注意监测血压、肾功能、血电解质浓度（尤其是 Na^+ 和 K^+）和尿量；大剂量长时间脱水可致电解质平衡失调、血容量不足、肾功能受损；快速大量静脉注射渗透性脱水药可使心功能受损，或使已患有心功能不全的患者在短时间内血容量急剧增多，导致急性心源性肺水肿。

4. 吡咯环酮类化合物　对此类药物过敏者、孕妇、哺乳期妇女、新生儿和肝肾功能不全者禁用。不良反应，较为少见，如口干、食欲减退、呕吐、失眠、兴奋或皮疹等；大剂量应用可出现失眠、头晕、呕吐、过度兴奋症状，停药后自行消失。肝肾功能障碍者、老年患者、甲状腺功能低下患者慎用。吡拉西坦与华法林合用时，可延长凝血酶原时间，抑制血小板聚集，需谨慎。

5. 高压氧治疗须注意如下禁忌证。活动性内出血和出血性疾病，结核空洞形成合并咯血，重症上呼吸道感染，未经处理的气胸、纵隔气肿等。

六、硫化氢中毒护理规范

1. 脱去污染的衣服，清洁全身皮肤，终止毒物吸收，保持病室通风透气，做好病房消毒隔离工作。

2. 根据医嘱给予鼻导管吸氧、面罩吸氧、无创正压通气、高压氧治疗。

3. 正确及时留取各种标本。

4. 高热者卧床休息，定时监测体温，给予冰枕或冰帽等物理降温措施，保持病室适宜温度、湿度。

5. 观察患者意识变化、呼吸频率、节律及深浅度，监测指脉氧。

6. 观察痰液的颜色、性质、量，予雾化吸入等促进患者痰液排除，保持呼吸道道畅，必要时及时吸痰、避免气道黏膜坏死脱落阻塞呼吸道。

7. 遵医嘱准确及时使用糖皮质激素、脱水、利尿剂、抗菌药物等药物。

8. 观察治疗效果及有无药物不良反应。

9. 做好基础护理（如皮肤护理、口腔护理等），落实护理安全措施（预防患者跌倒、坠床等）。

10. 给予心理护理。

11. 根据患者耐受程度，制订康复计划，如深呼吸及有效咳嗽、腹式呼吸、缩唇呼吸、有氧训练等呼吸操及膈肌训练等。

七、硫化氢中毒营养治疗规范

1. 增加优质蛋白质（肉、禽、蛋、鱼类、豆制品等）及热量的摄入。

2. 增加维生素的摄入。富含维生素 A 食物（如动物肝脏、蛋类、奶油、鱼肝油、鲫鱼、牛奶等）。富含维生素 C 的新鲜蔬菜和水果（如鲜枣、草莓、猕猴桃、番茄、菠菜、花椰菜等）

3. 重度中毒的患者给予易消化流食，少量多餐。鼻饲患者给予鼻饲饮食。

4. 应用糖激素期间勿饮酒及咖啡，避免服用非甾类抗炎药。多进食清淡及高钾食物，如香蕉、绿叶蔬菜、芦笋、全麦片及柑橘等。

八、硫化氢中毒患者健康宣教

1. 避免吸入烟雾、粉尘和刺激性气体。

2. 加强康复锻炼，增强体质。

3. 饮食搭配均衡，戒烟戒酒。

4. 正确使用药物：出院后遵医嘱按时服药，不自行减药、停药。

5. 注意个人防护，工作时佩戴防护用具，在事故发生时，要做好防护后才能援救他人。

九、推荐表单

（一）医师表单

急性硫化氢中毒临床路径医师表单

适用对象：第一诊断为急性硫化氢中毒（ICD-10：T59.6 X47）

患者姓名：	性别：	年龄：	住院号：	门诊号：
住院日期：　　年　月　日	出院日期：　　年　月　日			标准住院日：7~28 天

时间	住院第 1 天	住院期间
主要诊疗工作	□ 询问病史及体格检查 □ 进行病情初步评估、严重程度分级 □ 上级医师查房 □ 完成病历及首次病程记录 □ 拟定检查项目 □ 初步诊断，拟定初步诊治方案 □ 开化验单和辅助检查 □ 对家属宣教	□ 上级医师查房，明确诊疗计划 □ 调整治疗方案，处理可能发生的并发症 □ 评估辅助检查的结果 □ 按需进行脑 CT 或 MRI、肺 CT 或床旁胸部 X 线平片动态随访 □ 完成三级医师查房记录 □ 观察药物疗效和不良反应 □ 对患者进行有关急性硫化氢中毒的宣教 □ 指导患者进行康复训练 □ 向患者及家属交代病情
重点医嘱	**长期医嘱：** □ 职业病科护理常规 □ 一/二级护理常规 □ 心电、呼吸、血压、血氧监测（必要时） □ 吸氧、有条件时高压氧治疗 □ 中毒性脑病/中毒性肺水肿使用肾上腺糖皮质激素 □ 脑水肿：甘露醇、呋塞米脱水、抗感染（必要时） □ 对症治疗 **临时医嘱：** □ 对呼吸、心搏骤停者，立即进行心肺复苏 □ 血常规、红细胞沉降率、尿常规、便常规+隐血 □ 肝功能、肾功能、电解质、心肌酶谱、血脂、血糖 □ 头颅 CT 或 MRI、胸部 X 线平片或肺 CT、心电图、腹部 B 超 □ 脑电图（必要时） □ 神经功能量表（必要时）	**长期医嘱：** □ 职业病科护理常规 □ 一/二级护理 □ 吸氧、必要时高压氧治疗 □ 使用肾上腺糖皮质激素，适时减量停药 □ 甘露醇、呋塞米等脱水、抗感染（必要时） □ 其他对症治疗 **临时医嘱：** □ 根据检查结果对症处理 □ 复查异常结果
病情变异记录	□ 无　□ 有，原因： 1. 2.	□ 无　□ 有，原因： 1. 2.
医师签名		

时间	出院前第1~3天	出院日
主要 诊疗 工作	□ 上级医师查房及诊疗效果评估 □ 确定能否出院 □ 确定出院后治疗方案 □ 完成上级医师查房记录 □ 通知患者及家属准备出院	□ 上级医师查房，确定患者可以出院 □ 完成上级医师查房记录、出院记录、总结、 　　出院证明书和病历首页的填写 □ 通知出院 □ 向患者及家属交待出院后注意事项及复诊 　　时间 □ 若患者不能出院，在病程记录中说明原因和 　　继续治疗的方案
重点 医嘱	□ 调整有关药物 □ 复查有关检查项目	临时医嘱： □ 今日出院 □ 出院带药，门诊随诊
病情 变异 记录	□ 无　□ 有，原因： 1. 2.	□ 无　□ 有，原因： 1. 2.
医师 签名		

（二）护士表单

急性硫化氢中毒临床路径护士表单

适用对象：第一诊断为急性硫化氢中毒（ICD-10：T59.6 X47）

患者姓名：		性别：	年龄：	住院号：	门诊号：
住院日期： 年 月 日		出院日期： 年 月 日			标准住院日：7~28 天

时间	住院第 1 天	住院期间
健康宣教	□ 入院宣教 □ 介绍主管医师、护士 □ 介绍环境、设施 □ 介绍住院注意事项 □ 介绍探视和陪伴制度 □ 介绍贵重物品制度 □ 告知患者检查、治疗的意义及注意事项	□ 药物使用宣教 □ 宣教吸氧或高压氧治疗前准备及治疗后注意事项 □ 告知患者在检查和治疗中配合医师 □ 主管护士与患者沟通，消除患者紧张情绪 □ 再次明确探视陪伴须知 □ 指导患者康复训练
护理处置	□ 核对患者信息，佩戴腕带 □ 协助患者留取各种标本 □ 测生命体征，测量体重 □ 吸氧 □ 快速建立静脉通道 □ 对呼吸、心搏骤停者心肺复苏 □ 遵医嘱完善相关检查 □ 完成入院评估 □ 建立入院护理病历	□ 监测生命体征 □ 吸氧 □ 协助医师完成入院后的相关化验和辅助检查
基础护理	□ 一/二级护理 □ 饮食护理 □ 晨晚间护理 □ 排泄管理 □ 患者安全管理	□ 一/二级护理 □ 饮食护理 □ 晨晚间护理 □ 排泄管理 □ 患者安全管理
专科护理	□ 护理查体 □ 病情观察：神志及呼吸、心率、心律、血压、脉搏、尿量的观察 □ 吸氧、保持呼吸道通畅 □ 高压氧治疗护理 □ 观察药物疗效和不良反应 □ 需要时，填写跌倒及压疮防范表 □ 需要时，请家属陪护 □ 确定饮食种类 □ 心理护理 □ 记录 24 小时出入量 □ 书写护理记录	□ 病情观察：神志及呼吸、心率、心律、血压、脉搏、尿量的观察 □ 吸氧 □ 保持呼吸道通畅 □ 高压氧治疗护理、眼部护理 □ 观察药物疗效和不良反应 □ 遵医嘱完成相关检查 □ 心理护理 □ 需要时，请家属陪护 □ 康复训练 □ 记录 24 小时出入量 □ 书写护理记录

续　表

时间	住院第 1 天	住院期间
重点医嘱	□ 详见医嘱执行单	□ 详见医嘱执行单
病情变异记录	□ 无　□ 有，原因： 1. 2.	□ 无　□ 有，原因： 1. 2.
护士签名		

时间	出院前 1~3 天	出院日
健康宣教	□ 观察药物疗效、各种药物作用和不良反应 □ 指导肢体康复训练（根据需要） □ 恢复期心理与生活护理 □ 职业防护宣教 □ 出院准备指导	□ 出院宣教 □ 复查时间 □ 药物宣教 □ 作息指导 □ 饮食宣教 □ 指导办理出院手续
护理处置	□ 遵医嘱完成相关检查	□ 办理出院手续 □ 书写出院小结 □ 协助取出院带药
基础护理	□ 二/三级护理（视病情） □ 晨晚间护理 □ 排泄管理 □ 患者安全管理	□ 二/三级护理（视病情） □ 晨间护理 □ 患者安全管理
专科护理	□ 病情观察 □ 监测生命体征 □ 并发症和合并症的观察 □ 指导肢体康复训练（根据需要） □ 恢复期心理与生活护理 □ 出院准备指导	□ 出院指导
重点医嘱	□ 详见医嘱执行单	□ 详见医嘱执行单
病情变异记录	□ 无　□ 有，原因： 1. 2.	□ 无　□ 有，原因： 1. 2.
护士签名		

（三）患者表单

急性硫化氢中毒临床路径患者表单

适用对象：第一诊断为急性硫化氢中毒（ICD-10：T59.6 X47）

患者姓名：	性别： 年龄： 住院号：	门诊号：
住院日期： 年 月 日	出院日期： 年 月 日	标准住院日：7~28 天

时间	入院第 1 天	住院期间
医患配合	□ 配合询问职业史、中毒现场情况、病史、收集资料，请务必详细告知既往史、用药史、过敏史 □ 配合进行体格检查 □ 配合完善相关检查、化验 □ 签署病情通知书和特殊用药告知书 □ 配合入院护理评估和宣教 □ 有任何不适请告知医师	□ 配合完善相关检查、化验，如采血、留尿、心电图、胸部 X 线平片、脑 CT □ 医师与患者及家属介绍病情，签署知情同意书 □ 配合进行康复训练 □ 配合医师进行病情和药物疗效的观察评估 □ 吸氧
护患配合	□ 配合测量体温、脉搏、呼吸 3 次，血压、体重 1 次 □ 配合完成入院护理评估（简单询问病史、过敏史、用药史） □ 接受入院宣教（环境介绍、病室规定、订餐制度、贵重物品保管等） □ 配合执行探视和陪伴制度 □ 重症监护（根据病情） □ 配合吸氧，昏迷者尽快高压氧治疗 □ 配合静脉输液和其他治疗 □ 有任何不适请告知护士	□ 配合测量体温、脉搏、呼吸 3 次 □ 配合吸氧，1~2 疗程高压氧治疗 □ 重症监护（根据病情） □ 配合询问出入量和定时生命体征测量 □ 配合翻身、活动，预防皮肤压疮（根据病情） □ 接受饮食宣教 □ 接受药物宣教
饮食	□ 遵医嘱饮食 □ 意识障碍者暂禁食	□ 遵医嘱饮食 □ 禁食者由流食逐渐过渡到普食
排泄	□ 正常排尿便 □ 昏迷患者保留导尿	□ 正常排尿便 □ 导尿者根据病情夹闭尿管，锻炼膀胱功能后拔出尿管
活动	□ 正常适度活动	□ 正常适度活动 □ 重症者由床上被动活动逐渐恢复活动

时间	出院前 1~3 天	出院日
医患配合	□ 配合身体检查 □ 配合出院前准备，学习出院后治疗方案 □ 配合进行康复训练 □ 配合实验室和辅助检查的复查	□ 接受出院前指导和宣教 □ 知悉复查程序 □ 获取出院诊断书
护患配合	□ 配合定时测量生命体征 □ 接受输液、服药等治疗 □ 配合恢复期心理护理和生活护理 □ 配合活动，预防皮肤压疮 □ 注意活动安全，避免坠床或跌倒 □ 配合执行探视及陪护	□ 接受出院宣教 □ 办理出院手续 □ 获取出院带药 □ 知悉服药方法、作用、注意事项 □ 知道复印病历程序
饮食	□ 遵医嘱饮食	□ 遵医嘱饮食
排泄	□ 正常排尿便	□ 正常排尿便
活动	□ 正常适度活动，避免疲劳	□ 正常适度活动，避免疲劳

附：原表单（2016 年版）

急性硫化氢中毒临床路径表单

适用对象：第一诊断为急性硫化氢中毒（ICD-10：T59.601）

患者姓名：	性别：	年龄：	住院号：	门诊号：
住院日期：　　年　月　日	出院日期：　　年　月　日			标准住院日：7~14 天

时间	住院第 1 天	住院期间
主要诊疗工作	☐ 询问病史及体格检查 ☐ 进行病情初步评估，病情严重程度分级 ☐ 上级医师查房 ☐ 明确诊断，决定诊治方案 ☐ 开化验单和辅助检查 ☐ 完成病历书写	☐ 上级医师查房 ☐ 评估辅助检查的结果 ☐ 根据患者病情调整治疗方案，处理可能发生的并发症 ☐ 观察药物不良反应 ☐ 指导患者进行康复训练 ☐ 住院医师书写病程记录
重点医嘱	**长期医嘱：** ☐ 职业病科护理常规 ☐ 一/二级护理常规（根据病情） ☐ 吸氧、有条件时高压氧治疗 ☐ 治疗脑水肿、肺水肿，使用肾上腺糖皮质激素 ☐ 甘露醇脱水、抗感染（必要时） **临时医嘱：** ☐ 对呼吸、心搏骤停者，立即进行心肺复苏 ☐ 血常规、红细胞沉降率、尿常规、便常规 ☐ 肝功能、肾功能、电解质、心肌酶学、血脂、血糖、血气分析 ☐ 头颅 CT、胸部 X 线平片、心电图、腹部 B 超、神经-肌电图 ☐ 肺 CT（必要时）	**长期医嘱：** ☐ 职业病科护理常规 ☐ 一/二级护理常规（根据病情） ☐ 吸氧、吸氧、有条件时高压氧治疗 ☐ 治疗脑水肿、肺水肿，使用肾上腺糖皮质激素 ☐ 神经营养药物 ☐ 甘露醇脱水、抗感染（必要时） ☐ 根据病情调整药物治疗 **临时医嘱：** ☐ 对症治疗 ☐ 理疗、康复治疗（必要时） ☐ 中医中药治疗（必要时） ☐ 异常指标复查
主要护理工作	☐ 介绍病房环境、设施和设备 ☐ 入院护理评估、护理计划 ☐ 观察患者情况 ☐ 指导康复训练、肢体精细动作训练 ☐ 静脉取血、用药指导 ☐ 进行工作防护培训和健康宣教 ☐ 协助患者完成实验室检查及辅助检查	☐ 观察患者一般情况及病情变化 ☐ 观察疗效及药物反应 ☐ 指导患者康复训练 ☐ 工作防护和疾病相关健康教育
病情变异记录	☐ 无　☐ 有，原因： 1. 2.	☐ 无　☐ 有，原因： 1. 2.
护士签名		
医师签名		

时间	出院前1~3天	出院日
主要 诊疗 工作	□ 上级医师查房 □ 评估治疗效果 □ 确定出院日期及出院后治疗方案 □ 完成上级医师查房记录	□ 完成出院小结 □ 向患者交代出院后注意事项 □ 预约复诊日期
重 点 医 嘱	长期医嘱： □ 基本同前 □ 根据病情调整 临时医嘱： □ 根据需要，复查有关检查	出院医嘱： □ 出院带药 □ 门诊随诊
主要 护理 工作	□ 观察患者一般情况 □ 观察疗效、各种药物作用和不良反应 □ 指导肢体康复训练（根据需要） □ 恢复期心理与生活护理 □ 出院准备指导	□ 出院注意事项（根据病情坚持康复锻炼、加强营养） □ 帮助患者办理出院手续 □ 出院指导
病情 变异 记录	□ 无 □ 有，原因： 1. 2.	□ 无 □ 有，原因： 1. 2.
护士 签名		
医师 签名		

第三章

急性一氧化碳中毒临床路径释义

【医疗质量控制指标】（专家建议）

指标一、诊断需结合职业史、临床表现（包括血中碳氧血红蛋白检测）、现场卫生学调查（包括空气中一氧化碳浓度检测）综合判定。

指标二、碳氧血红蛋白检测结果需结合检测时间（中毒后 8 小时内、给予吸氧治疗前）、检测方法、临床表现、吸烟史、既往病史等进行综合判断，方有诊断参考价值。

指标三、尽早给予氧气吸入（包括高压氧）是本病治疗要则，但应避免过度氧疗。

指标四、从急性一氧化碳中毒开始，即应动态观察头颅 CT 或 MRI 影像学表现，以有助于早期发现一氧化碳中毒迟发性脑病。

指标五、除积极防治急性一氧化碳中毒性脑病（脑水肿）外，预防一氧化碳中毒迟发性脑病的发生也应列为本路径的处置重点。

指标六、糖皮质激素的应用应严格遵循禁忌证和适应证相关规定。

指标七、注意尽早处置各种并发症及合并症（基础疾病）。

指标八、重视诊断学、治疗学、影像学、检验学等方面新技术的引进和应用。

一、急性一氧化碳中毒编码

1. 原编码

疾病名称及编码：急性一氧化碳中毒（ICD10：T58 X01）

2. 修改编码

疾病名称及编码：急性一氧化碳中毒（ICD-10：T58 X47）

二、临床路径检索方法

T58 伴 X47

三、国家医疗保障疾病诊断相关分组（CHS-DRG）

MDC 编码：MDCV（创伤、中毒及药物毒性反应）

ADRG 编码：VS2（药物中毒或毒性反应）

ADRG 列表 MDCV 主诊表 VS2：T58.x00（一氧化碳的毒性效应）

ADRG 编码：VZ1 其他损伤、中毒及毒性反应疾患

四、急性一氧化碳中毒临床路径标准住院流程

（一）适用对象

第一诊断为急性一氧化碳中毒（ICD-10：T58 X47）者，包括生活性（非职业性）和职业性急性一氧化碳中毒。

> **释义**
>
> ■ 多数情况下为生活性一氧化碳中毒，一氧化碳主要因各种明火（如煤炉、火炕、内燃机等）燃烧不全所产生，亦为非职业性急性一氧化碳中毒。

　　■ 如果系因患者职业性接触一氧化碳而引发的事故性中毒，则为"职业性急性一氧化碳中毒"。

（二）诊断依据

1. 短期较高浓度一氧化碳吸入史。对于职业性急性一氧化碳中毒而言，吸入的一氧化碳需为患者所从事的生产活动或过程所产生。
2. 以中枢神经急性缺氧性损害为主的临床特点。
3. 中毒现场空气即时检测证实有较高浓度一氧化碳存在，和/或患者血液及时检测证实有较大量（＞10%）碳氧血红蛋白存在。
4. 排除其他类似疾病。

释义

　　■ 职业性急性一氧化碳中毒诊断依据为国家最新颁布的《职业性急性一氧化碳中毒诊断标准》（GBZ 23-2002）；另可参考国内权威参考书：《中华职业医学》（第一、二版，人民卫生出版社）、《临床职业病学》（北京大学医学出版社，2017 年）、《神经病学》（人民卫生出版社，2018 年）、《一氧化碳中毒临床治疗指南》（中华航海医学与高气压医学杂志，2012 年）、《突发中毒事件卫生应急预案及技术方案》（中华人民共和国卫生部卫生应急办公室，2010 年）。

　　■ 短期较高浓度一氧化碳急性职业接触史是诊断职业性急性一氧化碳中毒的前提。患者自己无法提供病史时，家属、工友、用人单位等意见一致的急性一氧化碳职业接触史可以采纳。作业环境劳动卫生学调查证实多人同时发病，结合患者血中碳氧血红蛋白阳性检测结果、发病现场空气中测有较高浓度一氧化碳，也均有助于提示一氧化碳职业接触史。

　　■ 临床表现。符合急性一氧化碳中毒以中枢神经急性缺氧性损害为主的全身性疾病特点，可以根据国家最新颁布的《职业性急性一氧化碳中毒诊断标准》（GBZ 23-2002）作出诊断，病情可分为三级：一级（轻度中毒）、二级（中度中毒）、三级（重度中毒），皆可进入本路径进行诊治处置。

　　■ 门诊或住院留观的职业性急性一氧化碳接触者，经至少 24 小时医学观察后，如仅出现轻度头痛、心悸、恶心、乏力等症状，吸入新鲜空气后即好转或消失，且无其他临床症状出现者，可定为"急性一氧化碳接触反应"；因其并未达到"一氧化碳中毒"的程度，故不能列入法定职业病范畴。

　　■ 如病情（包括并发症、合并症）较重，需要其他专科治疗处置者，是否需退出本路径转入其他专科相应临床路径，可由经治医师及科室负责人根据医院及科室具体情况决定。

　　■ 血中碳氧血红蛋白。具有很强特异性，与临床病情也有较高相关性，有助于急性一氧化碳中毒的诊断和鉴别诊断。但由于一氧化碳可很快经呼气排出，故碳氧血红蛋白的检测必须及时（最好是接触后 1 小时内进行检测）；脱离一氧化碳接触 8 小时，尤其是给予氧疗之后，碳氧血红蛋白检测结果多不具参考价值。

■ 鉴别诊断。轻度急性一氧化碳中毒须与感冒、高血压、食物中毒、梅尼埃病等鉴别；较重病例须注意与糖尿病昏迷、急性脑血管病、饮酒过量、安眠药中毒、其他窒息性气体中毒等鉴别。

■ 关于一氧化碳中毒迟发性脑病一氧化碳。此病系急性一氧化碳中毒患者意识恢复后，经过一定时间"假愈期"（亦即症状已完全消失），再度出现精神障碍并伴有不同程度神经系统损伤表现（如锥体外系和锥体系损害、大脑皮层局灶性功能障碍、继发性癫痫、间脑综合征等）；其发病率早年约为3%，近年已升至30%以上，且有逐年增高之势。研究发现，急性一氧化碳中毒后，一旦一氧化碳排出，高浓度一氧化碳抑制下的血小板活性即会迅速反弹，此时如同时存在可以导致血液浓缩、血管损伤或痉挛等因素（如过度高压氧治疗、过度脱水治疗、老龄、病情严重、高血压、脑血管疾患、精神刺激等），则极易诱发微血栓形成；海马、苍白球等脑内新区，因微血管侧枝较少，更易发生局部缺血缺氧。上述结果提示一氧化碳中毒迟发性脑病实质上 DEACMP 乃是脑白质（主要是苍白球区域）的缺血性脑梗死，和急性一氧化碳中毒并非同一疾病，更不是它的病情延续。

（三）治疗方案的选择

急性一氧化碳中毒的主要包括早期处理和系统治疗两个阶段，关键治疗环节主要有四个，应贯穿于病程始终：

1. 给氧治疗。
2. 急性一氧化碳中毒性脑病的防治。
3. 一氧化碳中毒迟发性脑病的防治。
4. 对症支持治疗。

释义

■ 关于给氧治疗。急性一氧化碳中毒主要损伤机制是机体缺氧，故应积极给氧、维持重要器官充足供氧；此外，给氧还可以加速体内一氧化碳排出，有助于解毒，故为急性一氧化碳中毒最根本的治疗措施。但过度氧疗亦会引起脑组织过氧化损伤，成为一氧化碳中毒迟发脑病的高危因素，故一氧化碳中毒时，氧疗虽应积极，但要有度，严格防止氧滥用。

■ 关于急性一氧化碳中毒性脑病的防治。急性一氧化碳中毒时由于引缺氧，会不同程度地导致细胞内脑水肿（即急性一氧化碳中毒性脑病），必须及时处理，除积极给予氧疗外，尚包括如下 3 个方面：

1. 抗氧化措施：缺氧、给氧（尤其是较高浓度、较高压力氧气）均能诱发体内活性氧生成，引起过氧化损伤，故需及时采用抗氧化措施。

2. 脱水利尿措施：急性一氧化碳中毒性脑病的主要病理改变为急性细胞内水肿，故需及时采用脱水利尿措施并随时补充 ATP。

3. 糖皮质激素冲击：该类药物具有抗炎、抗水肿及减少自由基生成作用，短期足量应用，有助于消除脑水肿，改善病情，且不良反应亦较小。

■ 关于一氧化碳中毒迟发性脑病的防治　一氧化碳中毒迟发性脑病虽然发生于急性一氧化碳中毒恢复后，但病因源于急性中毒的病程变化，必须早期采取措施，阻遏其发生或减弱其强度。鉴于一氧化碳中毒迟发性脑病缺血性脑梗死的临床特点，除尽力消除其高危因素（如过度脱水利尿、过度高压氧治疗、情绪激动、血压异常等）之外，如下环节应是精准干预重点：①改善脑内循环；②扩张脑血管；③血浆扩容；④抗凝防栓；⑤活血化瘀治疗；⑥给予脑保护剂。

■ 对症支持治疗　重度患者可能出现各种并发症，对症支持治疗则是各种疾病危重情况下必须采取的强化医疗手段，目的是保护重要器官功能，维持生命，为进一步治疗创造条件。

（四）标准住院日

7~21 天。

> **释义**
>
> ■ 标准住院日区间系依据急性一氧化碳中毒程度设置，如：
> 1. 轻度中毒，给予一般治疗即可痊愈，住院一般不超过 7 天。
> 2. 中度中毒，出现浅至中度昏迷，也可很快治愈，住院一般不超过 14 天。
> 3. 重度中毒，由于常有并发症或合并症，故住院时间稍长，但一般不超 21 天。
> ■ 如因较严重的合并症或并发症，需要其他专科给予特殊治疗时，应退出本路径，转入其他相应临床路径，其住院天数应按其转入的临床路径规定执行。
> ■ 关于一氧化碳中毒迟发性脑病。由于该病并非急性一氧化碳中毒病程的延续，属于另类疾病，不宜进入急性一氧化碳中毒临床路径，应转入神经内科缺血性脑卒中临床路径，其住院天数亦应按该临床路径规定执行。

（五）进入路径标准

1. 第一诊断为"职业性急性一氧化碳中毒"者（须符合国家《职业性急性一氧化碳中毒标准》）方可进入本路径。
2. "一氧化碳接触反应"因病情轻微，远未达到"一氧化碳中毒"的程度，因此，也无进入本临床路径进一步诊治处理的必要。
3. 职业性急性一氧化碳中毒患者如同时患有其他疾病（合并症），或发生急性一氧化碳中毒并发症，但不需其他专科处理，也不影响第一诊断临床路径流程实施时，可以进入本路径。
4. 职业性急性一氧化碳中毒患者的合并症或并发症较为严重，需要其他专科治疗处理时，应当退出本路径，进入其他专科的相应临床路径。
5. 非职业性急性一氧化碳中毒可参照本路径执行。

释义

■ 以职业性急性一氧化碳中毒为第一诊断者，则无论进入本路径或转入其他专科相应临床路径，其住院期（包括急性一氧化碳中毒并发症）的各项医疗费用应按国家规定由工伤保险或用人单位给予报销；但其中用于合并症的相关医疗费用，则需按照该种疾病的医疗费用报销规定处理，不得享受职业病待遇。

■ "一氧化碳接触反应"虽因病情轻微已被排除按照出"职业性急性光气一氧化碳中毒"范畴，但其按照"疑似职业病"进行系统医学观察及病情鉴别的过程，仍属职业病诊断程序不可或缺的组成部分，按照国家《职业病防治法》规定，其短期住院及医疗费用仍应按照国家职业病医保条例，由工伤保险或用人单位给予全部报销，并享受各项劳保福利待遇。

■ 急性一氧化碳中毒患者并发症较严重，需要转入其他专科相应临床路径给予特殊治疗处理时，其各项医疗费用仍由工伤保险或用人单位给予报销。

■ 职业性急性一氧化碳中毒患者如因合并症（如高血压、脑卒中、冠心病、糖尿病、肾炎、哮喘等）较严重而转入其他专科相应临床路径接受治疗处理时，其相关医疗费用（如药费、ICU费、特殊护理费、手术费、特殊检查费、理疗费等），需按该种疾病医疗费用报销规定处理，不得享受职业病待遇；但其中用于急性一氧化碳中毒或其并发症的医疗费用，仍可按照国家规定的"职业病"待遇给予报销。

■ 非职业性急性一氧化碳中毒患者入院治疗各项费用须按一般疾病或其主要并发症医疗费用报销的相关规定处理，不得享受职业病待遇。

（六）住院期间的检查项目

1. 必需检查项目：

（1）血碳氧血红蛋白含量。

（2）血常规（包括红细胞比容）、尿常规、便常规+隐血。

（3）肝功能、肾功能、心肌酶谱、电解质、血糖、血脂。

（4）头颅 CT，及其他必要的现代影像学检查。

（5）胸部正侧位 X 线平片、心电图、腹部 B 超、动脉血气分析。

2. 根据病情的选检项目：

（1）颅脑 MRI 及其他必要的影像学和化验检查项目；其中脑部 MRI 检查至少入院和出院各进行一次，以便今后进行动态比较。

（2）脑诱发电位、神经-肌电图，脑电图。

（3）肺部 CT、肾脏 X 线平片、肾脏超声检查、肾图，以及 24 小时尿量、尿蛋白、尿沉渣等检查。

（4）有关脑损伤等的新检验项目。

释义

■ 碳氧血红蛋白检测。对于急性一氧化碳中毒具有重要诊断价值，但检查需在给氧治疗前进行，且需及时，否则已无参考价值；因停止一氧化碳接触超过 8 小时，血中碳氧血红蛋白多已降至正常水平，吸氧后恢复更快。

　　■ 其他必检项目。有助于发现患者的基础疾病（如糖尿病、高脂血症、肾炎、痛风、血液病、溃疡病等），并可早期检出相关并发症（如脑水肿、肺部感染、消化道应激性溃疡、横纹肌溶解、血液浓缩、急性肾功能障碍，以及低氧血症、酸碱平衡紊乱等），及时采取干预措施。如脑 CT 检查可早期发现双侧大脑皮质下（特别是苍白球或内囊区）脑组织的水肿、软化坏死及神经纤维脱髓鞘改变，是急性一氧化碳中毒性脑病的特征性病理表现，可见于 60%~80% 重度中毒患者。

　　■ 各项选检项目：

　　1. 脑 MRI 较重的急性一氧化碳中毒病例早期即可见双侧苍白球出现长 T_1、T 信号，双侧大脑半球白质等 T_1、稍长 T_2，DWI 及 FLAIR 出现稍高信号等，提示脑组织出现水肿、软化、坏死等改变；如在恢复期发现脑部重现前述改变，常高度提示有一氧化碳中毒迟发性脑病发生的可能。

　　2. 脑诱发电位一氧化碳中毒急性期可见视觉诱发电位、体感诱发电位 N_{32}、脑干听觉诱发电位、事件相关电位 P_{300} 等潜时延长，与病情严重度相关，并随病情改善而渐恢复。如进入恢复期后再度出现上述指标异常，也可预示一氧化碳中毒迟发性脑病发生的可能。但本类指标不具特异性，无法提供病因诊断依据，且影响因素较多，需要认真鉴别。神经-肌电图则有助于早期准确判断患者是否发生周围神经损害。

　　3. 认知及精神评估 采用各种量表［如简易精神状态评估（MMSE）、蒙特利尔认知评估（MoCA）、日常生活能力评估（ADL）、临床痴呆评估（CDR）、格拉斯哥昏迷程度评估（GCS）等］进行，可以量化评估认知、情感障碍、意识障碍、生活能力等缺陷程度，有助于为鉴别诊断、病情观察及干预治疗提供参考。

　　4. 其他：如肺平片和 CT，有助于及时了解患者有无肺内感染性疾病或肺水肿；脑电图特异性较差，但可用作昏迷情况的辅助诊断；有关肾脏的各种选检项目均有助于早期发现急性肾脏损伤。此外，随着科技水平进步，新的影像学技术、检验项目均会不断出现，对此一领域的探索，不应设置任何人为障碍，而应鼓励实践，不断积累经验，以求获得突破。

（七）治疗方案与药物选择

1. 早期处理：

（1）脱离中毒环境，并尽速转移至通风良好处。

（2）积极给氧，方法不限，愈早愈好。

（3）对症治疗，如合适体位、防呕吐、镇静、镇痛等。

2. 系统治疗：

（1）急性脑水肿防治：①加强氧疗措施；②抗氧化剂（自由基清除剂）；③脱水利尿剂；④糖皮质激素冲击疗法。

（2）一氧化碳中毒迟发性脑病的预防性干预：①扩张脑血管；②血浆扩容；③抗凝防栓；④活血化淤；⑤脑保护剂。

（3）对症支持措施：主要是针对重症患者的强化支持治疗，尽力消除或减弱一氧化碳中毒迟发性脑病高危因素，保护脑、心、肺、肝、肾等重要器官功能，维持生命，为进一步治疗和康复做好准备。

■ 早期处理即急救的基本处置。主要是将患者尽速移离中毒现场至通风处，解开衣领保持呼吸道畅通，尽快给予氧气吸入，并积极对症处理（如昏迷患者保暖、头侧位、防坠床，并密切监测生命指征等）。

■ 系统治疗即入院后的对患者病情初步评估后的针对性处置。主要有：

1. 加强氧疗措施　需积极实施，但应避免长疗程、高强度（压力、浓度），以防 "过氧化损伤" 及其严重后果——一氧化碳中毒迟发性脑病发生。

2. 急性一氧化碳中毒性脑病（脑水肿）的防治，除继续积极给氧外，还有如下治疗：

（1）抗氧化。目的是防止缺氧和给氧引起的过氧化损伤，主要是投用抗氧化剂（自由基清除剂），以助一氧化碳中毒康复、防止一氧化碳中毒迟发性脑病发生。

（2）脱水利尿。主要针对急性一氧化碳中毒引起的缺氧性脑细胞水肿，常用渗透性脱水剂和利尿剂。

（3）糖皮质激素。利用其良好的抗炎、免疫抑制、抗休克和减少氧自由基生成作用，防治过氧化损伤及缺氧性水肿，用药原则为早期、足量、短程。

3. 一氧化碳中毒迟发性脑病的预防性干预　关键措施是改善脑循环，防止微血栓形成，主要治疗是：

（1）扩张脑血管，改善脑循环。

（2）扩充血容量，防止血液浓缩。

（3）抗凝药物，防止微血栓形成。

（4）活血化淤，改善循环，阻遏凝血，维护循环功能。

（5）脑保护剂，保护脑细胞，促进受损组织康复。

■ 对症支持治疗。主要是一般治疗难以完成的强化医疗支持措施，如气道管理、营养支持、稳定内环境、纠正缺氧、维持酸碱和水电解质平衡、人工器官、人工冬眠、机械通气、高压氧治疗、心肺功能监护等；此外，还包括一些特殊病情的处理（如横纹肌溶解、吸入性肺炎等），主要是针对重症患者。

（八）出院标准

1. 症状基本消失或明显缓解。
2. 没有需要住院治疗的并发症和/或合并症。

■ 患者出院前应给予临床和实验室检查综合评估，确定临床症状减轻或消失情况，有无基础疾病复发或加重，有无出现新的疾病，有无明显药物相关不良反应，病情是否稳定等。

■ 病情预后。轻、中度中毒患者经过及时抢救、治疗，多可于数日内痊愈；重度中毒者大部分经积极治疗可于3~5天左右清醒，智力及肢体功能逐渐恢复，2~3周全身症状基本痊愈。至于严重中毒性脑病引起的神经系统功能障碍，则非短期住院治疗所能恢复的疾病，可以门诊治疗，或入住相应疗养机构配合体能训练，促进康复。

(九) 变异及原因分析

1. 患者延误治疗。
2. 治疗过程中发现新的疾病。
3. 严重合并症或并发症。

> **释义**
>
> ■ 患者延误治疗，或合并症、并发症较严重，需其他专科给予特殊治疗处理，均会延长住院时间及病情预后。
>
> ■ 在检查及治疗过程中，患者出现原先未发现的病情，常需要延长治疗时间、增加治疗费用等。

五、急性一氧化碳中毒给药方案

(一) 用药选择

1. 氧疗　原则是尽早、积极给氧，不论何种方法均可，如鼻导管、面罩、氧帐、高压氧等。
2. 抗氧化治疗　是防治急性一氧化碳中毒性脑病和一氧化碳中毒迟发脑病的重要措施，主要是早期使用抗氧化剂。
3. 脱水利尿治疗　较重急性一氧化碳中毒均会诱发不同程度的脑水肿（即急性一氧化碳中毒性脑病），需要给予脱水利尿治疗，原则是和缓、适度，避免引起血液过分浓缩。
4. 糖皮质激素　有助于减轻氧化性损伤、改善脑水肿、保护脑血管、尤其有助于防治急性一氧化碳中毒性脑病；仍需贯彻早期、足量、短程原则。
5. 脑血管扩张剂　用于扩张脑血管，降低脑血管阻力，改善微循环，并可对抗血小板聚集，早期使用对于脑缺血缺氧性疾病更具良好效果。
6. 血浆扩容剂　此类药物具有一定胶体渗透压，排泄较慢，但不会持久蓄积于体内，故有助于扩充血容量，改善微循环。
7. 抗凝防栓剂　本品可通过干扰某一凝血因子功能阻止凝血，主要有非肠道用抗凝剂、香豆素类抗凝剂、抗血小板药物等；后者作用和缓，更为可靠、安全。
8. 活血化淤剂　主要是中药制剂，具有消散作用，有助于攻逐体内淤血，临床实践证实其对于缺血性脑卒中具有良好防治作用。
9. 脑保护剂　主要用于阻遏大脑恶性刺激反应，促进脑细胞功能恢复。

(二) 药学提示

1. 关于给氧　一氧化碳中毒时虽有大量一氧化碳进入体内，但并不蓄积，多很快以原形从呼气排出；停止接触后，其从体内排出一半的时间（半衰期）约为 4~5 小时；提高吸入气体中氧浓度可明显加速一氧化碳排出，如常规给予纯氧吸入即可使一氧化碳平均半减期缩短为 80 分钟，故急性一氧化碳中毒如无严重并发症，常规给氧 1~3 天已经足够。
高压氧（0.15MPa）治疗可使体内一氧化碳平均半减期缩短为 24 分钟。即不论体内一氧化碳浓度多高，经过 1 小时高压氧治疗，体内 90% 以上的一氧化碳已被排出；故在有条件情况下，高压氧治疗最适合重症急性一氧化碳中毒的抢救治疗。实践表明，给氧压力不超过 0.20 MPa、舱内吸氧时间不超过 90 分钟、连续治疗次数不超过 10 次、总疗程不超过 5 天，最为安全、有效。
2. 关于抗氧化剂　常用抗氧化剂主要有：还原型谷胱甘肽、维生素 C、维生素 E、超氧化物歧化酶、氯丙嗪、异丙嗪、巴比妥类、丹参、β-胡萝卜素、辅酶 Q10、依达拉奉等，可以酌情选用。其中，依达拉奉为近年缺血性脑卒中抢救治疗必用药物，易透过血脑屏障，可有效清除自由基，抑制脂质过氧化反应，调控凋亡相关基因，对减轻脑缺血缺氧性或缺血再灌注损伤、减轻脑水肿有良好作用；一般 30 毫克/次，生理盐水稀释后静脉滴注，2 次/天，10 天为一疗程。

3. 关于脱水利尿　脑缺氧会引起脑水肿，故需给予脱水利尿治疗；但脑缺氧亦会反馈性引起脑循环血液浓缩，进而导致微血栓形成，进而为一氧化碳中毒迟发性脑病提供病理学基础条件，故进行脱水利尿治疗时，必须防止血液浓缩。提示急性一氧化碳中毒时，渗透性脱水剂（如甘露醇或山梨醇、10%甘油果糖、高渗葡萄糖液等）较为稳妥，辅用 ATP 有助于加强疗效；3~5 天为宜。

4. 关于糖皮质激素　急症治疗必须贯彻早期、足量、短程原则，以确保疗效，减少不良反应。最常选用甲基泼尼龙，一般可每日 1000mg（分 4~6 次使用），肌内注射或缓慢静脉滴注，首次剂量需大些；因无需在肝脏转化而直接发挥作用，本药尤适肝脏功能不良者使用。地塞米松磷酸钠盐也较常用，用量为每日 80mg（分 3~4 次使用），静脉滴注，首次需用冲击剂量。两者疗程均应控制在 3~5 天之内，以防不良反应发生。

5. 关于扩血管治疗　多选用灯盏花素，其具有良好扩张脑血管、抗凝血作用（每次 10mg，5%葡萄糖液稀释后静脉滴注，一日 1 次）；或用盐酸川芎嗪（每次 80mg，5%葡萄糖液稀释静脉滴注，一日 1 次）；或用长春西汀，主要作用为扩张脑血管、改善脑循环（每次 30mg，生理盐水稀释静脉滴注，一日 1 次；片剂口服每次 5mg，一日 3 次）；亦可选用组胺类药物，如倍他司汀（每次 4mg，一日 3 次）。均为 5~7 天为一疗程。

6. 关于血浆扩容　常用中分子右旋糖酐（每次 250ml，一日 2 次）、白蛋白（每次 5g，加生理盐水滴注，一日 2 次）等，可有效扩充血容量，改善微循环；5~7 天为一疗程。

7. 关于抗凝防栓　非肠道用抗凝剂（如肝素）、香豆素类抗凝剂（如华法林）、抗血小板药等均可选用，但对于防治一氧化碳中毒迟发性脑病而言，作用相对和缓、也较安全的抗血小板药已达临床目的，如氯吡格雷（75 mg/d）、阿司匹林肠溶片（100mg/d），或艾多沙班（60mg/d）等；均为口服，每日 1 次，5~7 天为一疗程。

8. 关于活血化瘀　主要是一些有此功效的中药制剂，用以改善血液循环、清除微血栓。常用药物如血塞通（三七提取物，2 粒/次）、丹参（1 片/次）、通心络（3 粒/次）、云南白药（0.15 克/次）等，也可联合使用，均为一日 3 次，10~15 日为一疗程。

9. 关于脑保护剂　常用的脑保护剂如：①西坦（吡咯烷酮）类，为拟胆碱能类药物，能透过血脑屏障，选择性作用于皮层下尤其是海马部位，激活或促进神经细胞的功能恢复，常用吡拉西坦（4~6 克/次，一日 1 次），或奥拉西坦（每次 4~6g，一日 1 次）。②由瑞克林，是人尿中提取的激肽释放酶，可使激肽原释放具有舒张血管效应的激肽，具有抗凝、抗炎、抗氧化，以及促进神经修复作用；可 0.15PNA 单位/次，溶于 100ml 生理盐水中缓慢静脉滴注，一日 1 次。③植物提取物，常见如丁苯酞胶囊，为芹菜籽提取物，可阻断缺血性脑卒中的多个病理环节，改善缺血脑区的微循环，减轻脑水肿，抑制神经细胞凋亡，并具有抗脑血栓形成作用，可每次 0.2g，一日 3 次；银杏叶片，每次 2 片，一日 3 次；皆为口服，使用较为方便。

（三）注意事项

1. 给氧治疗　常规给氧方法最为方便、实用；机械呼吸使用和操作较为繁琐，多用于昏迷程度较深、缺乏自主呼吸患者；ECMO 设备昂贵，且属有创治疗，仅用于病情极为危重的患者。高压氧治疗较为普遍，但如果给氧压力过高（＞0.25MPa）、时间过长，不仅可引起氧中毒，还可能加剧脑血管"过氧化"损伤及微血栓形成，从而成为一氧化碳中毒迟发性脑病的诱因。实践证明，采用低压力（＜0.15MPa）、短时间（60 分钟）、短疗程（＜5 次）给氧，较既往采用的高氧压、长疗程给氧治疗可明显降低一氧化碳中毒迟发性脑病的发生率

（由原来的33%以上降至0.5%以下），提示过度氧疗由于可能加剧脑组织过氧化损伤，从而成为一氧化碳中毒迟发性脑病的重要诱因，所以，急性一氧化碳中毒时应切实避免过度氧疗，规范使用高压氧。

未经处理的气胸和活动性肺出血、高血压（尤其伴有头痛、恶心、心动过速等症状）、严重肺气肿（尤其是肺大疱）、上呼吸道感染等，亦不宜进行高压氧治疗。

2. 抗氧化治疗　主要目的在于清除氧自由基和其他活性氧化合物，防止过氧化损伤，均需早期使用。个别药物应用时需注意其适应证和禁忌证，如依达拉奉，系静脉途径给药，尤需小心，如少数患者可出现急性肾功能不全、肝功能异常、黄疸、血小板减少、弥漫性血管内凝血等，一旦发现，应立即停药，进行相应处理；肝肾功能不良者、高龄患者也应慎用此药。

3. 脱水利尿治疗　渗透性利尿剂的利尿作用相对和缓，不易引起血液浓缩，较常选用，但若出现心功能不全、心源性肺水肿、急性肾功能不全或少尿等（尤其是年迈患者），则不宜单独使用，而需辅用髓袢利尿剂，如呋塞米、依他尼酸、吡咯他尼等；可以边利尿、边输液，不必过于强调脱水。

4. 糖皮质激素　任何糖皮质激素，如使用不当，尤其是长期使用时，均可能产生一定程度不良反应，如医源性皮质醇增多症、感染、胃十二指肠溃疡、消化道大出血或穿孔、肌无力、肌萎缩、骨质疏松等，甚至诱发各类心血管疾病、精神症状等。故临床必须严格选择适应证，遵循用药原则，尽量缩短用药时间；患有上述疾病者尤应慎用；老人、儿童、孕妇应酌情减量；肾上腺皮质激素类过敏者禁用。

5. 扩血管治疗　血管扩张剂主要有组胺类（倍他司汀等）、钙通道阻滞剂（桂利嗪片、尼莫地平、尼卡地平等）、活血化瘀类中成药（灯盏花素注射液、川芎嗪注射液等）、其他（长春西汀等）；但钙通道阻滞剂在脑水肿、血压不稳情况下不宜使用。

6. 血容量扩充剂　常用的药物为羟乙基淀粉、低分子右旋糖酐、白蛋白等；其中羟乙基淀粉可能损伤肾功能，右旋糖酐和白蛋白偶可诱发过敏反应。此类药物输注速度须缓慢，以免诱发心肺功能不全。

7. 抗凝防栓剂　肝素可致过敏反应，剂量控制不好容易引起出血；香豆素类起效较慢，不良反应与肝素类似；蛇毒类效果虽可，但长期应用可能导致血浆纤维蛋白原降低、出血。相对而言，氯吡格雷、阿司匹林肠溶片、达比加群酯、艾多沙班出血等不良反应相对较小。

8. 活血化瘀剂　常用药物如三七（血塞通）、丹参、通心络、云南白药等，尚未发现有明显损害作用；部分剂型可能使少数人胃肠道轻度不适，注意控制剂量，仍较安全。

9. 脑保护剂　可能偶有轻度不良反应，如①西坦类药物吡拉西坦，有时可引起消化不良、兴奋、肝肾损伤等，均甚轻微；奥拉西坦不良反应更小，停药后即可消失；②丁苯酞，不良反应不明显，长期服用可能导致出血、肝肾轻微毒性反应；对芹菜过敏、出血疾患、老年、肝肾功能较差者慎用；③由瑞克林，不良反应主要为呕吐、颜面潮红、头疼、腹泻、心悸、胸闷、注射部位红痒等，一般都较轻，不需特殊处理；个别人对本药过敏，出现血压下降，可立即停药，对症处理；脑出血禁用。还有些药物，如吡硫醇（维生素B_6衍生物）可引起胃肠紊乱、皮肤黏膜损害、肌无力，甚至还有致畸作用；胞磷胆碱（神经递质前体）、尼莫地平（钙拮抗剂）等在脑水肿、颅内高压等情况时忌用，故本病也多慎用。

六、急性一氧化碳中毒护理规范

（一）常规护理

1. 常规巡视。

2. 测量生命体征：意识、血压、脉搏、呼吸等，观察二便、痰液等的变化。

3. 静脉输液及口服药给药护理。

4. 健康宣教及指导。

（二）特殊护理及并发症护理

1. 高压氧入舱前、舱内、出舱后护理。
2. 呼吸道护理、气管插管护理：保持呼吸道通畅，及时清理呼吸道分泌物。
3. 口腔、压疮护理。
4. 肢体康复训练护理。
5. 心理护理，观察患者心理动态，给予心理疏导，配合心理康复治疗。

释义

　　■ 入舱前护理干预：进入高压舱前要排便干净，指导患者掌握张口、吞咽、捏鼻鼓气等动作，防止发生中耳气压伤；为防止产生静电，指导患者避免穿着化纤衣物；高压舱在升压与降压时温度会产生明显变化，指导患者做好添加衣物准备；对于中毒昏迷患者要保证其口腔与鼻腔的通气，避免中耳气压伤；对于烦躁不安患者要给予其适量镇定药物。

　　■ 舱内护理
　　干预：入舱后加压时指导能配合的患者实施张口、吞咽等动作，防止中耳气压伤；在高压舱内，患者呼吸道分泌物增加，要防止气道阻塞；当观察患者表情较为难受时应及时沟通降低加压速度，情况严重时出舱休息；如患者感到恐惧、焦虑、紧张时进行心理疏导；减压时指导患者配合吞咽动作。

　　■ 出舱后护理干预：对昏迷患者实施鼻饲营养饮食，纪录24小时液出入量，指导意识清楚患者进食流食；5天后进食半流食，10天后开始正常饮食；鼓励饮水；严密观察患者意识、瞳孔、呼吸、心律、血压变化情况，发现异常及时通知医师处理。

七、急性一氧化碳中毒营养治疗规范

1. 营养状态评估，由责任护士采用 NRS2002 评分量表对患者营养状态评估，对于意识不清者采用主观营养状态评分法。
2. 制订肠内、肠外营养方案。
3. 昏迷患者建立鼻-胃管喂养通路。
4. 动态监测喂养相关指标。

释义

　　■ 昏迷患者中毒后24~48小时内予以建立鼻胃管喂养通路，根据生化指标、营养目标，患者胃肠功能，给予个体化营养治疗。

　　■ 鼻胃管喂养注意事项：

1. 容量由少到多，速度由慢到快，一般不宜超过 120 ml/h。
2. 保证喂养温度，必要时给予专用加热器，37~40 ℃。
3. 严格无菌操作，现用现配，开瓶后必须在 24 小时内使用完毕，保证清洁度。
4. 加强口腔护理，保持患者的舒适度。
5. 防堵管、防误吸、防接错、防污染、防拔管、防移位。

■ 喂养相关指标
1. 营养状态动态评估结果。
2. 喂养后胃肠耐受情况，有无腹胀、腹泻、呕吐等。
3. 血液常规、生化：血红蛋白、血离子、白蛋白、血糖、血脂等指标。
4. 胃液隐血试验：如为阳性，立即减少鼻饲的次数以及每次的鼻饲量，同时予质子泵抑制剂进行治疗。

八、急性一氧化碳中毒患者健康宣教

（一）住院期间健康教育

1. 治疗方案相关指导，如药物输注、口服方式及注意事项指导，治疗方案疗效的心理建设等。
2. 应激心理健康指导，包括常态人文关怀、一般心理疏导、心理暗示及行为治疗等。
3. 个人卫生、饮食、睡眠、二便等生活习惯指导。
4. 康复训练健康指导，包括肢体、智能、心理康复。

（二）出院健康教育

1. 用药指导。
2. 健康生活方式、危险因素指导。
3. 肢体、智能、心理康复指导，注意加强个人防护。
4. 随诊及病情监测指标指导。
5. 提高个人防护意识，在事故发生时，要做好防护后才能去救人。

释义

■ 病情监测指标：头部影像学检查（CT/MRI）；常规、生化检查评估患者营养状态及用药后肝、肾功能及糖尿病相关因素指标；认知、精神量表定期测评可早期发现迟发性脑病。

九、推荐表单

（一）医师表单

急性一氧化碳中毒临床路径医师表单

适用对象：第一诊断为急性一氧化碳中毒（ICD-10：T58 X47）

患者姓名：		性别：	年龄：	住院号：	门诊号：
住院日期：	年 月 日	出院日期：	年 月 日		标准住院日：7~21 天

时间	住院第 1 天	住院期间
主要诊疗工作	□ 询问病史及体格检查 □ 完成病历及首次病程记录 □ 拟定检查项目 □ 初步诊断，拟定初步诊治方案 □ 开化验单和辅助检查 □ 对家属宣教	□ 上级医师查房，明确诊疗计划 □ 调整治疗方案，处理可能发生的并发症 □ 评估辅助检查的结果 □ 完成三级医师查房记录 □ 观察药物疗效和不良反应 □ 对患者进行有关急性一氧化碳中毒的宣教 □ 指导患者进行康复训练 □ 向患者及家属交代病情
重点医嘱	**长期医嘱：** □ 职业病科护理常规 □ 一级/二级护理常规（重症提高护理级别） □ 吸氧，有条件给予高压氧治疗 □ 防治脑水肿措施（脱水利尿、肾上腺糖皮质激素、抗氧化剂） □ 生命体征监测 □ 对症及支持治疗 **临时医嘱：** □ 对呼吸、心搏骤停者，立即进行心肺复苏 □ 记 24 小时出入水量（重症患者） □ 心电、呼吸、血压、血氧监测（重症患者） □ 血碳氧血红蛋白含量 □ 血常规、红细胞沉降率、尿常规、便常规+隐血 □ 肝功能、肾功能、电解质、心肌酶谱、血脂、血糖 □ 头颅 CT 或 MRI、X 线胸片或肺 CT、心电图、腹部 B 超、神经-肌电图（必要时）	**长期医嘱：** □ 职业病科护理常规 □ 一级/二级护理 □ 吸氧，有条件给予高压氧治疗（重症，但不超过 5 天） □ 记 24 小时出入水量（必要时） □ 心电、呼吸、血压、血氧监测（必要时） □ 防治脑水肿措施（重症），如脱水利尿、肾上腺糖皮质激素、抗氧化剂 □ 防治迟发性脑病措施（重症），如扩张血管、血浆扩容、抗凝防栓、活血化瘀、脑保护剂） □ 清淡饮食或鼻饲（重症） □ 对症及支持治疗，如机械通气、血液净化、人工冬眠等 **临时医嘱：** □ 神经功能量表（必要时） □ 脑电图（必要时） □ 根据检查结果对症处理 □ 复查异常结果 □ 复查头颅 CT 或 MRI、X 线胸片、脑电图
病情变异记录	□ 无　□ 有，原因： 1. 2.	□ 无　□ 有，原因： 1. 2.
医师签名		

时间	出院前 1~3 天	出院日
主要 诊疗 工作	□ 上级医师查房及诊疗效果评估 □ 确定出院后治疗方案 □ 完成上级医师查房记录 □ 通知患者及家属准备出院	□ 上级医师查房，确定患者可以出院 □ 完成上级医师查房记录、出院记录、出院证明书和病历首页的填写 □ 通知出院 □ 向患者交待出院注意事项及随诊时间 □ 若患者不能出院，在病程记录中说明原因和继续治疗的方案 □ 建议重症患者出现神经-精神症状时尽快复查脑 CT 或 MRI
重点 医嘱	□ 调整有关药物 □ 复查有关检查项目	临时医嘱： □ 今日出院 □ 出院带药，门诊随诊
病情 变异 记录	□ 无　□ 有，原因： 1. 2.	□ 无　□ 有，原因： 1. 2.
医师 签名		

（二）护士表单

急性一氧化碳中毒临床路径护士表单

适用对象：第一诊断为急性一氧化碳中毒（ICD-10：T58 X47）

患者姓名：	性别： 年龄： 住院号：	门诊号：
住院日期： 年 月 日	出院日期： 年 月 日	标准住院日：7~21 天

时间	住院第 1 天	住院期间
健康宣教	□ 入院宣教 □ 介绍主管医师、护士 □ 介绍环境、设施 □ 介绍住院注意事项 □ 介绍探视和陪伴制度 □ 介绍贵重物品管理制度	□ 药物使用宣教 □ 吸氧或高压氧治疗前宣教 □ 饮食宣教
护理处置	□ 核对患者信息，佩戴腕带 □ 吸氧 □ 快速建立静脉通道 □ 协助患者留取各种标本 □ 监测生命体征，测量体重 □ 协助患者完成实验室检查及辅助检查 □ 完成入院评估 □ 建立入院护理病历	□ 观察患者及病情变化 □ 留取复查标本 □ 高压氧舱护理 □ 发放药品
基础护理	□ 相应级别护理 □ 饮食护理 □ 晨晚间护理 □ 排泄管理 □ 患者安全管理	□ 相应级别护理 □ 饮食护理 □ 晨晚间护理 □ 排泄管理 □ 患者安全管理
专科护理	□ 护理查体 □ 病情观察：神志及呼吸、心率、心律、血压、脉搏、尿量的观察 □ 吸氧、气道管理 □ 高压氧治疗护理 □ 需要时，填写跌倒及压疮防范表 □ 需要时，请家属陪伴 □ 确定饮食种类和方式 □ 心理护理 □ 书写护理记录	□ 病情观察：神志及呼吸、心率、心律、血压、脉搏、尿量的观察 □ 遵医嘱完成相关检查 □ 吸氧、气道管理 □ 高压氧治疗护理 □ 胃管、尿管等护理 □ 横纹肌溶解症护理 □ 心理护理 □ 书写护理记录
重点医嘱	□ 详见医嘱执行单	□ 详见医嘱执行单
病情变异记录	□ 无 □ 有，原因： 1. 2.	□ 无 □ 有，原因： 1. 2.
护士签名		

时间	出院前3天	出院日
健康宣教	□ 病情观察 □ 指导肢体康复训练（根据需要） □ 恢复期心理与生活护理 □ 药物宣教 □ 出院准备指导	□ 出院宣教 □ 复查时间 □ 药物宣教 □ 作息指导 □ 饮食宣教 □ 指导办理出院手续
护理处置	□ 遵医嘱完成相关处置	□ 办理出院手续 □ 书写出院小结 □ 协助领取出院带药
基础护理	□ 二级护理 □ 晨晚间护理 □ 排泄管理 □ 患者安全管理	□ 二级护理 □ 晨间护理 □ 患者安全管理
专科护理	□ 病情观察 □ 指导肢体康复训练（根据需要） □ 恢复期心理与生活护理 □ 出院准备指导	□ 出院指导
重点医嘱	□ 详见医嘱执行单	□ 详见医嘱执行单
病情变异记录	□ 无 □ 有，原因： 1. 2.	□ 无 □ 有，原因： 1. 2.
护士签名		

（三）患者表单

急性一氧化碳中毒临床路径患者表单

适用对象：第一诊断为急性一氧化碳中毒（ICD-10：T58 X47）

患者姓名：		性别：　　年龄：　　住院号：	门诊号：
住院日期：　　　年　月　日		出院日期：　　　年　月　日	标准住院日：7~21 天

时间	入院第 1 天	住院期间
医患配合	□ 配合询问职业接触史、中毒现场情况 □ 配合询问病史、收集资料，请务必详细告知既往史、用药史、过敏史 □ 配合进行体格检查 □ 配合完善相关检查、化验 □ 签署病情通知书和特殊用药告知书 □ 有任何不适请告知医师	□ 配合完善相关检查、化验，如采血、留尿、心电图、X 线胸片、脑 CT 或 MRI □ 与家属一同听取医师介绍病情 □ 配合进行康复训练
护患配合	□ 配合测量体温、脉搏、呼吸 3 次，血压、体重 1 次 □ 配合完成入院护理评估 □ 接受入院宣教（环境介绍、病室规定、订餐制度、贵重物品保管等） □ 配合病情监护 □ 配合吸氧，高压氧治疗 □ 配合静脉输液和其他治疗 □ 配合执行探视和陪伴制度 □ 有任何不适请告知护士	□ 配合病情观察和监护 □ 接受高压氧治疗宣教 □ 接受饮食宣教 □ 接受药物宣教
饮食	□ 遵医嘱饮食 □ 意识障碍者暂禁食	□ 遵医嘱饮食 □ 配合鼻饲
排泄	□ 正常排尿便 □ 重症患者保留导尿	□ 正常排尿便 □ 重症患者保留导尿
活动	□ 适度活动	□ 适度活动

时间	出院前 1~3 天	出院日
医患配合	□ 配合体格检查 □ 学习出院后服药注意事项 □ 配合进行康复训练 □ 配合实验室和辅助检查的复查	□ 接受出院前指导 □ 了解复查程序 □ 获取出院诊断书
护患配合	□ 配合定时测量生命体征、每日询问大便情况 □ 接受输液、服药等治疗 □ 配合恢复期心理护理和生活护理 □ 配合活动，预防皮肤压疮 □ 注意活动安全，避免坠床或跌倒 □ 配合执行探视及陪伴制度	□ 接受出院宣教 □ 办理出院手续 □ 获取出院带药 □ 知悉服药方法、作用、注意事项 □ 知悉复印病历程序
饮食	□ 遵医嘱饮食	□ 遵医嘱饮食
排泄	□ 正常排尿便	□ 正常排尿便
活动	□ 正常适度活动，避免疲劳	□ 正常适度活动，避免疲劳

附：原表单（2016 年版）

急性一氧化碳中毒临床路径表单

适用对象：第一诊断为急性一氧化碳中毒（ICD-10：T58XX01）

患者姓名：	性别：	年龄：	住院号：	门诊号：

住院日期： 　年　月　日	出院日期： 　年　月　日	标准住院日：7~14 天

时间	住院第 1 天	住院期间
主要诊疗工作	□ 询问病史及体格检查 □ 进行病情初步评估，病情严重程度分级 □ 上级医师查房 □ 明确诊断，决定诊治方案 □ 开化验单和辅助检查 □ 完成病历书写	□ 上级医师查房 □ 评估辅助检查的结果 □ 根据患者病情调整治疗方案，处理可能发生的并发症 □ 观察药物不良反应 □ 指导患者进行康复训练 □ 住院医师书写病程记录
重点医嘱	**长期医嘱：** □ 职业病科护理常规 □ 一/二级护理常规（根据病情） □ 吸氧，有条件给予高压氧 □ 维持呼吸循环功能 □ 积极防治脑水肿，给予利尿脱水、糖皮质激素、抗氧化剂 **临时医嘱：** □ 血碳氧血红蛋白含量 □ 血常规、红细胞沉降率、尿常规、便常规 □ 肝功能、肾功能、电解质、心肌酶谱、血脂、血糖 □ X 线胸片、心电图、腹部 B 超	**长期医嘱：** □ 职业病科护理常规 □ 一/二级护理常规（根据病情） □ 吸氧，有条件给予高压氧治疗 □ 继续防治急性脑水肿，维持呼吸循环功能（重症） □ 早期防治迟发脑病（重症），如扩血管、血浆扩容、抗凝防栓、活血化瘀、脑保护剂 □ 根据病情调整药物治疗 **临时医嘱：** □ 对症，及理疗、康复、中医治疗（必要时） □ 颅脑 CT 或 MRI、神经-肌电图 □ 异常指标复查
主要护理工作	□ 介绍病房环境、设施和设备 □ 入院护理评估、护理计划 □ 观察患者情况 □ 指导康复训练、肢体精细动作训练 □ 静脉取血、用药指导 □ 进行工作防护培训和健康宣教 □ 协助患者完成实验室检查及辅助检查	□ 观察患者一般情况及病情变化 □ 观察疗效及药物反应 □ 指导患者康复训练 □ 工作防护和疾病相关健康教育
病情变异记录	□ 无　□ 有，原因： 1. 2.	□ 无　□ 有，原因： 1. 2.
护士签名		
医师签名		

时间	出院前 1~3 天	出院日
主要诊疗工作	□ 上级医师查房 □ 评估治疗效果 □ 确定出院日期及出院后治疗方案 □ 完成上级医师查房记录	□ 完成出院小结 □ 向患者交代出院后注意事项 □ 预约复诊日期
重点医嘱	**长期医嘱：** □ 基本同前 □ 根据病情调整 **临时医嘱：** □ 根据需要，复查有关检查	出院医嘱： □ 出院带药 □ 门诊随诊
主要护理工作	□ 观察患者一般情况 □ 观察疗效、各种药物作用和不良反应 □ 指导肢体康复训练（根据需要） □ 恢复期心理与生活护理 □ 出院准备指导	□ 出院注意事项（根据病情坚持康复锻炼、加强营养） □ 帮助患者办理出院手续 □ 出院指导
病情变异记录	□ 无 □ 有，原因： 1. 2.	□ 无 □ 有，原因： 1. 2.
护士签名		
医师签名		

第四章

急性有机磷杀虫剂中毒临床路径释义

【医疗质量控制指标】（专家建议）

指标一、诊断主要根据短时间接触大量有机磷杀虫剂的职业史，以神经系统为主的临床表现，结合红细胞或全血胆碱酯酶活性的测定，参考作业环境职业卫生学资料，进行综合分析，并需排除其他类似疾病。

指标二、急性有机磷杀虫剂与其他农药混配所引起的中毒，常以有机磷杀虫剂的毒性表现为主，其病例可纳入本路径。

指标三、急性中毒的治疗须采取综合措施，尽早合理应用特效解毒药物；联合应用抗胆碱能药物（阿托品、戊乙奎醚等）和胆碱酯酶复能剂（氯解磷定、碘解磷定等）时，阿托品等抗胆碱能药物剂量应较单用时减少，且需密切观察病情变化，防止阿托品用量不足或过量。

指标四、急性胆碱能危象控制后仍应继续观察病情，以及时发现中间期肌无力综合征、迟发性心脏病变、迟发性周围神经病变等病症，以及时处理，防止病情反复或加重。

指标五、重度呼吸困难者，须及时建立人工气道，进行机械通气。

一、急性有机磷杀虫剂中毒编码

1. 原编码

疾病名称及编码：职业性急性有机磷杀虫剂中毒（ICD-10：T60.008）

2. 修改编码

疾病名称及编码：职业性急性有机磷杀虫剂中毒（ICD-10：T60.001）

二、临床路径检索方法

T60.0 伴 X48

三、国家医疗保障疾病诊断相关分组（CHS-DRG）

MDC 编码：MDCV（创伤、中毒及药物毒性反应）

ADRG 编码：VS2（药物中毒或毒性反应）、VZ1（其他损伤、中毒及毒性反应疾患）

四、急性有机磷杀虫剂中毒临床路径标准住院流程

（一）适用对象

1. 第一诊断为职业性急性有机磷杀虫剂中毒（ICD-10：T60.001）。

2. 非职业性急性有机磷中毒或混配农药中毒也可以参照执行。

> **释义**
>
> ■ 职业性急性有机磷杀虫剂中毒系指因生产和使用有机磷杀虫剂而发生的急性中毒，以及非杀虫用有机磷化合物、有机磷混配农药等所致急性中毒。生活性急性有机磷中毒亦可参考应用本路径。
>
> ■ 如合并急性胰腺炎、上消化道出血、肺部感染、中毒性心肌损害、急性胃扩张、中毒性肝病等较严重并发症，需退出本路径，转入其他专科相应临床路径，应由经治医生或科室负责人根据本院和科室具体情况决定。

（二）诊断依据

1. 主要依据为：现行的《职业性急性有机磷杀虫剂中毒诊断标准》（GBZ 8-2002），法律出版社）、《临床职业病学》（北京大学医学出版社，2017，第3版，赵金垣主编）、《中华职业医学（第2版）》（人民卫生出版社，2018，第2版，李德鸿，赵金垣，李涛主编）。

2. 诊断原则：根据短时间接触大量有机磷杀虫剂的职业史，以神经系统为主的临床表现，结合红细胞或全血胆碱酯酶活性测定结果，参考作业环境的职业卫生学调查资料，进行综合分析，并排除其他类似疾病后，方可诊断。

3. 具体诊断。急性有机磷中毒表现为3种类型：

（1）急性中毒。按诊断标准又可将其病情严重度分为三级：①轻度中毒，②中度中毒，③重度中毒；"接触反应"尚未被列入职业病范畴。

（2）中间期肌无力综合征。

（3）迟发性周围神经病变。

释义

■职业性或生产性中毒主要以皮肤和呼吸道吸入为主。生活性中毒主要以消化道摄入为主。

■临床特点是以神经、呼吸系统损伤为主的表现，早期主要为急性胆碱能神经兴奋或危象综合征，包括中枢神经症状、毒蕈碱样症状和烟碱样症状：瞳孔针尖样缩小、大汗淋漓、呼吸道分泌物增多、呼吸困难、肌纤维颤动等，呼出气带有蒜臭味；严重者出现意识障碍、肺水肿、脑水肿、呼吸衰竭等；病情恢复期可发生中间期肌无力综合征、迟发性周围神经病变等后发症。

■红细胞或全血胆碱酯酶活性下降，是诊断急性有机磷中毒特异性较高的生物标志物，其活性和中毒程度相关：活性越低提示病情越重、并发症发生率越高；但该酶有时可能与临床表现并不完全平行，血清或血浆胆碱酯酶活性检测对诊断无实际意义。血、尿、胃内容物中有有机磷农药或其分解产物的测定对临床工作也具指导价值，但方法较为复杂，不易推广。神经-肌电图检查，虽有利于中间期肌无力综合征、迟发性周围神经病变的确诊，但仍缺乏病因特异性。

■临床常将有明确职业性急性有机磷农药接触史者列为"疑似职业病"入院留观至少24小时，以确保安全；但如观察结果未见患者出现典型有机磷中毒表现，且全血或红细胞乙酰胆碱酯酶活性仍在70%以上，只能诊为"有机磷接触反应"，不能纳入法定职业病范围。

■有机磷急性中毒可分为3级：①轻度中毒，指短时间内接触较大量有机磷杀虫剂后，很快（24小时内）出现较明显的毒蕈碱样、自主神经和中枢神经系统症状（如头晕、头痛、乏力、恶心、呕吐、多汗、胸闷、视物模糊、瞳孔缩小等），全血或红细胞胆碱酯酶活性轻度下降（维持在50%~70%）。②中度中毒，指除上述表现外出现肌束震颤等烟碱样表现，全血或红细胞胆碱酯酶活性中度下降（维持在30%~50%）。③重度中毒，指除上述表现外，具有下列表现之一者：A 肺水肿；B 昏迷；C 呼吸衰竭；D 脑水肿；E 全血或红细胞胆碱酯酶活性一般在30%以下。

■中间期肌无力综合征，亦为有机磷中毒表现之一。指急性中毒后1~4天，胆碱能危象基本消失，且意识清晰时，出现肌无力为主的临床表现，肌电图检查，可见肌诱发电位波幅呈进行性递减；全血或红细胞胆碱酯酶活性多在30%以下。根据病情又可分为：

1. 轻型中间期肌无力综合征，具有下列肌无力表现之一者：①屈颈肌和四肢近端肌肉无力，腱反射可减弱；②部分脑神经支配的肌肉无力。

2. 重型中间期肌无力综合征，指出现下列表现之一者：①呼吸肌麻痹；②双侧第Ⅸ对及第Ⅹ对脑神经支配的肌肉麻痹，造成上气道通气障碍。

■ 迟发性周围神经病变，是有机磷中毒的另一种表现。指在急性中毒后2~4周，胆碱能症状缓解或消失后，出现多发性感觉、运动型周围神经病变；神经-肌电图检查显示神经源性损害；但全血或红细胞胆碱酯酶活性可正常。

■ 急性有机磷中毒应与中暑、急性胃肠炎、脑炎等鉴别，还需与氨基甲酸酯类、拟除虫菊酯类等杀虫剂中毒鉴别。中间期肌无力综合征需要与因停药过早或减量过快导致的病情反复、吉兰-巴雷（格林-巴利）综合征和重症肌无力胆碱能危象等相鉴别。

（三）治疗方案的选择

1. 急性中毒：①中止毒物吸收；②加强毒物排出；③给予特效解毒剂；④对症支持治疗。

2. 中间期肌无力综合征：①维持呼吸功能；②积极对症支持。

3. 迟发性周围神经病：主要是支持对症处理。

释义

■ 急性有机磷农药中毒起病急，病情变化快，必需抓紧时间施救，并严密观察病情；病因不明确时，可行阿托品试验以明确诊断。治疗原则是综合全局，重点干预，主要包括及时清除农药、尽早施用解毒药物、对症支持治疗。

■ 生产或使用有机磷农药中毒者，应尽速救离中毒现场，至上风向空气洁净处，脱去污染衣物，用3%~5%碳酸氢钠溶液或肥皂水等碱性液体彻底清洗污染皮肤、头发、指/趾甲等（清水也可）；眼部受污染时，可用2%碳酸氢钠溶液或生理盐水清洗。口服中毒者应用2%碳酸氢钠溶液或清水充分洗胃，保留胃管并持续负压引流，必要时可重复洗胃。洗胃后可注入活性炭（30~50g），再用20%甘露醇导泻，同时注意保护胃黏膜，防治应激性溃疡。

■ 血液净化疗法是进入体内有机磷的有效清除方法，近年应用渐趋成熟，大大提高了重度有机磷中毒的治愈率，缩短了救治时间，主要采用血液灌流或血液灌流合并血液透析治疗。不具备血液净化条件的单位也可使用血液置换疗法。

■ 有机磷农药的主要毒性是抑制胆碱酯酶，引起乙酰胆碱蓄积，所以其特效解毒药物主要包括两大类：①抗胆碱药。其可解除呼吸中枢抑制和平滑肌痉挛、抑制腺体分泌、保持呼吸道通畅，但对烟碱样症状和恢复胆碱能酶活力没有作用。代表药物阿托品，其起效快、代谢快。易于快速达到阿托品化，但应注意防范阿托品中毒；其他药品有盐酸戊乙奎醚，为长效制剂，用药较为简便，不良反应较小。氢溴酸山莨菪碱与阿托品相比，选择性较高、不良反应较少。②胆碱酯酶复能剂。此类化合物能复活磷酰化酶、缓解烟碱样症状、保护呼吸肌，还可直接水解突触间隙过量的乙酰胆碱，有利于迅速缓解胆碱能危象，预防中间期肌无力综合征的发生，但临床常忽视复能剂的应用，希望在实践中逐渐克服。常用药物为氯解磷定、解磷定等，其中氯解磷定可肌内注射，较为方便、有效。其用药原则是早期、足量、联合、重复。

■ 对症支持治疗：包括保暖、镇静、清除分泌物、保持呼吸道通畅、维持水/电解质及酸碱平衡，密切监护心、脑、肺、肝、胰腺等重要脏器功能，防治肺水肿、脑水肿、呼吸衰竭，积极预防感染和并发症。

■ 中间期肌无力综合征多发生在重度中毒及早期胆碱酯酶复能剂用量不足患者，除合理应用复能剂外，还应注意及时建立人工气道，实施工机械通气，维持呼吸功能（轻型中毒患者可密切观察，多能安全度过呼吸肌麻痹期）；此外，应注意逐步脱机、气管插管或切开后呼吸道的护理，这也是抢救成功的关键。

■ 迟发性周围神经病变主要应给予神经营养药物，改善神经循环，及康复锻炼。

（四）标准住院日

7~28 日。

> 释义
>
> ■ 急性有机磷杀虫剂中毒急性胆碱能危象的最佳治疗疗程一般 5~7 天；但是，急性胆碱能危象控制后仍需密切观察病情，药物逐渐减量，停药过早或减量过快，可能出现病情突然"反跳"，病情恢复期还可能发生各种并发症，使病情恢复受到延误。
>
> ■ 轻度中毒的疗程约为 5~10 天；中重度中毒疗程约为 14~21 天；合并中间期肌无力综合征者可视本科室（职业病科）具体情况决定是否需要退出本路径，转入其他专科治疗，后者的住院时间需由其进入的相关临床路径决定。出现迟发性周围神经病变者，病情虽不严重，但病程较长（一般为 3~6 月），可以按时出院，视严重程度建议门诊治疗或转疗养院康复治疗。

（五）进入路径标准

1. 第一诊断符合 ICD-10：T60.001 及现行《职业性急性有机磷杀虫剂中毒诊断标准》（GBZ 8-2002）的规定条件。
2. "有机磷农药接触反应"的病情较轻微，远未达到"有机磷中毒"的程度，因此，并无进入本临床路径进一步诊治处理的必要。
3. 患者存在各种基础疾病（合并症）或如有机磷农药中毒并发症，但不需要其他专科特处理，也不影响第一诊断的临床路径的流程实施时，也可进入本路径。
4. 非职业性急性有机磷农药中毒可参照上述条例执行。

> 释义
>
> ■ 进入本路径的患者为第一诊断为职业性急性有机磷杀虫剂中毒，包括非杀虫剂用有机磷化合物、有机磷混配农药等急性中毒；生活性急性有机磷中毒亦可参考应用本路径。

■急性有机磷中毒患者若出现各种并发症和合并症，但对急性中毒诊断治疗无特殊影响，亦不影响本路径治疗处置方案实施者，可进入路径。但可能增加医疗费用，延长住院时间。

■以职业性急性有机磷杀虫剂中毒为第一诊断者，无论进入本路径，或转入其他专科相应临床路径，其住院期间各项医疗费用（包括急性中毒并发症）应按国家规定的"职业病"医保条例，由工伤保险或用人单位全部报销，并享受"职业病"各项劳保福利待遇。

■"有机磷农药接触反应"因病情轻微，已被排除出"职业性急性有机磷农药中毒"范畴，但其入院进行医学观察及病情鉴别过程，仍属职业病诊断程序不可或缺的组成部分，按照国家《职业病防治法》规定，其住院及医疗费用仍应按照国家职业病医保条例，由工伤保险或用人单位给予全部报销，并享受各项劳保福利待遇。

■职业性急性有机磷中毒患者，无论进入本临床路径或转入其他专科相关临床路径治疗，用于其合并症的各项医疗费用均需按该种疾病的报销规定给予报销，不得享受职业病待遇。

■非职业性急性有机磷中毒患者，无论进入本路径或转入其他临床专科相关临床路径治疗，其各项医疗费用报销均按普通疾病的相关相关规定处理，不得享受职业病待遇。

（六）住院期间检查项目

1. 必需检查项目

（1）一般检查：血常规、尿常规、便常规+隐血。

（2）血液生化检查：肝功能、肾功能、心肌酶谱、电解质、肌钙蛋白、淀粉酶、凝血功能、血糖、C反应蛋白等。

（3）感染性疾病筛查（乙型肝炎、丙型肝炎、梅毒、艾滋病等）。

（4）影像学检查：胸部X线检查、胸部CT、心电图、腹部超声。

（5）全血/红细胞胆碱酯酶活性检查。

2. 特殊检查项目

（1）生物样品（血、尿、呕吐物等）中有机磷或其代谢物检测。

（2）脑CT或MRI、脑电图。

（3）神经-肌电图检查。

（4）血气分析。

> **释义**
>
> ■必需检查项目是进入路径的患者必须完成的检查项目，目的在于筛查有无感染性疾病、应激性消化道出血，了解肝/肾功能及电解质、血糖等状况，指导合理用药（如抗菌药物、糖皮质激素等），更好地评估基础疾病情况、大致住院时间、医疗费用及疾病预后等。

■ 全血或红细胞胆碱酯酶活力检测，属有机磷杀虫剂中毒的特异性实验指标，不仅是临床诊断的重要依据，其下降程度尚作为诊断分级的重要参考。如轻度中毒时全血或红细胞胆碱酯酶活性一般都在70%以上，中度中毒多在70%~50%，重度多在50%以下，甚至为零。全血胆碱酯酶包括红细胞胆碱酯酶（60%~80%）和血清胆碱酯酶（20%~40%），前者主要是乙酰胆碱酯酶，也称"真性胆碱酯酶"，能够真实反映神经系统乙酰胆碱酯酶受抑制的程度；后者主要是丁酰胆碱酯酶，也称假性胆碱酯酶，有条件者最好直接检测红细胞乙酰胆碱酯酶活性，特异性会更好，血清丁酰胆碱酯酶活力则与病情无关；当测定的全血或红细胞胆碱酯酶活性与临床表现不平行时，仍以临床表现为准。

■ 特殊检查项目则是那些有助于对有机磷毒性主要靶器官进行损伤评估，判断疾病进程，以便科学地指导用药、早期干预、判断预后。如生物样本中有机磷及其代谢物检测，不仅有助于进一步明确毒物与临床表现、相关指标间的线性关系，也为临床增添了新的可靠诊断指标。神经-肌电图检测不仅有助于早期确诊中间期肌无力综合征和迟发性周围神经病变，也是判定其病情严重程度的可靠依据。

（七）治疗方案与药物选择

1. 急性中毒

（1）阻止毒物吸收　尽速将患者移离中毒现场，脱去污染衣服，用肥皂水或清水彻底清洗污染的皮肤、头发、指/趾甲；眼部受污染者可用清水或2%碳酸氢钠溶液清洗。

（2）清除体内毒物　施用血液净化疗法（如血液灌流）或换血疗法。

（3）特效解毒剂　主要使用抗胆碱药物和胆碱酯酶复能剂，也有两药混成复方剂型的药物，使用更为方便。

（4）对症和支持治疗　关键是保持呼吸道通畅、保护好体内重要器官功能，防治肺水肿、脑水肿、呼吸衰竭，积极预防感染和并发症，防止病情突变。

2. 中间期肌无力综合征

（1）维护呼吸功能，必要时建立人工气道，实施机械通气。

（2）积极对症支持，防止并发症。

3. 迟发性周围神经病

（1）神经营养药物。

（2）中医结合治疗。

（3）神经肌肉康复锻炼。

> **释义**

■ 胆碱酯酶复能剂：常用的有碘解磷定和氯解磷定，此外还有双复磷、双解磷、甲磺磷定等。国内推荐使用的肟类复能剂为氯解磷定，因其使用方便、安全、高效，可作为复能剂的首选。胆碱酯酶复能剂对内吸磷、对硫磷、甲拌磷、乙硫磷、治螟磷、毒死蜱、苯硫磷、辛硫磷、特普等中毒疗效较好，对敌敌畏、敌百虫的复能效果多较差。对肟类复能剂治疗有效的有机磷杀虫剂中毒，除要尽早应用外，应根据中毒程度，给予足量药物。肟类复能剂对乐果、氧化乐果等中毒后机体胆碱酯酶恢复虽然无效，但有助于解除烟碱样作用有效，即所谓的"非胆碱酯酶重活化效应"，故仍应给予肟类复能剂治疗。

　　■ 抗胆碱药：常用的是阿托品、盐酸戊乙奎醚、氢溴酸山莨菪碱，需用药至毒蕈碱样症状明显好转或患者出现"阿托品化"表现后，改为维持量，以后视病情变化随时酌情调整阿托品用量。用药过程中要注意阿托品过量甚至中毒。用阿托品泵给药量稳定，可使总用量减少。阿托品主要作用于外周毒蕈碱受体，对中枢神经系统作用不佳，东莨菪碱对中枢胆碱能受体作用较强，有兴奋呼吸中枢作用，但东莨菪碱临床经验较少，需进一步积累临床资料。盐酸戊乙奎醚注射液作用比阿托品强，不良反应小，无加快心率的不良反应，对中毒酶和外周烟碱受体无作用。此类药物需与复能剂配伍应用方更有价值。

　　■ 含抗胆碱剂和复能剂的复方注射液：解磷注射液（每支含有阿托品3mg、苯那辛3mg、氯解磷定400mg），起效快，作用时间较长。但解磷注射液中氯解磷定含量相对不足，在应用时需另外补充氯解磷定。病程后期可视病情，可单独使用氯解磷定和阿托品。

　　■ 迟发性周围神经病变的常用治疗措施：神经营养药物（包括神经生长因子、能量合剂、维生素 B_1、维生素 B_6、维生素 B_{12} 等），中西医结合治疗，包括改善循环（复方丹参、盐酸丁咯地尔、桂哌齐特等注射剂），以及中医活血化瘀治疗（包括药物、针灸、按摩等）、运动康复及物理治疗等。

　　■ 接触反应愈后可暂时脱离有机磷作业5~7天，并复查全血或红细胞胆碱酯酶活性；急性轻度/中度中毒以及轻型中间期肌无力综合征治愈后，1~2个月内不宜接触有机磷杀虫剂；重度中毒和重型中间期肌无力综合征治愈后，3个月内不宜接触有机磷杀虫剂；迟发性周围神经病变患者应调离有机磷作业，遗有躯体感觉运动功能障碍者，根据恢复情况，重新安排工作或继续休养。并进行致残鉴定，按《劳动能力鉴定职工工伤与职业病致残等级》（GB/T16180-2014）处理。

（八）出院标准

1. 症状缓解，病情稳定3天以上，各项重要实验室检查指标均在正常范围。
2. 没有需要住院治疗的并发症和合并症。
3. 迟发性周围神经病变患者可按全身症状恢复情况安排出院；遗有躯体感觉、运动障碍者可在出院后继续休养，并在门诊定期复查治疗，或入住相关疗养院短期疗养。

（九）变异及原因分析

1. 由于种种原因延误治疗；或患者、家属、单位领导等拒绝本路径治疗方案，导致最佳抢救治疗时机丧失。
2. 患者年龄偏大、身体状况欠佳、同时伴有其他中毒，或伴有较为复杂严重的合并症、并发症，影响本路径治疗效果，导致治疗方案不断增减修改、住院时间延长。

释义

　　■ 口服中毒患者常因经济问题延误抢救措施实施，或拒绝进一步治疗，导致病情恶化，增加不必要的治疗药物或措施，如人工机械通气、心肺脑复苏术、脑减压术、ICU治疗，甚或退出本路径，转入其他专科治疗处理等，使治疗疗程延长、治疗费用增高。

■ 年老、体弱、合并症多、病情复杂（如合并其他中毒等），常需中止本路径实施，转入其他专科诊治处理，更是造成住院费用超标、住院时间延长、临床转归不良的重要不可预测原因。

■ 认可的变异原因主要是指患者入选路径后，在诊治过程中发现患者存在事前未知、对本路径实施可能产生影响的情况（包括需要终止执行路径，或延长治疗时间、增加治疗费用等），医师需在表单中明确说明。

■ 或因患者方面的原因导致路径实施出现变异，均需经治医师在表单中予以说明。

五、急性有机磷杀虫剂中毒给药方案

（一）用药选择

1. 胆碱酯酶复能剂　国内最常使用氯解磷定，其使用简单（肌内注射）、安全（其抑制胆碱酯酶的有效剂量比重活化剂量大2个数量级）、高效（是碘解磷定的1.5倍），为复能剂的首选。其有效药物浓度为4mg/L，只有首次静脉注射或肌内注射才能达到有效血药浓度；静脉滴注由于速度较慢、半衰期短、排泄快，难以达到有效血药浓度，肌内注射1~2分钟后开始显效，半衰期为1.0~1.5小时。

国内推荐氯解磷定用量为：轻度中毒首剂量0.5g肌内注射，维持量0.5g肌内注射（2~8小时重复）；中度中毒首剂量0.5~1.0g肌内注射，维持量0.5~0.75g肌内注射（2~6小时重复）；重度中毒首剂量1.0~1.5g肌内注射，维持量0.5~1.0g肌内注射（2~6小时重复），24小时总剂量不宜超过12g。此类药物宜尽早、足量使用，标准治疗时间为5~7天。

2. 抗胆碱药

（1）阿托品：可阻断乙酰胆碱与副交感神经和中枢神经系统毒蕈碱受体结合，能有效解除毒蕈碱样症状及呼吸中枢抑制，但对烟碱受体无作用，故对烟碱样症状中呼吸肌麻痹所致的周围性呼吸衰竭无效，对胆碱酯酶复活亦无帮助。其进入人体后1~4分钟内起效，8分钟达高峰，半衰期为2小时，作用维持2~3小时。

具体用量为：轻度中毒首剂量1~2mg肌内注射或静脉注射（0.5~1小时重复），阿托品化之后改为维持剂量（0.5mg肌内注射，2~6小时/次）；中度中毒首剂量2~4mg静脉注射，15~30分钟重复半量；维持量1~2mg静脉注射（2~6小时/次），亦可阿托品5~30mmg加入静脉泵滴入（简称"阿托品泵"），根据病情调整滴数，至阿托品化后改为维持剂量；重度中毒首剂量3~5mg静脉注射，15~30分钟重复，维持量1~2mg静脉注射（1~6小时/次），或用阿托品泵治疗，用法同上。"阿托品化"表现为：瞳孔散大不再缩小、口干、多汗和流涎消失、心率加快（90~100次/分）、肺部啰音减少或消失、意识障碍减轻。

此药起效快，代谢快，需反复用药，需同时配伍氯解磷定方能达到彻底治疗目的。实践中常于首次使用阿托品后，改用盐酸戊乙奎醚维持；需同时配伍氯解磷定方能达到彻底扭转病情目的。

（2）盐酸戊乙奎醚：为另型抗胆碱药，其选择性作用于脑、平滑肌、腺体等部位的毒蕈碱1、3型受体，对心脏和神经元突触前膜毒蕈碱2型受体却无明显作用。与阿托品比较，具有以下优势：①拮抗腺体分泌、平滑肌痉挛等毒蕈碱样症状的效应更强；②除阻断毒蕈碱受体外，还有较强的烟碱受体阻断作用，可有效解除乙酰胆碱在横纹肌神经肌肉接头处过多蓄积引起的肌纤维颤动，或全身肌肉强直性痉挛，而阿托品对烟碱受体几乎无作用；③具有中枢和外周双重抗胆碱效应，且其中枢作用强于外周；④不引起心动过速，可避免药物诱发或加

重心肌缺血（对合并冠心病和高血压的中毒患者尤为重要）；⑤半衰期长，无需频繁给药；⑥使用剂量较小，药物过量发生率低。

首剂量：轻度中毒 1~2mg 肌内注射，中度中毒 2~4mg 肌内注射，重度中毒 4~6mg 肌内注射。以后视病情可重复用药。其足量的标准为：口干、皮肤干燥，分泌物消失。需同时配伍氯解磷定治疗。

（3）山莨菪碱：作用于毒蕈碱胆碱受体的抗胆碱药，有明显外周抗胆碱作用，作用与阿托品相似或稍弱，能松弛平滑肌，解除微血管痉挛，故有解痉止痛和改善微循环作用。其扩瞳和抑制腺体分泌的作用是阿托品的 1/20~1/10。因不能通过血脑屏障，故中枢作用较弱。与阿托品相比，具有选择性较高、毒不良反应较低的优点。

（4）东莨菪碱：从洋金花中提取出的生物碱，与阿托品同为毒蕈碱胆碱受体阻断药，但对解除有机磷对中枢神经系统的作用、扩瞳、调节麻痹及抑制腺体分泌等作用较为明显，而对心血管作用较弱，其不仅可以对抗毒蕈碱样症状，还有较好的呼吸中枢兴奋作用，所以能防治有机磷中毒引起的中枢型和外周型呼吸衰竭。但目前就东莨菪碱治疗有机磷中毒呼吸衰竭的"莨菪化"指征尚无统一认识，经验较少，尚有待进一步积累临床经验。

3. 复方解毒剂　主要是解磷注射液，也称碘解磷定，是由抗胆碱药苯那辛和胆碱酯酶复能剂氯磷定等组成的复方制剂，具有起效迅速、控制症状全面、疗程较短、使用方便、效果好等特点。本品能减少阿托品的用量，对轻、中度中毒可以不使用阿托品，以防止阿托品中毒的可能性。起效快，作用时间长，具体用量为：轻度中毒首剂量 1.0~2.0ml 肌内注射，必要时重复 1.0~2.0ml 肌内注射。中度中毒首剂量 2.0~4.0ml 肌内注射，必要时重复 1.0~2.0ml 肌内注射。重度中毒首剂量 4.0~6.0ml 肌内注射，必要时重复 2.0~3.0ml 肌内注射。需要注意的是，解磷注射液中氯解磷定含量相对不足，需要另外补充氯解磷定。

4. 营养神经药物　如神经生长因子、大剂量 B 族维生素、三磷酸腺苷、谷氨酸、地巴唑、加兰他敏、胞磷胆碱等。

5. 改善微循环药物　如丁咯地尔，为肾上腺素 α 受体阻断剂，通过阻断血管 α 受体，松弛血管平滑肌，扩张血管，增加末梢血管和缺氧组织的血流量，还可抑制血小板聚集，降低血液黏度，改善血液流动性，增强红细胞变形能力，适用于周围血管疾病。又如桂哌齐特，为钙离子通道阻滞剂，通过阻止 Ca^{2+} 跨膜进入血管平滑肌细胞，使血管平滑肌松弛，脑血管、冠状血管和外周血管扩张，增加血流量。此外，尚可提高红细胞的柔韧性、变形性及通过毛细血管的能力，降低血液的黏性，改善微循环；提高脑血流量，改善细胞营养、能量代谢及抗缺血缺氧能力，保护脑细胞功能，临床上主要应用于各类血管疾病的治疗。此外，尚有复方丹参、川芎嗪等。

（二）药学提示

1. 胆碱酯酶复能剂　常见不良反应为：一过性眩晕、口苦、咽干、恶心、呕吐、视物模糊、颜面潮红、血压升高、全身麻木和灼热感等，用量过大或注射速度过快时还可引起癫痫样发作、呼吸抑制、心律失常、中毒性肝病及胆碱酯酶抑制加重。

2. 阿托品　使用过量可出现发热、瞳孔明显扩大、神志模糊、烦躁不安、惊厥、昏迷和尿潴留等，应立即停用；血液净化也有助阿托品过量的治疗；必要时酌情给予毛果芸香碱对抗。心动过速、心律失常及高热患者，应慎用阿托品。

（三）注意事项

1. 胆碱酯酶复能剂对不同有机磷杀虫药疗效不同，其也不能复活已老化的胆碱酯酶。此外，肾功能不良者慎用；吩噻嗪类药物有抗胆碱酯酶活性，禁止与本品合用。

2. 青光眼及前列腺增生者禁用阿托品；青光眼患者还禁用盐酸戊乙奎醚。

六、急性有机磷杀虫剂中毒护理规范

1. 密切观察生命体征，严密监测患者的意识、瞳孔、尿量、呼吸情况，及时发现病情变化。

2. 彻底清洗毛发、皮肤、指甲，用清水和温肥皂水进行彻底清洗。

3. 指导患者及家属正确的疾病观，合理饮食、睡眠；勤翻身拍背，避免痰液蓄积形成坠积性肺炎；注意观察有无压疮形成，若有则加强压疮护理。

4. 准确记录阿托品用量、间隔给药时间及用药途径，严密观察阿托品化指征，正确判断阿托品中毒指征；一旦出现阿托品中毒表现，应及时停用阿托品，并作相应处理。

5. 加强心理护理，采取相应心理疏导，消除患者不良情绪。

七、职业性急性有机磷杀虫剂中毒营养治疗规范

1. 及时营养支持，应适当补充氨基酸和脂肪乳，补充碳水化合物不宜过多。

2. 患者可以进食后，应鼓励患者多食营养丰富的食物，食物应富含高能量、高维生素，初为流质饮食，而后逐渐转为半流质、正常饮食；饮食量也逐渐由少到多，并避免油炸、辛辣等刺激性食物。

八、职业性急性有机磷杀虫剂中毒患者健康宣教

1. 加强农药管理，做到有固定的地点存放农药，并加锁，由专人保管。

2. 普及有机磷农药危害及中毒的基本常识，包括有机磷农药中毒预防及中毒后自我现场应急救援措施、日常工作中现场职业病卫生管理等。

3. 妥善保管农药器械，固定地点保存，施药前注意个人防护。

4. 有机磷接触者全血胆碱酯酶活性在 60% 以下时，宜脱离有机磷接触。

5. 自杀致中毒者，救治成功后应加强心理疏导。

九、推荐表单

(一) 医师表单

急性有机磷杀虫剂中毒临床路径医师表单

适用对象：第一诊断为急性有机磷杀虫剂中毒（ICD-10：T60.001）（无并发症患者）

患者姓名：	性别：　年龄：　住院号：	门诊号：
住院日期：　　年　月　日	出院日期：　　年　月　日	标准住院日：7~28 天

时间	住院第 1 天	住院第 2 天	住院第 3 天
主要诊疗工作	□ 询问病史及体格检查，完成病历书写 □ 病情程度及并发症评估，向患方交代病情 □ 完善相关化验等检查 □ 上级医师查房 □ 制订初步治疗方案 □ 评估急查辅助检查结果 □ 观察病情，随时评估，随时调整治疗方案 □ 观察阿托品化指征 □ 观察药物不良反应，避免用药不足或过量 □ 需行机械通气和血液净化治疗者，向患方交代病情，并签署治疗同意书 □ 住院医师书写病程记录	□ 进一步完善相关检查和化验 □ 评估辅助检查结果 □ 上级医师查房 □ 明确下一步诊疗计划 □ 完成上级医师查房记录 □ 观察阿托品化指征 □ 观察药物不良反应，避免用药不足或过量 □ 病情评估 □ 并发症评估 □ 住院医师书写病程记录	□ 上级医师查房 □ 完成三级查房记录 □ 观察阿托品化指征 □ 观察药物不良反应，避免用药不足或过量 □ 病情评估 □ 并发症评估 □ 住院医师书写病程记录
重点医嘱	长期医嘱： □ 内科护理常规 □ 特级/一/二级护理，根据病情 □ 禁食/流质/半流质饮食（根据情况） □ 病危（根据情况） □ 签署抢救同意书 □ 吸氧（根据情况） □ 心电监测、血氧饱和度监测（必要时） □ 阿托品或盐酸戊乙奎醚：根据情况选定剂量、频次（参见给药方案），尽快达阿托品化 □ 胆碱酯酶复能剂（氯解磷定，根据情况选定剂量、频次）（参见给药方案） □ 对症治疗 □ 机械通气（必要时）	长期医嘱： □ 内科护理常规 □ 特级/一/二级护理，根据病情 □ 禁食/流质/半流质饮食（根据情况） □ 病危（根据情况） □ 吸氧（根据情况） □ 心电监测、血氧饱和度监测（必要时） □ 阿托品或盐酸戊乙奎醚：根据情况选定剂量、频次，达阿托品化维持 □ 胆碱酯酶复能剂（氯解磷定，根据情况选定剂量、频次） □ 对症治疗 □ 机械通气（必要时）	长期医嘱： □ 内科护理常规 □ 特级/一/二级护理，根据病情 □ 禁食/流质/半流质饮食（根据情况） □ 病危（根据情况） □ 吸氧（根据情况） □ 心电监测、血氧饱和度监测（必要时） □ 阿托品或盐酸戊乙奎醚（根据情况选定剂量、频次），维持阿托品化 □ 胆碱酯酶复能剂（氯解磷定，根据情况选定剂量、频次） □ 对症治疗

续　表

时间	住院第1天	住院第2天	住院第3天
重点医嘱	临时医嘱： □ 大/中/小抢救（根据情况） □ 清洗皮肤、毛发、指甲（根据污染情况） □ 消化道中毒给予催吐/洗胃/导泻（根据情况） □ 活性炭水灌胃 □ 吸痰、清除分泌物 □ 阿托品或盐酸戊乙奎醚注射液静脉推注 □ 血液灌流（必要时） □ 地西泮10mg肌内注射（必要时） □ 血常规、尿常规、便常规+隐血 □ 全血或红细胞胆碱酯酶测定 □ 有机磷生物样品毒检（必要时） □ 心肌酶谱、肝功能、肾功能、电解质、肌钙蛋白、淀粉酶、血气分析（根据情况）、凝血功能、 □ 痰培养+药敏试验（必要时） □ 其他临时治疗	临时医嘱： □ 大/中/小抢救（根据情况） □ 吸痰（根据情况） □ 血液灌流（必要时） □ 其他临时治疗 □ 全血或红细胞胆碱酯酶测定（根据情况） □ 心肌酶谱、肝功能、肾功能、电解质、肌钙蛋白、淀粉酶、血气分析（根据情况）	临时医嘱： □ 大/中/小抢救（根据情况） □ 吸痰（根据情况） □ 血液灌流（必要时） □ 其他临时治疗 □ 全血或红细胞胆碱酯酶测定（根据情况） □ 心肌酶谱、肝功能、肾功能、电解质、肌钙蛋白、淀粉酶、血气分析（根据情况） □ X线胸片、心电图（病情平稳时）
病情变异记录	□ 无　□ 有，原因： 1. 2.	□ 无　□ 有，原因： 1. 2.	□ 无　□ 有，原因： 1. 2.
医师签名			

时间	住院第 4~7 天	住院第 8~28 天 （含出院日）
主要诊疗工作	□ 上级医师查房 □ 完成查房记录 □ 动态观察评估病情，调整治疗方案，避免病情反复 □ 根据病情，特效解毒药物逐渐减量或停药 □ 并发症评估，及时处理 □ 针对中间期肌无力综合征、迟发性周围神经病变的治疗 □ 住院医师书写病程记录	□ 评估病情及疗效，及时调整治疗方案 □ 特效解毒药物逐渐减量至停药。停药观察，至少48 小时，病情无反复 □ 并发症评估 □ 针对中间期肌无力综合征、迟发性周围神经病变的治疗 □ 上级医师查房，确定是否出院 □ 对患者进行职业健康与中毒防治知识宣教 □ 通知患者及家属准备出院 □ 办理出院事宜 □ 向患者及家属交代出院后注意事项，预约复诊时间 □ 如果患者不能出院，在病程记录中说明原因和继续治疗的方案 □ 完成出院小结及出院记录
重点医嘱	长期医嘱： □ 内科护理常规 □ 特级/一/二级护理（根据病情） □ 流质/半流质饮食 □ 病危/病重（根据情况） □ 吸氧（根据情况） □ 心电监测、血氧饱和度监测（必要时） □ 阿托品或盐酸戊乙奎醚（根据情况维持、减量或停药） □ 胆碱酯酶复能剂（根据情况维持、减量或停药） □ 对症治疗 □ 针对中间期肌无力综合征的治疗（必要时） □ 针对迟发性周围神经病变治疗（必要时）（参见给药方案） 临时医嘱： □ 大/中/小抢救（根据情况） □ 吸痰（根据情况） □ 其他临时治疗 □ 全血或红细胞胆碱酯酶测定（根据情况） □ 心肌酶谱、肝功能、肾功能、电解质、肌钙蛋白、淀粉酶、血气分析（根据情况） □ X 线胸片、肺部 CT、心电图、腹部超声（必要时）	长期医嘱： □ 内科护理常规 □ 一/二/三级护理（根据病情） □ 半流质或软食 □ 病危/病重（根据情况） □ 吸氧（根据情况） □ 心电监测、血氧饱和度监测（必要时） □ 阿托品或盐酸戊乙奎醚（根据情况减量或停药） □ 胆碱酯酶复能剂（根据情况减量或停药） □ 对症治疗 □ 针对中间期肌无力综合征的治疗（必要时） □ 针对迟发性周围神经病变治疗（必要时）（参见给药方案） 临时医嘱： □ 大/中/小抢救（根据情况） □ 吸痰（根据情况） □ 其他临时治疗 □ 全血或红细胞胆碱酯酶测定（根据情况） □ 心肌酶谱、肝功能、肾功能、电解质、肌钙蛋白、淀粉酶、血气分析（根据情况） □ X 线胸片、肺部 CT、心电图、腹部超声（必要时） □ 出院带药（主要针对迟发性周围神经病康复治疗及脏器损伤康复治疗） □ 门诊随诊
病情变异记录	□ 无 □ 有，原因： 1. 2.	□ 无 □ 有，原因： 1. 2.
医师签名		

（二）护士表单

急性有机磷杀虫剂中毒临床路径护士表单

适用对象：第一诊断为急性有机磷杀虫剂中毒（ICD-10：T60.001）（无并发症患者）

患者姓名：	性别： 年龄： 住院号：	门诊号：
住院日期： 年 月 日	出院日期： 年 月 日	标准住院日：7~28 天

时间	住院第 1 天	住院第 2 天	住院第 3 天
健康宣教	□ 入院宣教 □ 介绍主管医师、护士 □ 介绍环境、设施 □ 介绍住院注意事项 □ 介绍探视和陪伴制度 □ 介绍贵重物品管理制度 □ 药物宣教 □ 宣教阿托品化指征 □ 宣教阿托品不良反应及中毒的表现 □ 应用血液净化疗法前宣教 □ 宣教血液灌流等疗法，与患者沟通，消除患者紧张情绪 □ 告知血液灌流治疗前准备及检查中可能出现的情况及应对方式 □ 告知检查后注意事项 □ 应用人工气道及机械辅助通气治疗前宣教 □ 宣教该疗法及应用意义 □ 告知气管插管或切开、呼吸机治疗中可能出现的情况及应对方式	□ 药物宣教 □ 应用人工气道及机械辅助通气治疗前宣教 □ 宣教该疗法及应用意义 □ 告知气管插管或切开、呼吸机治疗中可能出现的情况及应对方式 □ 给予患者及家属心理支持 □ 再次明确探视陪伴须知	□ 应用人工气道及机械辅助通气治疗前宣教 □ 宣教该疗法及应用意义 □ 告知气管插管或切开、呼吸机治疗中可能出现的情况及应对方式 □ 给予患者及家属心理支持
护理处置	□ 核对患者信息，佩戴腕带 □ 协助医师完成皮肤、眼睛等洗消 □ 洗胃、催吐、导泻，保留胃管，通过胃管灌服活性炭水 □ 建立静脉通道，遵医嘱给药、补液 □ 协助医师完成血液灌流、机械通气治疗 □ 协助患者留取各种标本	□ 遵医嘱给药、补液 □ 协助医师完成血液灌流、机械通气等治疗 □ 协助患者留取各种标本	□ 遵医嘱给药、补液 □ 协助医师完成血液灌流、机械通气等治疗 □ 协助患者留取各种标本
基础护理	□ 内科护理常规 □ 特级/一/二级护理（根据病情） □ 晨晚间护理 □ 排泄管理 □ 患者安全管理	□ 内科护理常规 □ 特级/一/二级护理（根据病情） □ 晨晚间护理 □ 排泄管理 □ 患者安全管理	□ 内科护理常规 □ 一/二/三级护理（根据病情） □ 晨晚间护理 □ 排泄管理 □ 患者安全管理

续　表

时间	住院第 1 天	住院第 2 天	住院第 3 天
专科护理	□ 入院评估 □ 监测生命体征 □ 护理查体 □ 观察病情、疗效及药物不良反应 □ 瞳孔大小观察 □ 体温及出汗情况观察 □ 呼吸情况观察 □ 排尿情况观察 □ 抬头及耸肩肌力观察 □ 需要时，填写压疮防范表 □ 需要时，请家属陪护 □ 根据饮食种类，协助饮食 □ 心理护理	□ 遵医嘱给药、补液 □ 护理查体 □ 病情观察 □ 瞳孔大小观察 □ 体温及出汗情况观察 □ 呼吸情况观察 □ 排尿情况观察 □ 抬头及耸肩肌力观察 □ 需要时，填写压疮防范表 □ 需要时，请家属陪护 □ 协助饮食 □ 心理护理	□ 遵医嘱给药、补液 □ 护理查体 □ 病情观察 □ 瞳孔大小观察 □ 体温及出汗情况观察 □ 呼吸情况观察 □ 排尿情况观察 □ 抬头及耸肩肌力观察 □ 需要时，填写压疮防范表 □ 需要时，请家属陪护 □ 协助饮食 □ 心理护理
重点医嘱	□ 详见医嘱执行单	□ 详见医嘱执行单	□ 详见医嘱执行单
病情变异记录	□ 无　□ 有，原因： 1. 2.	□ 无　□ 有，原因： 1. 2.	□ 无　□ 有，原因： 1. 2.
护士签名			

时间	住院第 4~7 天	住院第 8~28 天 （含出院日）
健康宣教	□ 药物宣教 □ 饮食、活动指导 □ 并发症宣教，指导患方协助早期发现 □ 迟发性周围神经病变康复宣教，指导运动功能康复	□ 药物宣教 □ 饮食、活动指导 □ 并发症宣教，指导患方协助早期发现 □ 迟发性周围神经病变康复宣教，指导运动功能康复 □ 出院宣教 □ 出院带药服药方法、注意事项 □ 复查时间 □ 指导办理出院手续
护理处置	□ 遵医嘱给药、补液 □ 遵医嘱完成相关检查	□ 遵医嘱给药、补液 □ 遵医嘱完成相关检查 □ 办理出院手续
基础护理	□ 特级/一/二级护理（根据病情） □ 晨晚间护理 □ 排泄管理 □ 患者安全管理	□ 一/二/三级护理（根据病情） □ 晨晚间护理 □ 排泄管理 □ 患者安全管理
专科护理	□ 护理查体 □ 病情观察 □ 瞳孔大小观察 □ 体温及出汗情况观察 □ 呼吸情况观察 □ 排尿情况观察 □ 抬头及耸肩肌力观察 □ 四肢肌力观察 □ 需要时，填写压疮防范表 □ 需要时，请家属陪护 □ 协助饮食 □ 心理护理	□ 护理查体 □ 病情观察 □ 瞳孔大小观察 □ 体温及出汗情况观察 □ 呼吸情况观察 □ 排尿情况观察 □ 抬头及耸肩肌力观察 □ 四肢肌力观察 □ 需要时，填写压疮防范表 □ 需要时，请家属陪护 □ 协助饮食 □ 心理护理
重点医嘱	□ 详见医嘱执行单	□ 详见医嘱执行单
病情变异记录	□ 无　□ 有，原因： 1. 2.	□ 无　□ 有，原因： 1. 2.
护士签名		

（三）患者表单

急性有机磷杀虫剂中毒临床路径患者表单

适用对象：第一诊断为急性有机磷杀虫剂中毒（ICD-10：T60.001）（无并发症患者）

患者姓名：		性别：　　年龄：　　住院号：		门诊号：
住院日期：　　年　月　日		出院日期：　　年　月　日		标准住院日：7~21天

时间	入院	急性胆碱能危象期	发生中间期肌无力综合征
医患配合	□ 配合询问病史、收集资料，请务必详细告知有机磷接触史、既往史、用药史、过敏史等（昏迷患者由知情者协助） □ 配合进行体格检查 □ 配合皮肤、眼睛等洗消 □ 配合催吐、洗胃、导泻等 □ 有任何不适请告知医师	□ 配合完成各项检查化验：如采血、留尿、心电图、床旁X线胸片等 □ 配合各项治疗：血液灌流、机械通气等 □ 医师介绍病情及特殊治疗前谈话，配合签字（家属） □ 配合医师观察病情和疗效评估	□ 配合完善相关检查 □ 配合人工气道和呼吸机治疗 □ 医师介绍病情及特殊治疗前谈话，配合签字（家属） □ 配合医师观察病情和疗效评估
护患配合	□ 配合完成基础护理、专科护理和护理处置 □ 配合监测生命指征 □ 配合完成入院护理评估（简单询问病史、过敏史、用药史）（昏迷患者由知情者协助） □ 接受入院宣教（环境介绍、病室规定、订餐制度、贵重物品保管等） □ 配合执行探视和陪伴制度 □ 有任何不适请告知护士	□ 配合完成基础护理、专科护理和护理处置 □ 配合监测生命指征 □ 配合护理病情和疗效评估 □ 接受宣教 □ 配合执行探视和陪伴制度 □ 有任何不适请告知护士	□ 配合完成基础护理、专科护理和护理处置 □ 配合监测生命指征 □ 配合护理病情和疗效评估 □ 接受宣教 □ 配合执行探视和陪伴制度 □ 有任何不适请告知护士
饮食	□ 遵医嘱饮食 □ 昏迷患者需插胃管进食、水	□ 遵医嘱饮食 □ 昏迷患者需插胃管进食、水	□ 遵医嘱饮食 □ 昏迷患者需插胃管进食、水
排泄	□ 正常排尿便 □ 昏迷患者、有尿潴留者插尿管导尿	□ 昏迷患者、有尿潴留者插尿管导尿	□ 昏迷患者、有尿潴留者插尿管导尿
活动	□ 安静，卧床休息	□ 安静，卧床休息	□ 安静，卧床休息

时间	发生迟发性周围神经病变	出院
医患配合	□ 配合完善相关检查 □ 配合治疗 □ 配合医师观察病情和疗效评估 □ 医师介绍病情，配合签字（患者或家属）	□ 配合完善相关检查 □ 配合治疗 □ 配合医师观察病情和疗效评估 □ 接受出院前指导 □ 指导出院带药的用法、复查程序 □ 获取出院诊断书
护患配合	□ 配合完成基础护理、专科护理和护理处置 □ 配合监测生命指征 □ 配合护理病情和疗效评估 □ 每日询问大小便情况 □ 接受宣教 □ 配合执行探视和陪伴制度 □ 有任何不适请告知护士	□ 接受出院宣教 □ 办理出院手续 □ 获取出院带药 □ 指导药物服用方法、作用、注意事项 □ 指导复印病历程序
饮食	□ 遵医嘱饮食	□ 遵医嘱饮食
排泄	□ 正常排尿便	□ 正常排尿便
活动	□ 适度活动，肢体运动功能锻炼	□ 适度活动，发生迟发性周围神经病变者应进行肢体运动功能康复锻炼

第五章

慢性镉中毒临床路径释义

【医疗质量控制指标】（专家建议）

指标一、诊断需依据现行《职业性镉中毒的诊断》（GBZ 17）。

指标二、尿中镉、β_2 微球蛋白和尿视黄醇结合蛋白的测定易受尿液稀释度影响，故均需用尿肌酐校正。对肌酐浓度小于 0.3g/L 或大于 3.0g/L 的尿样应重新留尿检测，并注意排除饮水、发热、运动、肾功能损害等影响因素。

指标三、确诊病例应调离镉及其他有害作业。

指标四、无特殊解毒剂，主要根据肾功能改变情况给予相应对症支持处理。

指标五、整个病程进展缓慢，尤其是肾小管功能障碍，住院目的并非治疗，而在于全身状况复查，以更准确评估患者健康状况，更精准地指导患者的对症支持治疗，故复查完毕即可出院，而并非等待肾小管功能康复才能出院。

一、慢性镉中毒编码

1. 原编码

疾病名称及编码：职业性镉中毒（ICD-10：T56.301）

2. 修改编码

疾病名称及编码：职业性轻度镉中毒（ICD-10：T56.3 X49）

二、临床路径检索方法

T56.3 伴 X49

三、国家医疗保障疾病诊断相关分组（CHS-DRG）

MDC 编码：MDCV（创伤、中毒与药物毒性反应）

ADRG 编码：VZ1（其他损伤、中毒及毒性反应疾患）

四、慢性镉中毒临床路径标准住院流程

（一）适用对象

第一诊断为慢性镉中毒（ICD-10：T56.301），其中因职业活动接触镉引起的慢性中毒被专称为"职业性慢性镉中毒"。

（二）诊断依据

根据现行《职业性镉中毒的诊断》、（GBZ 17-2015），并参考《临床职业病学》（北京大学医学出版社，2017 年，第 3 版，赵金垣主编）和《中华职业医学》（人民卫生出版社，2018，第 2 版，李德鸿、赵金垣、李涛主编）。主要依据为如下几点：

1. 具有长期（至少 1 年以上）镉或其化合物密切的职业接触史。

2. 可有头晕、乏力、嗅觉障碍、腰背肢体疼痛等一般症状，并出现明确的尿镉升高（高于 5μmol/mol 肌酐，或 5μg/g 肌酐）。

3. 至少有如下一种实验室检查结果异常：

（1）尿 β_2 微球蛋白含量 ≥9.6μmol/mol 肌酐（1000μg/g 肌酐）。

（2）尿视黄醇结合蛋白含量 $\geqslant 5.1\mu mol/mol$ 肌酐（$1000\mu g/g$ 肌酐）。

4. 劳动卫生学调查证实患者的工作过程确实存在过量镉接触，且同岗位工友发生过类似疾病。

5. 应排除汞、铅和铀等其他工业毒物和药物（如庆大霉素等氨基糖苷类抗菌药物）所致肾小管功能障碍，高血压和糖尿病肾病，各种原因所致肾小管酸中毒、间质性肾炎和慢性肾衰竭，以及肝豆状核变性、特发性范科尼综合征、营养不良性骨质疏松、骨软化、多发性骨髓瘤等。

> **释义**
>
> ■ 本路径依据现行的《职业性镉中毒的诊断》（GBZ 17-2015）并参考国内权威专业书籍。
>
> ■ 长期密切的镉或其化合物的职业接触史是诊断本病的基本条件。患者工作期间工作场所职业病危害因素检测与评价资料可作为评估接触水平的重要参考。其镉接触时间原则上不应低于 1 年。职业接触机会主要见于金属镉及含镉合金冶炼、焊接、镍-镉或银-镉电池制造、颜料制造、金属表层镀镉、操作核反应堆的镉棒或覆盖镉的石墨棒作为中子吸收剂等过程。
>
> ■ 尿镉和尿微球蛋白水平是中毒诊断的重要依据：
>
> 1. 尿镉排出量与体内镉负荷量、肾皮质镉含量相关，且可提示肾功能异常的可能性，是慢性镉中毒的重要诊断指标；职业性镉接触工人尿镉达 $5\sim10\mu mol/mol$ 肌酐（$5\sim10\mu g/g$ 肌酐）时，肾小管功能异常的罹患率可达 5%～10%。
>
> 2. 尿中微球蛋白（如 β_2 微球蛋白、视黄醇结合蛋白）增加是肾小管损伤的早期指标，也是诊断慢性镉中毒的重要依据。镉引起的肾功能异常虽可进展，但十分缓慢，严重肾功能衰竭极为罕见。
>
> ■ 诊断：根据一年以上接触镉及其化合物的职业史，出现以尿镉增高和肾脏损害为主的临床表现，参考实验室检测结果，结合现场职业卫生学调查，进行综合分析，排除其他原因引起的肾脏损害后，方可诊断。
>
> ■ 门诊或职业体检中如怀疑某些镉作业工人有慢性镉中毒可能，可作为"疑似职业病"安排门诊或住院，作进一步检查确诊；如各项检查指标未能达到"中毒"标准，则可排除职业性镉中毒，列为"镉接触观察对象"，作为今后关注重点。

（三）治疗方案的选择

根据现行国家标准《职业性镉中毒的诊断》（GBZ 17-2015）、《中华职业医学》（人民卫生出版社，2018）和《临床职业病学》（北京大学医学出版社，2017）治疗原则如下：

1. 积极医学干预。

2. 对症支持治疗。

> **释义**
>
> ■ 本病确诊后除应调离镉接触作业外，还应脱离其他有害作业；轻度中毒患者可从事一般轻工作。
>
> ■ 目前尚无可靠药物可以有效驱排储存于肾脏的镉，故一般不主张驱镉治疗。氨羧类及巯基类络合剂驱排肾镉作用并不显著，且存在引起镉在体内重新分布而致肾镉蓄积量增加的风险，不宜使用；二硫代氨基甲酸酯衍生物虽经实验证实可以驱排肾镉，不良反应也较小，但尚未用于临床。

■ 治疗原则目前仍以对症支持为主，强调中西医结合治疗，包括药物治疗、中医外治、针刺、灸法及物理治疗等。

（四）标准住院日

7~30 天。

> **释义**
>
> ■ 职业性慢性镉中毒患者入院后，即可进行尿镉及肾功能等检查，以评估体内镉负荷水平、靶器官受损情况及有无基础疾病等。而后可开始各种治疗，并观察临床症状及肾脏功能缓解情况、尿镉排泄变化以及有无不良反应等。总住院时间不超过 30 天符合本路径要求。
>
> ■ 较重镉中毒患者可出现明显低分子蛋白尿，甚或发生骨质疏松疼痛、慢性肾功能障碍等，但其进展甚慢，预后一般较好。但无论何种病情，需否转入其他专科处理，均非短期住院所能解决，皆属长期门诊治疗疾病。因此，这些临床症状不应成为延迟出院的理由；对于极少数病情严重、生活难以自理的患者，出院后，用人单位可安排专人照料，或转入疗养院继续康复治疗。

（五）进入路径标准

1. 第一诊断必须符合 ICD-10：T56.301 职业性慢性镉中毒疾病编码，及现行《职业性镉中毒诊断标准》（GBZ 17-2015）。
2. 作为"疑似职业病"被安排至门诊或住院作进一步检查确诊的镉的职业性密切接触者，如果经过检查，各项指标仍未达到"中毒"标准，则可排除"职业性慢性镉中毒"，更无进入本临床路径进一步诊治处理的必要。
3. 当患者同时存在其他疾病（合并症），但不需要其他专科特殊治疗处理，也不影响第一诊断的临床路径流程实施时，可以进入本路径。
4. 患者因合并症或并发症较为严重复杂，需要其他专科进行特殊处理时，可以退出本路径，转入其他专科的相应临床路径。
5. 非职业性慢性镉中毒可参照本路径执行。

> **释义**
>
> ■ 患者进入路径的第一诊断为职业性慢性镉中毒，若其同时存在各种合并症或并发症，即便对进入本路径及嗣后的诊治处理无明显影响，但住院期间变异可能增多，也可能延长住院时间，增加费用，应充分考虑。
>
> ■ 凡第一诊断为职业性慢性镉中毒者，无论获准进入本临床路径，或转入其他专科相应临床路径，其各项住院医疗费用（包括并发症），均应按照国家职业病医保条例，由工伤保险或用人单位给予全部报销，检查期间仍享受各项劳保福利待遇。

■被职业病门诊或者职业性体检作为"疑似职业病"安排至门诊或住院，做进一步检查确诊的镉的密切接触者，如检查后相关指标未能达到"中毒"程度，可否定"职业性慢性镉中毒"，但其所作系统的医学观察、检查及鉴别诊断过程，仍属职业病诊断程序不可或缺的组成部分，按照国家《职业病防治法》规定，此类住院及医疗检查费用也应按照国家职业病医保条例，由工伤保险或用人单位给予全部报销，检查期间仍享受各项劳保福利待遇。

■虽然第一诊断为职业性慢性镉中毒者，但用于其合并症（同时伴有的基础疾病）的各种医疗费用（如药费、ICU费、特殊护理费、手术费、特殊检查费、理疗费等），仍应按该种疾病的医疗报销规定处理，不得享受职业病待遇。

■非职业性慢性镉中毒患者入院治疗各项费用，须按该种普通疾病的相关规定报销，不得享受职业病有关待遇。

（六）住院期间检查项目

1. 必需检查项目：
（1）血常规+红细胞沉降率、尿常规、便常规+隐血试验。
（2）肝功能、肾功能、心肌酶、血清电解质、血糖、血尿酸、血脂。
（3）尿镉、尿视黄醇结合蛋白、尿β_2微球蛋白、尿肌酐。
（4）腹部B超、泌尿系B超、心电图、胸部X线平片、CT及肺功能检查。

2. 特殊检查项目：
（1）24小时尿蛋白、尿蛋白电泳分析、尿氨基酸、尿糖、尿钠、尿渗透压、肾图、血清胱抑素C等检查。
（2）感染性疾病筛查（乙型肝炎、丙型肝炎、梅毒、结核、艾滋病等）。
（3）甲状腺功能（血游离甲状腺素、血游离三碘甲状腺原氨酸、血促甲状腺激素等）检查等。
（4）鼻腔及嗅觉检查。

释义

■必需检查项目，是进入路径的患者必须完成的检查项目，大多属于常规检验项目（如三大常规、肝功能、肾功能、心电图、胸部X线平片、心肌酶、血糖、血电解质、凝血功能等），少数为与第一诊断疾病密切相关的检验项目（如尿镉、尿微球蛋白、尿肌酐检测，腹部和泌尿系B超等）。目的在于了解患者的基本健康状况、主要器官的功能状态、第一诊断疾病的严重程度等，并为疾病诊断和鉴别诊断提供初步客观数据，以帮助更好评估病情、指导合理用药，并估计大致住院时间、医疗费用及疾病预后等。

■特殊检查项目，主要为更深入地掌握病情（如感染性疾病筛查、甲状腺功能检查等），评估第一诊断疾病的病情进展、主要靶器官损伤严重程度及其并发症情况（如肾图、24小时尿蛋白检测、泌尿系B超、尿氨基酸、尿糖、尿钠、尿渗透压等检查）、对机体其他器官和功能的影响程度（鼻腔及嗅觉检查、胸部X线检查等）开展的检查项目，以帮助对总体病情更深入、细致的了解和掌控，更科学地指导用药、更早期地实施干预、更精确地判断预后。

■尿 β_2 微球蛋白、尿视黄醇结合蛋白检查对肾小管损伤具有灵敏度和特异度较高的特点，但应注意当膀胱中尿 pH < 5.5 时会发生降解，产生假阴性。

尿中镉、β_2 微球蛋白和视黄醇结合蛋白的测定均易受尿液稀释度影响，故上述被测物的浓度均需用尿肌酐校正。GBZ 17-2015 规定，当肌酐浓度小于 0.3g/L 或大于 3.0g/L 的尿样应重新留尿检测，并注意排查相关影响因素。

■其他。如胸部 X 线平片、肺功能有助于及时发现肺纤维化、肺气肿、通气功能障碍等；嗅觉功能检测、前鼻镜检查可发现有无嗅觉障碍、鼻黏膜萎缩。

■此外，尚有尿蛋白电泳分析（尿蛋白阳性者可选做）、尿微量白蛋白、血清胱抑素 C（怀疑肾小球功能障碍者可选做，尤其是病程较长或尿镉 $\geq 20\mu mol/mol$ 肌酐者），以及骨密度、尿钙检测（怀疑骨质疏松者可选做），血清 β_2 微球蛋白（尿 β_2 微球蛋白 $\geq 9.6\mu mol/mol$ 肌酐者加做，因 IgA 肾病、恶性肿瘤、炎性疾病如肝炎/类风湿关节炎等可致 β_2 微球蛋白生成增多，若超出肾小管重吸收阈值，亦可出现尿 β_2 微球蛋白明显增多；只有血 β_2 微球蛋白 < 5mg/L 时，尿 β_2 微球蛋白升高才反映肾小管损伤等。

（七）治疗方案与药物选择

1. 积极医学干预：主要包括调离接触镉及其他有害物质的作业、戒烟、戒酒，适当运动、培养饮茶习惯，以及适当补充蛋白质、含锌制剂、维生素 D 和钙质等。
2. 对症支持治疗，主要是保护肝、肾功能，维护血糖、血压、血脂、血尿酸等正常；慎用具有肝、肾毒性的药物；追踪骨痛、骨质疏松等表现，并给相应处理；中西医结合治疗改善肾小管功能；定期复查等。

> **释义**
>
> ■除尽快终止镉接触外，还应积极调整生活方式，如戒烟、戒酒，经常运动、养成饮茶习惯、尽量避免感染等，且应注意合理调整饮食结构，增加营养，适当补充蛋白质、含锌制剂、维生素 D 和钙，避免使用肾毒性药物及易于诱发肾功能损害的药物（如氨基糖苷类抗菌药物、磺胺类、非甾体类抗炎药、含马兜铃酸类草药等）。
>
> ■迄今慢性镉中毒仍无特效药物，故仅能以对症支持治疗为主，并努力探索中西医结合治疗办法，重点在于改善肾脏血液循环、肾小管和肾脏总体功能，防治骨痛和骨质疏松。

（八）出院标准

1. 完成身体细致检查及对症支持治疗，全身状况稳定，除轻度尿镉、尿微球蛋白（β_2 微球蛋白、视黄醇结合蛋白等）增高外，各器官系统功能正常。
2. 完成身体复查及对症支持治疗，全身状况稳定，与上次住院检查比较，无明显变化，除轻度尿镉、尿微球蛋白（β_2 微球蛋白、视黄醇结合蛋白等）增高外，各器官系统功能正常。
3. 因发现新的症状、体征，住院进一步诊治后已明确具体情况，给予初步治疗处理，并提供进一步诊治意见，安排门诊或康复治疗。

4. 没有需要住院处理的合并症或并发症。

> **释义**
>
> ■ 患者出院前应完成所有必需检查项目，接受适当的治疗安排，按要求留取生物样本；尿镉、尿 β_2 微球蛋白或尿视黄醇结合蛋白检查结果稳定或好转，无明显药物相关不良反应。
>
> ■ 已经确诊的重度中毒患者，如因严重并发症生活无法自理，出院后应由用人单位派遣人员照顾，或安排入住疗养院继续康复治疗。

（九）变异及原因分析

1. 检查治疗过程中出现药物过敏反应或其他不良反应，或发现新的合并症，无法按时完成预定的诊治项目。

2. 患者因自身原因或用人单位干扰，无法按时完成路径规定的检查治疗。

3. 尿液留取不符合检测要求，或相关检查结果出现特殊异常，需要多次复查。

> **释义**
>
> ■ 因客观原因贻误检查治疗，或因并发症、合并症，甚或未知的其他特殊情况影响正常检查治疗工作；此种情况下要否终止本路径流程，或转入其他专科处理，需根据本科及医院情况决定；但无论继续留在本路径治疗处理，还是转入其他专科诊治，上述情况均可能导致住院时间均延长，医疗费用增加等，医师需在表单中说明。
>
> ■ 患者自身拒绝或用人单位干扰实施临床路径（无论是本临床路径还是其他临床路径）进程，也均可能出现病情变化、住院时间均延长、医疗费用增加等情况，医师也需在表单中说明。

五、慢性镉中毒临床路径给药方案

（一）用药选择

1. 微量元素，主要为硒、锌、钙制剂，如硒酵母片、葡萄糖酸锌、钙片等。

2. 抗氧化剂，如维生素 C 和维生素 E，还原型谷胱甘肽、银杏叶片、β-胡萝卜素、洋参、辅酶 Q10 等。

3. 活血化瘀类药物，如三七制剂、丹参制剂、疏血通注射液、参芎注射液等中药，可通过抗氧化、改善肾脏血液循环、形成镉-金属硫蛋白复合物以及促进镉的排泄等途径预防和减轻镉的毒性作用。

4. 防治骨质疏松治疗，如维生素 D、钙剂、活络油、万花油、正红花油、骨通贴膏、云南白药等；还可辅助中医外治（中药封包、中药熏洗等）、针刺、穴灸及物理治疗等。

（二）药学提示及注意事项

1. 硒酵母片，用药相对安全：硒是人体必需的微量元素，适量摄入硒能够提高体内硒水平，使体内谷胱甘肽过氧化物酶活性增加，谷胱甘肽过氧化物酶在体内有保护细胞膜完整性、消除自由基、增强体内免疫功能等作用。

2. 锌剂，超量服用可导致中毒，表现为急性胃肠炎、恶心、呕吐、腹痛、腹泻，偶见严重者有胃肠道出血，为胃液中盐酸与锌剂生成有腐蚀作用的氯化锌引起；曾有引起肠穿孔的报道。

硒、锌制剂宜餐后服用以减少胃肠道刺激，不与其他药物同时使用；硒酵母片嚼碎后服用。

3. 还原型谷胱甘肽，偶见脸色苍白、血压下降、脉搏异常等类过敏症状，应立即停药；偶见皮疹等过敏反应，应停药；偶有食欲缺乏、恶心、呕吐、胃痛等胃肠道症状，停药后消失，唯注射局部轻度疼痛。此外，还原型谷胱甘肽不得与维生素 B_{12}、甲萘醌、泛酸钙、乳清酸、抗组胺制剂、磺胺药及四环素等混合使用。

4. 使用中草药类制剂时，要注意询问患者是否为过敏体质，使用过程中也要谨慎，注意防范，确保临床用药安全。

六、慢性镉中毒护理规范

1. 指导患者正确留取尿样标本，详细告知尿镉、尿视黄醇结合蛋白、尿 β_2 微球蛋白、尿肌酐检测样本留取方法和注意事项。

2. 观察患者有无头晕、乏力、嗅觉障碍、腰背及肢体痛等症状。

3. 观察药物疗效与不良反应。

4. 加强与患者的沟通，避免不良刺激，减轻其紧张、焦虑和恐惧等不良心理反应。

七、慢性镉中毒营养治疗规范

1. 注意饮食均衡和多样化，忌辛辣。

2. 宜进食富含优质蛋白（鱼、肉、鸡、蛋、牛奶、豆浆等），富含维生素及钙、铁、锌等矿物质的饮食。

3. 戒烟、戒酒，忌浓茶、咖啡。

4. 适当增加膳食纤维的摄入，保持大便通畅，避免用力排便。

八、慢性镉中毒患者健康宣教

1. 告知患者不得再从事镉及其他有害作业。

2. 保持良好的个人卫生习惯，戒烟、戒酒。

3. 注意劳逸结合，进行适当的体育活动，保持乐观情绪，避免不良事件刺激。

4. 告知患者优质蛋白、富含维生素饮食的重要性，指导其根据病情选择合适食物，保证蛋白质、热量和维生素充足供给。

5. 坚持遵医嘱用药，掌握药物服用方法、用药过程中的注意事项。尽量避免上呼吸道及其他部位感染，避免使用肾毒性药物及易于诱发肾损害药物，如氨基糖苷类抗菌药物、磺胺类、非固醇类消炎药、含马兜铃酸类草药等。

6. 告知患者病情变化的特点，及定期复查尿镉、肾损害指标的必要性。

九、推荐表单

（一）医师表单

慢性镉中毒临床路径医师表单

适用对象：第一诊断为慢性镉中毒（ICD-10：T56.301）

患者姓名：	性别： 年龄： 住院号：	门诊号：
住院日期： 年 月 日	出院日期： 年 月 日	标准住院日：7~30 天

时间	住院第 1~3 天	住院期间
主要诊疗工作	□ 询问病史及进行体格检查，完成病历书写 □ 初步评估病情，完善必要检查 □ 根据病情对症、支持治疗 □ 上级医师查房，制订诊疗计划 □ 完成三级查房记录 □ 签署相关通知书、同意书等 □ 向患者交代病情 □ 向患者单位交代病情	□ 上级医师定期查房，完善诊疗计划 □ 评估辅助检查的结果 □ 处理基础性疾病及对症治疗 □ 住院医师书写病程记录 □ 向患方交代病情 □ 向用人单位交代病情
重点医嘱	**长期医嘱：** □ 职业病科护理常规 □ 二/三级护理（根据病情） □ 饮食 □ 既往基础用药 **临时医嘱：** □ 对症治疗 □ 血常规、尿常规、便常规+隐血 □ 肝功能、肾功能、血电解质、血糖、血尿酸、血脂 □ 感染性疾病筛查 □ 尿镉（每日 1 次，共 3 次） □ 尿视黄醇结合蛋白、尿 β_2 微球蛋白、尿肌酐（每日 1 次，共 3 次） □ 心电图、胸部 X 线平片、肺功能 □ 腹部 B 超、泌尿系统 B 超 □ 嗅觉功能检测 □ 前鼻镜检查	**长期医嘱：** □ 职业病科护理常规 □ 二/三级护理（根据病情） □ 饮食 □ 药物治疗 □ 既往基础用药 **临时医嘱：** □ 对症治疗 □ 理疗（必要时） □ 血 β_2 微球蛋白（必要时） □ 异常指标复查 □ 其他检查（酌情）：内生肌酐清除率试验、尿 α_1 微球蛋白、尿 N-乙酰-β-葡萄糖苷酶、血清胱抑素 C、骨密度测定、尿钙、尿微量白蛋白测定、24 小时尿蛋白定量、尿蛋白电泳分析 □ 药物治疗 10~14 天后复查尿镉、尿视黄醇结合蛋白、尿 β_2 微球蛋白、尿肌酐（每日 1 次，共 3 次） □ 进行其他相关检查
病情变异记录	□ 无 □ 有，原因： 1. 2.	□ 无 □ 有，原因： 1. 2.
医师签名		

时间	出院前 1~3 天	住院第 21~30 天 （出院日）
主要诊疗工作	□ 上级医师查房 □ 评估患者病情及治疗效果 □ 确定出院日期及出院后治疗方案 □ 制订出院复查、随访计划 □ 对患者进行职业健康与中毒防治知识宣教 □ 出院前 1 天开具出院医嘱 □ 住院医师书写病程记录	□ 完成常规病程记录、上级医师查房记录、病案首页及出院小结等 □ 通知出院 □ 向患者交代出院后的注意事项 □ 预约随诊日期 □ 若患者不能出院，在病程记录中说明原因和继续治疗方案
重点医嘱	长期医嘱： □ 职业病科护理常规 □ 二/三级护理（根据病情） □ 饮食 □ 药物治疗 □ 既往基础用药 临时医嘱： □ 对症处理 □ 根据需要，复查相关检查项目	出院医嘱： □ 出院带药 □ 门诊随诊
病情变异记录	□ 无　□ 有，原因： 1. 2.	□ 无　□ 有，原因： 1. 2.
医师签名		

（二）护士表单

慢性镉中毒临床路径护士表单

适用对象：第一诊断为慢性镉中毒（ICD-10：T56.301）

患者姓名：	性别：	年龄：	住院号：	门诊号：
住院日期：　年　月　日	出院日期：　年　月　日			标准住院日：7~30 天

时间	住院第 1~3 天	住院期间
健康宣教	□ 入院宣教 □ 介绍主管医师、护士 □ 介绍环境及设施 □ 介绍住院注意事项、管理制度 □ 介绍探视和陪护制度、作息时间要求 □ 告知检查、治疗的意义及配合要点 □ 介绍尿镉、尿视黄醇结合蛋白、尿 β_2 微球蛋白、尿肌酐检测样本留取方法和注意事项 □ 饮食宣教	□ 讲解慢性镉中毒疾病相关知识 □ 告知患者脱离接触镉及其他有害作业 □ 告知患者戒烟酒，劳逸结合，适当加强营养，尽量避免上呼吸道及其他部位感染 □ 告知患者避免使用肾毒性药物及易于诱发肾损害药物，如氨基糖苷类抗菌药物、磺胺类、非固醇类消炎药、含马兜铃酸类草药等 □ 告知患者药物的作用和不良反应 □ 讲解尿镉、尿 β_2 微球蛋白、尿肌酐等检查正常值和意义 □ 饮食宣教 □ 解答患者及家属希望了解的问题
护理处置	□ 核对患者信息，佩戴腕带 □ 测量体重 □ 测量生命体征 □ 入院护理评估 □ 建立入院护理病历 □ 通知膳食科新入院订餐 □ 协助患者留取各项标本 □ 协助患者完成相关检查	□ 测量生命体征 □ 协助患者完成相关检查 □ 正确留取血、尿等标本
基础护理	□ 二/三级护理 □ 卫生处置：沐浴、更换病号服、修剪指（趾）甲、洗头等 □ 晨晚间护理 □ 排泄管理 □ 患者安全管理	□ 二/三级护理 □ 晨晚间护理 □ 排泄管理 □ 患者安全管理
专科护理	□ 执行职业性慢性镉中毒护理常规 □ 护理查体，完成入院护理记录单书写 □ 留取尿镉、尿视黄醇结合蛋白、尿 β_2 微球蛋白、尿肌酐样本 □ 观察患者有无头晕、乏力、嗅觉障碍、腰背及肢体痛等症状 □ 观察疗效及药物不良反应 □ 正确落实各项治疗性护理措施 □ 确定饮食种类 □ 心理护理：与患者沟通，告知情绪稳定的重要性，使其保持良好的心理状态	□ 正确落实各项治疗性护理措施 □ 观察患者有无头晕、乏力、嗅觉障碍、腰背及肢体痛等症状 □ 观察疗效及药物不良反应 □ 心理护理：及时解答患者疑问，减轻焦虑 □ 评估患者对健康教育的需求和接受能力

时间	住院第 1~3 天	住院期间
重点 医嘱	□ 详见医嘱执行单	□ 详见医嘱执行单
病情 变异 记录	□ 无 □ 有，原因： 1. 2.	□ 无 □ 有，原因： 1. 2.
护士 签名		

时间	出院前 1~3 天	住院第 21~30 天 （出院日）
健康宣教	□ 解答患者及家属希望了解的问题 □ 评估患者对职业性慢性镉中毒疾病相关知识、治疗要点和用药注意事项的掌握程度，有重点向患者补充宣教 □ 再次告知患者避免使用肾毒性药物及易于诱发肾损害药物 □ 饮食宣教	□ 出院宣教 □ 饮食宣教 □ 讲解出院带药的药物名称、用法及注意事项 □ 建议出院后调离镉及其他有害作业 □ 建议定期复查、随访，及时发现并积极治疗并发症 □ 劳逸结合，适当体育活动，提高身体抵抗力 □ 鼓励患者保持乐观、稳定的情绪，避免精神焦虑、情绪抑郁 □ 指导患者办理出院手续
护理处置	□ 测量生命体征 □ 协助患者完成相关检查 □ 正确留取血、尿等样本	□ 停止各种医嘱 □ 协助患者办理出院手续 □ 做好护理文书整理，病历归档
基础护理	□ 二/三级护理 □ 晨晚间护理 □ 患者安全管理	□ 三级护理 □ 晨晚间护理 □ 患者安全管理
专科护理	□ 正确落实各项治疗性护理措施 □ 观察一般情况及疾病临床表现 □ 心理护理：慢性镉中毒往往是慢性过程，无特效解毒剂，患者易产生焦虑心理，因此，要安慰和鼓励患者，帮助其去除不良的心理因素，保持患者情绪稳定 □ 评估患者对健康教育的需求和接受能力	□ 发放出院带药和出院小结，并叮嘱按医嘱服药 □ 评估患者对出院宣教知识掌握程度 □ 向患者送爱心联系卡，留患者联系电话，出院 2~4 周责任护士电话回访，解答患者提出的问题，进行健康指导 □ 发满意度调查表，征求患者意见
重点医嘱	□ 详见医嘱执行单	□ 详见医嘱执行单
病情变异记录	□ 无　□ 有，原因： 1. 2.	□ 无　□ 有，原因： 1. 2.
护士签名		

（三）患者表单

慢性镉中毒临床路径患者表单

适用对象：第一诊断为慢性镉中毒（ICD-10：T56.301）

患者姓名：	性别： 年龄： 住院号：	门诊号：
住院日期： 年 月 日	出院日期： 年 月 日	标准住院日：7~30 天

时间	入院第 1 天	住院期间	出院日
医患配合	□ 配合询问病史、收集资料，请务必详细告知职业史、既往史、用药史、过敏史等 □ 配合进行体格检查 □ 医师介绍病情及特殊诊疗前谈话，患方及用人单位配合签字 □ 有任何不适请告知医师	□ 配合完善相关检查、化验，如采血、留尿、心电图、胸部 X 线平片等 □ 配合医师观察病情和疗效评估 □ 接受申请职业病诊断的基本流程宣教和指引 □ 有任何不适请告知医师	□ 接受出院前指导 □ 指导复查程序 □ 获取出院小结
护患配合	□ 配合测量体温、脉搏、呼吸、血压及体重 □ 配合完成入院护理评估 □ 接受入院宣教（环境介绍、病室规定、订餐制度、贵重物品保管制度等） □ 接受相关检查宣教 □ 接受饮食指导 □ 正确留取大小便样本 □ 接受辅助检查 □ 配合执行探视和陪伴制度 □ 有任何不适请告知护士	□ 配合测量体温、脉搏、呼吸 3 次，询问大便情况 1 次 □ 接受疾病相关知识宣教 □ 接受药物知识宣教 □ 正确留取小便样本 □ 接受辅助检查 □ 配合各项治疗和护理 □ 保持情绪稳定 □ 按护士指导合理膳食 □ 配合执行探视和陪伴制度 □ 有任何不适请告知护士	□ 接受办理出院流程指引 □ 接受出院宣教：用药知识、饮食指导、运动与休息 □ 接受满意度调查 □ 办理出院手续 □ 获取出院带药和出院小结 □ 接受指导服药方法、作用、注意事项 □ 获知复印病历程序
饮食	□ 遵医嘱饮食	□ 遵医嘱饮食	□ 遵医嘱饮食
排泄	□ 正常排尿便	□ 正常排尿便	□ 正常排尿便
活动	□ 正常活动	□ 正常活动	□ 正常活动

附：原表单（2016 年版）

职业性慢性镉中毒临床路径表单

适用对象：第一诊断为职业性慢性轻度镉中毒（ICD-10：T56.301）

患者姓名：	性别：	年龄：	住院号：	门诊号：
住院日期： 年 月 日	出院日期： 年 月 日		标准住院日：21~30 天	

时间	住院第 1~3 天	住院期间
主要诊疗工作	□ 询问病史及进行体格检查 □ 初步评估病情 □ 完成病历书写 □ 完善必要检查 □ 根据病情对症、支持治疗 □ 上级医师查房，制订诊疗计划 □ 签署相关通知书、同意书等	□ 上级医师定期查房，完善诊疗计划 □ 评估辅助检查的结果 □ 处理基础性疾病及对症治疗 □ 住院医师书写病程记录 □ 向患方交代病情 □ 向厂方交代病情
重点医嘱	**长期医嘱：** □ 职业病科护理常规 □ 二/三级护理（根据病情） □ 饮食 □ 既往基础用药 **临时医嘱：** □ 对症治疗 □ 血常规、尿常规、便常规+隐血 □ 肝肾功能、血清电解质、血糖、血尿酸、血脂 □ 感染性疾病筛查 □ 尿镉（qd×3 次） □ 尿 RBP、尿 β_2MG、尿肌酐（qd×3 次） □ 心电图 □ 胸部 X 线平片 □ 肺功能 □ 腹部 B 超、泌尿系 B 超 □ 嗅觉功能检测 □ 前鼻镜检查 □ 血 β_2MG（必要时）	**长期医嘱：** □ 职业病科护理常规 □ 二/三级护理（根据病情） □ 饮食 □ 药物治疗 □ 既往基础用药 **临时医嘱：** □ 对症治疗 □ 理疗（必要时） □ 异常指标复查 □ 内生肌酐清除率试验（必要时） □ 尿 NAG（必要时） □ 尿 α_1-MG（必要时） □ 骨密度测定（必要时） □ 尿钙（必要时） □ 尿微量白蛋白测定（必要时） □ 24 小时尿蛋白定量（必要时） □ 尿蛋白电泳分析（必要时） □ 药物治疗 14 天后复查尿镉、尿 RBP、尿 β_2MG（含尿肌酐） □ 进行其他相关检查
主要护理工作	□ 介绍病房环境、设备设施和医院制度 □ 入院护理评估 □ 告知各项检查注意事项并协助患者完成 □ 指导留尿 □ 静脉取血 □ 入院健康宣教 □ 心理护理 □ 通知主管医师，通知饭堂新患者饮食 □ 完成护理记录书写 □ 执行医嘱，用药指导	□ 观察患者一般情况及病情变化 □ 检验、检查前的宣教 □ 做好住院期间的健康宣教 □ 正确落实各项治疗性护理措施 □ 指导留尿 □ 静脉取血 □ 护理安全措施到位 □ 给予正确的饮食指导 □ 了解患者心理需求，做好心理护理

续　表

时间	住院第 1~3 天	住院期间
病情 变异 记录	□无　□有，原因： 1. 2.	□无　□有，原因： 1. 2.
护士 签名		
医师 签名		

时间	出院前 1~3 天	住院第 21~30 天 （出院日）
主要 诊疗 工作	□ 上级医师查房 □ 评估患者病情及治疗效果 □ 确定出院日期及出院后治疗方案 □ 出院前一天开具出院医嘱 □ 住院医师书写病程记录	□ 完成常规病程记录、上级医师查房记录、病案首页及出院小结等 □ 向患者交代出院后的注意事项，预约随诊日期
重 点 医 嘱	长期医嘱： □ 职业病科护理常规 □ 二/三级护理（根据病情） □ 饮食 □ 药物治疗 □ 既往基础用药 临时医嘱： □ 对症处理 □ 根据需要，复查相关检查项目	出院医嘱： □ 出院带药 □ 门诊随诊
主要 护理 工作	□ 观察患者一般情况及病情变化 □ 检验、检查前的宣教 □ 出院准备指导	□ 出院注意事项（戒烟、避免肾毒性药物及易于诱发肾功损害的药物、避免感染） □ 协助患者办理出院手续 □ 出院指导
病情 变异 记录	□ 无　□ 有，原因： 1. 2.	□ 无　□ 有，原因： 1. 2.
护士 签名		
医师 签名		

第六章

职业性肺尘埃沉着病合并社区获得性肺炎临床路径释义

【医疗质量控制指标】（专家建议）

指标一、职业性肺尘埃沉着病诊断主要依靠生产性矿物性粉尘接触史、X射线高千伏或数字化摄影后前位胸片，比对标准片，排除其他表现相似疾病。

指标二、社区获得性肺炎诊断需结合社区发病、临床表现、胸部影像学检查结果综合考虑。

指标三、重症患者应尽早给予经验性抗感染治疗。

指标四、根据病原学检查结果调整用药方案。

指标五、实施中医治疗前需进行中医辨证论治，结合实际情况选用中药方剂或中成药。

一、职业性肺尘埃沉着病合并社区获得性肺炎编码

1. 原编码

疾病名称及编码：职业性肺尘埃沉着病（肺尘埃沉着病）（ICD-10：J64.X01）

  社区获得性肺炎（ICD-10：J15.901）

2. 修改编码

疾病名称及编码：职业性肺尘埃沉着病（肺尘埃沉着病）（ICD-10：J60-J64）

  职业性肺尘埃沉着病（肺尘埃沉着病）（ICD-11：CA60）

疾病名称及编码：社区获得性肺炎（ICD-10：J15.902/J15.903）

  社区获得性肺炎（ICD-11：L1-CA4）

二、临床路径检索方法

ICD-10：（J60-J64）伴（J15.902/J15.903）

ICD-11：（CA60）伴（L1-CA4）

三、国家医疗保障疾病诊断相关分组（CHS-DRG）

职业性肺尘埃沉着病：MDC编码：MDCE（呼吸系统疾病及功能障碍）

  ADRC编码：ET1（肺间质性疾患）

社区获得性肺炎：MDC编码：MDCE（呼吸系统疾病及功能障碍）

  ADRC编码：ES2（呼吸系统感染/炎症）

四、肺尘埃沉着病合并社区获得性肺炎临床路径标准住院流程

（一）适用对象

1. 第一诊断为肺尘埃沉着病患者（ICD-10：J60-J64），（ICD-11：CA60），其中因职业活动接触矿物性粉尘引起的肺尘埃沉着病被专称为"职业性肺尘埃沉着病"。依据我国现行《职业病分类和目录（2013）》，肺尘埃沉着病包括：矽肺（硅沉着病）、煤工肺尘埃沉着病、石墨肺尘埃沉着病、炭黑肺尘埃沉着病、石棉肺（石棉沉着病）、滑石肺尘埃沉着病、水泥肺尘埃沉着病、云母肺尘埃沉着病、陶工肺尘埃沉着病、铝肺尘埃沉着病、电焊工肺尘埃沉着病、铸工肺尘埃沉着病及依据《职业性肺尘埃沉着病的诊断（GBZ 70-2015）》和《职业性肺尘埃沉着病的病理诊断（GBZ 25-2014）》可以诊断的其他肺尘埃沉着病。

2. 第二诊断为社区获得性肺炎（ICD-10：J15.902/J15.903），（ICD-11：L1-CA4）。依据

《肺炎诊断（WS 382-2012）》、《中国成人社区获得性肺炎诊断和治疗指南（中华医学会呼吸病学分会，2016 年）》作出的诊断。

> **释义**
>
> ■ 本路径适用对象为已确诊为职业性肺尘埃沉着病的患者同时合并肺部感染，并经临床诊断肺部感染符合社区获得性肺炎者。
>
> ■ 职业性肺尘埃沉着病合并肺结核或慢性阻塞性肺疾病、支气管扩张者，再合并社区获得性肺炎时不宜进入本路径。职业性肺尘埃沉着病合并社区获得性肺炎诊断应排除特发性肺间质纤维化、结节病、肺部肿瘤、非感染性肺间质性疾病、肺水肿、肺不张、肺栓塞、肺嗜酸性粒细胞浸润症、肺血管炎等。有严重或进行性基础疾病、多脏器损害等合并症者是否需进入其他相应路径，应由经治医师或科室负责人根据医院和科室具体情况决定。

（二）诊断依据

1. 以现行《职业性肺尘埃沉着病的诊断（GBZ 70-2015）》及《职业性肺尘埃沉着病的病理诊断（GBZ 25-2014）》为依据，具体为：

（1）有可靠生产性粉尘职业接触史。结合工作场所职业卫生学资料和职工职业健康监护资料等。

（2）X 射线高千伏或数字摄影后前位胸片表现符合肺尘埃沉着病影像改变，对照肺尘埃沉着病诊断标准片作出肺尘埃沉着病的诊断和 X 射线分期；或因其他原因外科肺叶切除标本并符合肺尘埃沉着病理诊断标准。

（3）患者临床表现和实验室检查支持本病诊断。

（4）排除其他表现相似的肺部疾病。

> **释义**
>
> ■ 可靠的生产性粉尘接触史，包括工作单位、工种、工龄、工艺流程、接触粉尘的种类/性质、接触方式、接触时间、粉尘的浓度等。用人单位职业病危害控制评价资料、工作场所粉尘检测资料以及同工种职工职业健康监护资料等可作为参考依据，必要时对作业场所进行现场调查。
>
> ■ 肺尘埃沉着病诊断以技术质量合格的 X 射线高千伏或数字摄影后前位胸片为主要依据。肺部小阴影的大小、形态、密集度以标准片为准。肺尘埃沉着病影像表现具有特征性，但并不特异，所以需要进行动态观察，并与表现相似的疾病相鉴别。
>
> ■ 肺尘埃沉着病情可根据其胸部 X 线影像学表现分为 3 期，即一期、二期、三期。
>
> ■ 肺尘埃沉着病理诊断仅适用于尸体解剖和外科肺叶切除标本；小片活检可在肺组织观察到肺尘埃沉着病结节、尘性弥漫性纤维化、尘斑等病变，或偏光显微镜下观察到石英尘粒等，对肺尘埃沉着病诊断有支持作用。
>
> ■ 临床表现：单纯肺尘埃沉着病早期症状多不明显，出现并发症、合并症者可随病情加重出现不同程度的咳嗽、咳痰、气短、进行性劳力性呼吸困难，以及发绀、杵状指、桶状胸、干/湿啰音等体征；实验室检查可见低氧血症，肺功能障碍等，终末期可出现呼吸衰竭等表现。

> ■肺尘埃沉着病需与以下疾病鉴别：肺结核、肺部肿瘤、特发性肺间质纤维化、结节病、肺含铁血黄素沉着症、组织胞浆菌病、弥漫性泛细支气管炎、过敏性肺炎、肺泡微结石症等。

2. 社区获得性肺炎诊断依据：

根据依据《肺炎诊断（WS 382-2012）》《中国成人社区获得性肺炎诊断和治疗指南（中华医学会呼吸病学分会，2016年）》《内科学第9版（全国高等学校教材）》，具有下列特点：

（1）社区发病。

（2）具有肺炎相关的临床表现和实验室检查结果。

（3）胸部影像学检查符合肺炎特点。

【释义】

　　■社区获得性肺炎临床诊断标准。主要有：

　　1. 社区发病，即在医院外罹患的感染性肺实质炎症，包括具有明确潜伏期的病原体感染在入院后于潜伏期内发病者。

　　2. 临床特点：①新近出现的咳嗽、咳痰或原有呼吸道症状加重并出现脓性痰，伴或不伴胸痛、呼吸困难及咯血；②发热；③肺实变体征和/或湿啰音；④外周血白细胞> $10×10^9$/L 或< $4×10^9$/L，伴或不伴核左移。

　　3. 胸部影像学检查显示新出现斑片状浸润性影、叶或段实变影、磨玻璃影或间质性改变，伴或不伴胸腔积液。

　　符合1、3及2中任何1项，并排除肺结核、肺部肿瘤、非感染性肺间质性疾病、肺水肿、肺不张、肺栓塞、肺嗜酸性粒细胞浸润症、肺血管炎等疾病，可建立临床诊断。

　　社区获得性肺炎诊断成立后，还应对其病情严重程度进行评估，推断可能的病原体及耐药风险。

　　■社区获得性肺炎常见致病微生物。主要为：

　　肺炎链球菌、流感嗜血杆菌、呼吸道病毒、非典型病原体（肺炎支原体、肺炎衣原体、嗜肺军团菌）、金黄色葡萄球菌、卡他莫拉菌及其他革兰阴性杆菌等。

　　目前我国推荐使用 CURB-65 作为判断社区获得性肺炎患者是否需要住院治疗的标准。CURB-65 共五项指标：①意识障碍；②尿素氮> 7mmol/L；③呼吸频率≥30次/分；④收缩压< 90 mmHg 或舒张压≤60mmHg；⑤年龄≥65岁。满足1项得1分，评分0~1分，原则上门诊治疗即可，2分建议住院或严格随访下的院外治疗；3~5分应住院治疗。同时还应结合患者年龄、基础疾病、社会经济状况、胃肠功能、治疗依从性等进行综合判断。

　　■社区获得性肺炎符合下列1项主要标准或≥3项次要标准者为重症肺炎，需积极救治，有条件时收住 ICU 治疗。

　　主要标准：①需要气管插管行机械通气治疗；②脓毒症休克经积极液体复苏后仍需要血管活性药物治疗。

次要标准：①呼吸频率≥30次/分；②氧合指数250mmHg（1mmHg＝0.133kPa）；③多肺叶浸润；④意识障碍和/或定向障碍；⑤血尿素氮≥7.14mmoL/L；⑥收缩压＜90mmHg，需要积极的液体复苏。

（三）治疗方案的选择

根据《职业性肺尘埃沉着病的诊断（GBZ 70-2015）》、《中国成人社区获得性肺炎诊断和治疗指南（中华医学会呼吸病学分会，2016）》、《肺尘埃沉着病治疗中国专家共识（2018版）》，参照"职业性肺尘埃沉着病合并社区获得性肺炎临床路径（2016）"和"社区获得性肺炎临床路径（2016）"。治疗原则如下：

1. 一般治疗：合理氧疗、营养支持、体位引流、休息、戒烟等。
2. 对症治疗：祛痰、平喘、镇咳、改善免疫功能等，以及针对肺尘埃沉着病其他合并症、并发症的治疗。
3. 病因治疗：针对致病病原体选用敏感抗菌药物，肺尘埃沉着病规范治疗。
4. 必要时进行呼吸支持治疗。
5. 处理各种并发症。
6. 中医治疗。
7. 康复治疗。

> **释义**
>
> ■ 相对于单纯肺炎的治疗，肺尘埃沉着病合并肺炎的治疗要更困难，恢复期更长，根据病情的严重程度选择门诊或住院治疗。
>
> ■ 病因治疗主要是针对致病病原体选用敏感抗菌药物，这是社区获得性肺炎治疗的重点，在诊断明确并安排采样送病原学检查后，根据初步评估首先给予经验性抗感染治疗；再根据病原学及体外药敏试验结果进行针对性治疗。及时评估疗效并调整方案。
>
> ■ 由于肺尘埃沉着病基础病变影响，患者往往痰液排泄不畅，应注重祛痰治疗，注意体位引流、物理辅助排痰等，必要时支气管镜去除痰栓加局部治疗。尽量不用强力镇咳药。
>
> ■ 肺尘埃沉着病合并社区获得性肺炎患者一般免疫功能较差，可给予增强免疫的治疗。
>
> ■ 对肺尘埃沉着病合并重症肺炎患者，应尽早选用广谱而强效的抗菌药物治疗方案，有条件时收住ICU治疗，及时处理并发症。
>
> ■ 针对病情进行中医辨证论治，选用中药方剂或中成药。
>
> ■ 患者病情稳定后，尽快进入康复治疗，改善肺功能，提高生活质量。

（四）标准住院日

14～28日。

> **释义**
>
> ■ 抗感染治疗一般可于热退 2~3 天且主要呼吸道症状明显改善后停药，但应视病情严重程度、缓解速度、并发症以及不同病原体而异，而不以肺部阴影吸收程度作为停用药物的指征。通常轻、中度社区获得性肺炎疗程 5~7 天，重者适当延长。非典型病原体疗程延长至 10~14 天。金黄色葡萄球菌、铜绿假单胞菌、克雷伯菌或厌氧菌等容易导致肺组织坏死，疗程可延长至 14~21 天。
>
> ■ 肺尘埃沉着病患者合并社区获得性肺炎病情往往复杂多变，特别是二、三期肺尘埃沉着病伴有明显肺功能减退者，免疫力低下、耐药菌株增多，抗菌治疗的有效性和治愈率较一般患者有所降低，疗程适当延长，故提出标准住院日为 14~28 天。
>
> ■ 合并重症社区获得性肺炎者可能增加医疗费用和延长住院时间。

（五）进入路径标准

1. 第一诊断符合（ICD-10：J60-J64；ICD-11：CA60）肺尘埃沉着病编码，包括《职业病分类与目录》内所涉及的 12 种肺尘埃沉着病及根据《肺尘埃沉着病诊断标准》和《肺尘埃沉着病理诊断标准》可以诊断的其他肺尘埃沉着病。
2. 第二诊断为社区获得性肺炎（ICD-10：J15.902/J15.903；ICD-11：L1-CA4）。
3. 当患者同时合并其他疾病诊断，但在住院期间不需要特殊处理也不影响第一、第二诊断的临床路径流程实施时，可以进入本路径。

> **释义**
>
> ■ 进入路径患者第一诊断为职业性肺尘埃沉着病，第二诊断为社区获得性肺炎，如患者同时诊断其他如支气管哮喘、冠心病、糖尿病等，需全面评估，如果对肺尘埃沉着病和社区性肺炎治疗无明显影响，可以进入路径，但住院期间变异可能增多，也可能延长住院时间，增加花费。
>
> ■ 凡因第一诊断、第二诊断疾病（包括其并发症），无论获准进入本临床路径，或转入其他专科相应临床路径，其医疗费用皆应由工伤保险或用人单位给予全部报销，并享受各项劳保福利待遇。
>
> ■ 第一诊断、第二诊断疾病住院的患者，其用于其合并症（系同时伴有的基础疾病）的各种医疗费用（如药费、ICU 费、特殊护理费、手术费、特殊检查费、理疗费等），只能按该种疾病的医疗报销规定处理，不得享受职业病待遇。
>
> ■ 职业性肺尘埃沉着病患者如因合并症较严重，转入其他专科相应临床路径接受治疗处理，其各项医疗费用也应按该种疾病医疗费用报销规定给予报销，不得享受职业病待遇。
>
> ■ 非职业性肺尘埃沉着病（包括其并发症、合并症），入院治疗的各项费用均按该种疾病的相关规定报销，不得享受职业病有关待遇。

（六）住院期间的检查项目

1. 必需检查项目：

（1）血常规、尿常规、便常规。

（2）肝功能、肾功能、电解质、红细胞沉降率、C反应蛋白，降钙素原；血液传染病筛查（结核、乙型肝炎、丙型肝炎、梅毒、艾滋病等）。

（3）呼吸道分泌物或血病原学检查及药敏试验（在医院实验室条件允许且患者可配合的情况下）。

（4）胸部正侧位片、心电图、腹部B超、肺功能（病情允许时）。

释义

■常规检查。血常规、尿常规、便常规为基本检查项目。血常规的白细胞计数升高，中性粒细胞多在80%以上，并有核左移。年老体弱、酗酒、免疫功能低下者的白细胞计数可不增高，但中性粒细胞百分比仍增高。病毒感染外周血白细胞总数一般不高或降低，重症病例淋巴细胞计数明显降低。血红细胞总数可能升高。血生化：可见低钾等电解质紊乱，红细胞沉降率、C反应蛋白增高，降钙素原在严重细菌、真菌、寄生虫感染以及脓毒症和多脏器衰竭时升高，自身免疫、过敏、病毒感染时不高。

■病原学检查。主要有：

1. 除群聚性发病或初始经验性治疗无效外，在门诊接受治疗的轻症社区获得性肺炎患者不必常规进行病原学检查。

2. 住院患者通常需要进行病原学检查，病原学检查项目的选择应综合考虑患者的年龄、基础疾病、免疫状态、临床特点、病情严重程度以及先期的抗感染治疗情况等。当经验性抗感染疗效不佳需要进行调整时，合理的病原学检查尤为重要。

3. 呼吸道分泌物，包括痰、气管内吸出物、支气管肺泡灌洗液、防污染毛刷等下呼吸道标本的涂片检查应包括对细菌、真菌的检查，痰培养应同时进行细菌和真菌培养。血培养应包括需氧菌培养和厌氧菌培养。肺炎支原体、肺炎衣原体和军团菌筛查项目包括核酸检测（有条件时）及血清特异性抗体。呼吸道病毒筛查项目为呼吸道病毒核酸检测（有条件时）、抗原或血清特异性抗体。结核筛查首选痰涂片查抗酸杆菌，有条件者可进行痰分枝杆菌培养及核酸检测。在流感流行季节，对怀疑流感病毒感染的社区获得性肺炎患者，推荐常规进行流感病毒抗原或者核酸检查。

侵入性病原学标本采集技术仅选择性适用于以下患者：①肺炎合并胸腔积液，尤其是与肺部感染病灶同侧的胸腔积液，可通过胸腔穿刺抽液行胸腔积液病原学检查。②接受机械通气治疗的患者，可经支气管镜留取下呼吸道标本（包括气管内抽吸物、支气管肺泡灌洗液、防污染样本毛刷等）进行病原学检查。③经验性治疗无效、怀疑特殊病原体感染的社区获得性肺炎患者，采用常规方法获得的呼吸道标本无法明确致病原时，可经支气管镜留取下呼吸道标本（包括气管内抽吸物、支气管肺泡灌洗液、防污染样本毛刷等）或通过经皮肺穿刺活检留取肺组织标本进行病原学检查。④积极抗感染治疗后病情无好转，需要与非感染性肺部病变（如肺结核、肿瘤、血管炎、间质性疾病等）鉴别诊断者。

■胸片可见肺尘埃沉着病及社区获得性肺炎的双重影像，较单纯社区获得性肺炎难以诊断，一般需要加做肺部CT检查。

■肺尘埃沉着病患者常有肺功能受损，应检查其通气、换气功能。

2. 根据患者病情加做项目：胸部 CT、血气分析、凝血功能、D-二聚体、肿瘤标志物、心肌酶谱、肌钙蛋白、心钠素（BNP）、超声心动图、下肢静脉超声、T 细胞亚群、自身免疫相关指标等，必要时行支气管镜、肺穿刺等有创性检查。

> **释义**
>
> ■ 肺尘埃沉着病合并社区获得性肺炎影像学表现为在弥漫分布的点状小阴影或大阴影基础上，肺内出现斑片状、磨玻璃影、多叶段渗出性病灶，进展迅速者可发展为双肺弥漫的渗出性病变或实变影，可见胸腔积液；需与肿瘤、风湿病及肺结核鉴别。
>
> ■ 伴心肌损伤时心肌酶谱、肌钙蛋白升高，心功能不全时心钠素（BNP）升高。
>
> ■ 肺尘埃沉着病患者长期慢性缺氧，血液黏稠，容易合并下肢静脉血栓，可行下肢静脉超声、凝血功能、D-二聚体检查。
>
> ■ 诊断不明确或疗效不佳者，可行支气管镜、肺穿刺活检，支气管镜局部治疗。

（七）治疗方案与药物选择

肺尘埃沉着病合并社区获得性肺炎一旦确诊，应尽早给予抗感染药物。评估患者和特定病原体感染的危险因素，根据《中国成人社区获得性肺炎诊断和治疗指南》（中华医学会呼吸病学分会，2016 年版），结合患者病情合理使用抗感染药物。

1. 肺尘埃沉着病合并轻、中度肺炎患者：

（1）口服或静脉注射 β-内酰胺类/β-内酰胺酶抑制剂（如阿莫西林/克拉维酸、氨苄西林/舒巴坦）、第二代头孢菌素（如头孢呋辛等）、头孢噻肟或头孢曲松单用或联用大环内酯类。

（2）口服或静脉注射呼吸喹诺酮类。

2. 肺尘埃沉着病合并重症肺炎患者：

（1）无铜绿假单胞菌感染危险因素时：①静脉注射 β-内酰胺类/β-内酰胺酶抑制剂（如阿莫西林/克拉维酸、氨苄西林/舒巴坦）或头孢曲松、头孢噻肟或厄他培南联合静脉注射大环内酯类；②静脉注射呼吸喹诺酮类联合氨基糖苷类。

（2）有铜绿假单胞菌感染危险因素时：①具有抗假单胞菌活性的 β-内酰胺类抗菌药物（如头孢他啶、头孢吡肟、哌拉西林/他唑巴坦、头孢哌酮/舒巴坦、亚胺培南、美罗培南等）联合静脉注射大环内酯类，必要时还可同时联用氨基糖苷类；②具有抗假单胞菌活性的 β-内酰胺类抗菌药物联合静脉注射喹诺酮类；③静脉注射环丙沙星或左旋氧氟沙星联合氨基糖苷类。

3. 初始治疗 2~3 天后进行临床评估，根据患者病情变化调整抗菌药物。

4. 对症支持治疗：合理氧疗、退热、镇咳、化痰、体位引流、休息、戒烟等，对高热、头痛者给予解热、镇痛等对症治疗。补液、保持水电解质平衡、营养支持，改善免疫功能，物理治疗等。

5. 必要时呼吸支持治疗，处理各种并发症，中医治疗及康复治疗。

释义

■ 抗感染治疗是肺尘埃沉着病合并社区获得性肺炎的病因治疗,一旦确诊,尽早给予。一般于热退2~3天且主要呼吸道症状明显改善后停药,但疗程应视病情严重程度、缓解速度、并发症以及不同病原体而异,不能单纯以肺部阴影吸收程度作为停药指征。肺尘埃沉着病合并社区获得性肺炎的疗程较单纯社区获得性肺炎要长,通常合并轻、中度肺炎患者疗程7~10天,重症以及伴有肺外并发症患者可适当延长抗感染疗程。非典型病原体感染、对治疗反应较慢者疗程延长至10~14天。金黄色葡萄球菌、铜绿假单胞菌、克雷伯菌属或厌氧菌等容易导致肺组织坏死,抗菌药物疗程可延长至14~21天。

■ 大多数患者在初始治疗后72小时临床症状改善,表现为体温下降,症状改善,临床状态稳定,白细胞、C反应蛋白和降钙素原逐渐降低或恢复正常,但影像学改善滞后于临床症状。应在初始治疗后72小时对病情进行评价,部分患者对治疗的反应相对较慢,只要临床表现无恶化,可以继续观察,不必急于更换抗感染药物。经治疗后达到临床稳定,可以认定为初始治疗有效。临床稳定标准需符合下列所有五项指标:①体温≤37.8℃;②心率≤100次/分;③呼吸频率≤24次/分;④收缩压≥90mmHg;⑤血氧饱和度≥90%(或者动脉血氧分压≥60mmHg,吸空气条件下)。对达到临床稳定且能接受口服药物治疗的患者,改用同类或抗菌谱相近、对致病菌敏感的口服制剂进行序贯治疗。

■ 如72小时后症状无改善,其原因可能有:①药物未能覆盖致病菌或细菌耐药;②特殊病原体感染,如结核分枝杆菌、真菌、病毒等;③出现并发症或存在影响疗效的宿主因素(如免疫抑制);④非感染性疾病误诊为肺炎;⑤药物热。需仔细分析,做必要的检查,进行相应处理。

■ 肺尘埃沉着病合并社区获得性肺炎患者常常痰液排泄不畅,故祛痰治疗是重要的对症治疗措施之一。可选用不同的祛痰药物或中药治疗,配合体位引流、震动排痰等,必要时纤维支气管镜局部取出痰栓。

■ 合理氧疗:当①患者动脉血氧分压<7.3kPa,或血氧饱和度<88%,伴或不伴高碳酸血症;②动脉血氧分压在7.3kPa和8.0kPa之间,伴有充血性心力衰竭或继发性红细胞增多症(红细胞比容>55%)即应给予氧疗。根据情况选择:①鼻导管给氧、②面罩给氧。血氧饱和度维持在88%~92%之间。

■ 机械通气:呼吸衰竭一般治疗不能纠正时,应给予机械辅助通气;首选无创机械通气,重度低氧社区获得性肺炎患者氧合指数<150mmHg不适合无创机械通气。应用无创机械通气1~2小时不能改善患者的呼吸频率和氧合状态,或不能降低初始高碳酸血症患者的血二氧化碳水平,应立即改为气管插管呼吸机辅助呼吸;急性呼吸窘迫综合征者气管插管后宜采用小潮气量机械通气;重症者合并急性呼吸窘迫综合征常规机械通气不能改善,可使用体外膜氧合器。

■ 控制心力衰竭,一般患者控制感染和对症治疗后,心力衰竭状况能得到改善,较重患者可适当选用利尿、强心或血管扩张药。

■ 心律失常可加重缺氧,增加呼吸循环衰竭的风险,应注意及时纠正。可根据心律失常的类型选用药物。

■ 肾上腺糖皮质激素能降低合并感染性休克社区获得性肺炎患者的病死率,有效控制感染性休克后应及时停药,疗程一般不超过7天。

■ 积极治疗水电酸碱平衡紊乱，防治消化道出血、休克、弥散性血管内凝血等并发症。

■ 中医治疗。从肺尘埃沉着病患者身体及症状特点入手，兼加外邪之风寒燥热或内伤杂症等来辨证论治。

■ 康复治疗。重视早期康复介入，针对患者呼吸功能、躯体功能以及心理障碍等，积极开展康复训练和干预，有条件者在康复师指导下进行。

（八）出院标准

1. 症状明显缓解，体温正常超过 72 小时。
2. 影像学提示肺部炎症病灶明显吸收。

> 释义
>
> ■ 症状缓解指患者呼吸道及全身症状、体征明显改善，体温正常超过 72 小时，呼吸频率、心率及血压、血氧饱和度基本恢复到发病前水平。
> ■ 肺部炎症明显吸收好转后可转用相应的口服药物治疗。

（九）变异及原因分析

患者其他疾病需治疗或出现相关并发症。

> 释义
>
> ■ 治疗无效或者病情进展，需复查病原学检查并调整抗菌药物，导致住院时间延长。
> ■ 伴有影响本病治疗效果的其他合并症，需要进行相关诊断和治疗，导致住院时间延长。
> ■ 病情严重，需要呼吸支持或并发慢性肺源性心脏病、心功能不全等归入其他路径。

五、肺尘埃沉着病合并社区获得性肺炎临床路径给药方案

（一）肺尘埃沉着病合并社区获得性肺炎药物选择

1. 初始经验性抗感染的用药选择。包括：

（1）肺尘埃沉着病合并轻症肺炎的患者：详见本临床路径中治疗方案与药物选择。

（2）肺尘埃沉着病合并重症肺炎患者：详见本临床路径中治疗方案与药物选择。

以上抗菌药物的具体用药方法详见"中国成人社区获得性肺炎诊断和治疗指南（2016 年版）"。

2. 特殊类型的社区获得性肺炎。主要有：

（1）病毒性肺炎：流感病毒或人感染禽流感病毒：首选奥司他韦 75mg po，2 次/天×5 天，肥胖患者奥司他韦剂量增至 150mg，口服，2 次/天；重症流感患者考虑大剂量（150mg，2

次/天）和长疗程治疗（如≥10天）；孕妇大剂量用药的安全性尚未确定；扎那米韦10mg（5毫克/喷），2次/天×5天。次选金刚烷胺、金刚乙胺。严重危及生命的患者可考虑使用帕拉米韦600mg静脉滴注，1次/天，至少5天。②腺病毒：首选西多福韦1mg/kg静脉滴注，1次/天×2周，每次输注前口服丙磺舒2g，然后分别在输注后2和8小时各服1g，监测肾功能。③呼吸道合胞病毒和中东呼吸综合征：目前无特效药物。可给予利巴韦林、聚乙二醇干扰素等治疗。

（2）真菌感染：①曲霉，首选伏立康唑第1天6mg/kg静脉滴注，12小时1次，后4mg/kg静脉滴注，每12小时1次或200mg口服，每12小时1次（体重≥40kg），或100mg口服，12小时1次（体重<40kg）；两性霉素B 0.75~1mg/（kg·d）静脉滴注（起始剂量1~5mg/d）；两性霉素B脂质体（L-AmB）3~5mg/（kg·d）静脉滴注或两性霉素B脂质复合物（ALBC）5mg/（kg·d）静脉滴注。次选伊曲康唑、卡泊芬净、米卡芬净、泊沙康唑等。②毛霉，两性霉素B 0.75~1mg/（kg·d）静脉滴注（起始剂量1~5mg/d）；两性霉素B脂质体（L-AmB）3~5mg/（kg·d）静脉滴注或两性霉素B脂质复合物5mg/（kg·d）静脉滴注。次选泊沙康唑。③人肺孢子菌肺炎：首选磺胺甲噁唑-甲氧苄啶（800/160mg剂型）2片口服，1次/8小时×21天，或氨苯砜100mg口服，1次/天+甲氧苄啶5mg/kg口服，3次/天×21天。次选克林霉素300~450mg口服，1次/6小时+伯氨喹啉15mg基质口服，1次/天治疗21天，或阿托伐醌悬浮剂750mg口服，2次/天，进餐时服用×21天。危重患者，动脉血氧分压<70mmHg时可使用糖皮质激素：开始泼尼松40mg口服，2次/天×5天，然后40mg口服，1次/天×5天，后20mg口服，1次/天×11天。

（3）肺炎支原体感染：多西环素首剂200mg口服，后100mg，口服，2次/天；米诺环素100mg，口服，2次/天；左氧氟沙星500mg，静脉滴注/口服，1次/天；莫西沙星400mg，静脉滴注/口服，1次/天。

（4）肺炎衣原体感染：阿奇霉素500mg，静脉滴注，每日1次；克拉霉素500mg，口服，每日2次；红霉素500mg，静脉滴注，每6小时1次；左氧氟沙星500mg，静脉滴注/口服，每日1次；莫西沙星400mg，静脉滴注/口服，每日1次。

（5）军团菌肺炎：国内军团菌肺炎在社区获得性肺炎中约占5%，但易发展为重症，住院者近50%需要住入ICU，病死率达5%~30%。对于免疫功能正常的轻、中度军团菌肺炎患者，可采用大环内酯类、喹诺酮类或多西环素单药治疗；对于重症病例、单药治疗失败、免疫功能低下者，建议喹诺酮类联合利福平或大环内酯类药物治疗。

3. 免疫治疗：免疫功能低下或缺陷者，应早期给予免疫球蛋白、胸腺肽、核糖核酸、胎盘多肽、匹多莫德等治疗。

4. 祛痰治疗：如①蛋白分解酶制剂，舍雷肽酶，口服1次，5~10mg，每日3次；②多糖纤维分解剂，使酸性糖蛋白纤维断裂，降低痰液黏稠度，同时有一定镇咳作用。氨溴索，口服每次30~60mg，每日3次。静脉注射，每次15mg，每日2~3次；③二硫键裂解剂。N-乙酰半胱氨酸，有片剂、颗粒剂、泡腾片等剂型，每次600mg，每日1~2次。羧甲司坦，每次口服500mg，每日3次；④新型黏痰溶解剂。强力稀化黏素（桃金娘油），每次口服300mg，每日3次；⑤具有化痰作用的中药。

5. 解痉平喘治疗：根据患者喘息症状、气道阻塞程度，选择雾化吸入平喘药物；也可口服或静滴使用茶碱类、激素类药物进行解痉平喘治疗。

6. 中医给药方案：均需辩证论治，方能精准用药。

释义

■ 中医治疗必需进行辨证论治，方能精准用药，以下方案仅供参考。

■ 实证类辨证论治给药方案：

1. 风热犯肺证

主症：温热病初起，咳嗽频剧，气粗或咳声嘶哑，喉燥咽痛，咳痰不爽，痰黏稠或黄，咳时汗出，常伴鼻流黄涕，口渴，头痛，身楚，或见恶风，身热等表征；舌苔薄黄，脉浮数或浮华。

治法：疏风清热，宣肺止咳。

方药：桑菊饮加减 [桑叶 15g、菊花 10g、薄荷（后下）6g、连翘 12g、芦根 12g、杏仁 10g、桔梗 8g、甘草 10g]。水煎服，每剂水煎 400 毫升，每次口服 200 毫升，一日 2 次；必要时可日服 2 剂，每 6 小时口服 1 次，每次 200 毫升。

方药加减：肺热内盛，身热较著，恶风不显，口渴喜饮，加黄芩、知母；热邪上壅，咽痛，加射干、山豆根；热伤肺津，咽燥口干，舌质红，加南沙参、天花粉。

若温病热盛伴有较高发热，恶风，无汗或有汗不畅，鼻塞，鼻窍干热等，可以联合银翘散 [金银花、连翘、炒苦杏仁、前胡、桑白皮、黄芩、芦根、牛蒡子、薄荷（后下）、桔梗、甘草]；头痛目赤者，加菊花、桑叶；喘促者，加麻黄、生石膏（先煎）；无汗者，加荆芥、防风；咽喉肿痛者，加山豆根、马勃；口渴者，加天花粉、玄参；胸痛明显者，加延胡索、瓜蒌。

也可以用中成药：①疏风解毒胶囊：口服，每次 4 粒，每日 3 次；②莲花清瘟胶囊（颗粒）。口服，每次 4 粒，每日 3 次。

2. 外寒内热证

主症：发热，恶寒，无汗，咳嗽；次症：痰黄，痰白干黏，咯痰不爽，咽干，咽痛，肢体酸痛；舌质红，舌苔黄或黄腻，脉数或浮数。

治法：疏风散寒，清肺化痰。

方药：麻杏石甘汤和清金化痰汤加减 [炙麻黄 6g、荆芥 12g、防风 15g、生石膏（先煎）30g、炒苦杏仁 10g、知母 10g、瓜蒌 10g、栀子 10g、桑白皮 10g、黄芩 12g、桔梗 15g、陈皮 8g、炙甘草 10g]。水煎服，每剂水煎 400 毫升，每次口服 200 毫升，一日 2 次；必要时可日服 2 剂，每 6 小时口服 1 次，每次 200 毫升。

方药加减：恶寒无汗、肢体酸痛者，减荆芥、防风加羌活、独活；往来寒热不解、口苦者，加北柴胡。

中成药：根据表寒里热的不同偏重合理选择，如偏内热者，可参见痰热壅肺证内容；偏表寒者，可选通宣理肺丸 [口服每次 7 克（水蜜丸）或 8~10 丸（浓缩丸），每日 2 次或 3 次]。

3. 痰热壅肺证

主症：咳嗽，痰多，痰黄，痰白干黏，胸痛；次症：发热，口渴，面红，尿黄，大便干结，腹胀；舌质红，舌苔黄或黄腻，脉数或滑数。

治法：清热解毒，宣肺化痰。

方药：贝母瓜蒌散合清金降火汤加减 [瓜蒌 12g、浙贝母 15g、生石膏（先煎）30g、炒苦杏仁 10g、知母 10g、白头翁 10g、连翘 10g、鱼腥草 10g、黄芩 10g、炙甘草 10g]；水煎服，每剂水煎 400 毫升，每次口服 200 毫升，一日 2 次；必要时可日服 2 剂，口服，每 6 小时 1 次，每次 200 毫升。

方药加减：咳嗽带血者，加白茅根、侧柏叶；咯痰腥味者，加金荞麦根、薏苡仁、冬瓜仁；痰鸣喘息而不得平卧者，加葶苈子（包煎）、射干；胸痛明显者，加延胡索、赤芍、郁金；热盛心烦者，加金银花、栀子、黄连；热盛伤津者，加麦冬、生地黄、玄参；兼有气阴两虚者，加太子参、麦冬、沙参；大便秘结者，加酒大黄、枳实、桑白皮；兼血淤症，见口唇紫绀，舌有淤斑、淤点者，加地龙、赤芍。出现肺热喘咳证亦可采用泻白散（地骨皮、桑白皮、甘草）加减；出现痰热内蕴，风寒外束之哮喘可采用定喘汤（白果、麻黄、桑白皮、黄芩、杏仁、苏子、半夏、款冬花、甘草）。

中成药：①痰热清注射液，20~40毫升/次，静脉滴注，每日2次；有助缩短患者发热、咳嗽、咯痰时间。②清肺消炎丸，口服，每次6丸，每日3次；联合抗菌药物治疗能够提高痊愈率。③热毒宁注射液，20毫升/次，静脉滴注，每日1次；有助于提高痊愈率，缩短发热、咳嗽时间。

4. 痰淤阻肺证

主症：咳嗽，咳痰，痰白质黏，咯痰不爽，胸部疼痛，胸闷气短；舌质紫暗，有淤斑。苔白厚腻，脉弦涩或滑。

治法：止咳化痰、活血化淤。

方药：血府逐淤汤加减。或半夏厚朴汤合三子养亲汤加减（川芎10g、桃仁12g、红花12g、半夏12g、赤芍10g、柴胡6g、桔梗6g、枳壳10g、牛膝10g、当归10g、生地10g、黄芩10g、苦杏仁10g、甘草10g）；水煎服，每剂水煎400毫升，每次口服200毫升，一日2次；必要时可日服2剂，每6小时口服1次，每次200毫升。

方药加减：咳嗽剧烈者，可加紫菀、款冬花；淤血痹阻重症，胸痛剧烈，可加乳香、没药、郁金、降香、丹参等。

■ 虚证类辨证论治给药方案

1. 肺气亏虚证

主症：喘促短气，声怯声低，喉有鼾声，咳声低弱，痰吐稀薄，自汗畏风，或见咳呛，痰少质黏，烦热而渴，咽喉不利，面潮红；舌质淡红或有苔剥，脉软弱或细数。

治法：补肺益气养阴。

方药：生脉散合补肺汤加减。生脉散益气养阴，以气阴不足者为宜；补肺汤重在补肺益肾，适用于喘咳乏力，短气不足以息等肺肾气虚之证（人参15g、麦冬10g、五味子10g、黄芪10g、桑白皮10g、熟地黄10g、紫菀10g）；水煎服，每剂水煎400毫升，每次口服200毫升，一日2次；必要时可日服2剂，每6小时口服1次，每次200毫升。

方药加减：咳逆、咳痰稀薄者加苏子、钟乳石；偏阴虚者加沙参、麦冬；咳痰稠黏，加川贝母、百部、桑白皮。

2. 肺阴亏耗证

主症：干咳，咳声短促，痰少黏白，或痰中带血丝，或声音逐渐嘶哑，口干咽燥，或午后潮热，盗汗，日渐消瘦，神疲；舌质红少苔，脉细数。

治法：滋阴润肺，化痰止咳。

方药：沙参麦冬汤加减（沙参10g、麦冬10g、天花粉10g、玉竹10g、桑叶6g、白扁豆10g、甘草10g）；水煎服，每剂水煎400毫升，每次口服200毫升，一日2次；必要时可日服2剂，每6小时口服1次，每次200毫升。

方药加减：肺气不敛、咳而气促，加五味子、诃子；阴虚潮热，酌加青蒿、鳖甲；阴虚盗汗，加瘪桃干、浮小麦；肺热灼津、咯吐黄痰，加知母、黄芩；热伤血络、痰中带血，加牡丹皮、山栀、藕节。

3. 气阴两虚证

主症：咳嗽，无痰或少痰，气短，乏力；次症：咳痰不爽，口干或渴，自汗，盗汗，手足心热；舌体瘦小、舌质淡或红，舌苔薄少或花剥，脉沉细或细数。

治法：益气养阴，润肺化痰。

方药：生脉散合沙参麦冬汤加减（太子参15g、沙参10g、麦冬10g、五味子10g、川贝母10g、百合10g、山药10g、玉竹10g、桑叶10g、天花粉10g、地骨皮10g、炙甘草10g）；水煎服，每剂水煎400毫升，每次口服200毫升，一日2次；必要时可日服2剂，每6小时口服1次，每次200毫升。

方药加减：咳甚者，加百部、炙枇杷叶、炒苦杏仁；低热不退者，加北柴胡、白薇，亦可选用青蒿鳖甲汤加减；盗汗明显者，加煅牡蛎、糯稻根须；呃逆者，加竹茹、炙枇杷叶；纳差食少者，加炒麦芽、炒谷芽；腹胀者，加佛手、香橼皮；气阴两虚，余热未清，症见身热多汗、心烦、口干渴，舌红少苔、脉虚数者，可用竹叶石膏汤和麦门冬汤加减。

中成药：①生脉饮口服液：口服，每次10ml，每日3次；②养阴清肺丸：口服，每次9克，每日2次。

4. 肾虚不纳证

主症：喘促日久，动则喘甚，呼多吸少，气不得续，形瘦神惫，跗肿，汗出肢冷，面青唇紫；或见喘咳，面红烦躁，口咽干燥，足冷，汗出如油；舌淡苔白或黑而润滑或舌红少津，脉微细或沉弱或细数。

治法：补肾纳气。

方药：金匮肾气丸合参蛤散加减。前方温补肾阳，用于喘息短气、形寒肢冷、跗肿；后方补气纳肾，用于喘咳乏力，动则为甚，吸气难降；前者偏于温阳，后者长于益气；前方用于久喘而势缓者，后方适用于喘重而势急者［附子（先煎）6g、桂枝6g、干地黄15g、山茱萸15g、山药15g、茯苓10g、泽泻10g、丹皮10g、人参15g、蛤蚧10g］；水煎服，每剂水煎400毫升，每次口服200毫升，一日2次；必要时可日服2剂，每6小时口服1次，每次200毫升。

方药加减：若脐下筑筑跳动，气从少腹上冲胸咽，为肾失潜纳，加紫石英、磁石、沉香。

5. 肺脾气虚证

主症：气短声低，喉中时有轻度哮鸣，痰多质稀，色白，自汗，怕风，常易感冒，倦怠无力，食少便溏；舌质淡，苔白，脉细弱。

治法：健脾益气，补土生金。

方药：六君子汤加减（人参15g、白术10g、茯苓10g、半夏12g、陈皮10g、炙甘草10g）；水煎服，每剂水煎400毫升，每次口服200毫升，一日2次；必要时可日服2剂，每6小时口服1次，每次200毫升。

方药加减：表虚自汗加炙黄芪、浮小麦、大枣；畏寒，畏风，易感冒，加桂枝、白芍；痰多者，加前胡、杏仁。

6. 肺肾两虚证

主症：短气息促，动则为甚，吸气不利，咳痰质黏起沫，脑转耳鸣，腰酸腿软，心慌，不耐劳累。或五心烦热，口干，或畏寒肢冷，面色苍白；舌质红少苔或舌苔淡白质胖，脉细数或脉沉细。

治法：补肺益肾。

方药：生脉地黄汤合金水六君煎加减。前者以益气养阴为主，适用于肺、肾气阴两伤，后者以补肾化痰为主，适用于肾虚阴伤痰多（熟地15g、山萸肉10g、胡桃肉10g、人参10g、麦冬10g、五味子10g、茯苓10g、甘草10g、半夏12g、陈皮8g）；水煎服，每剂水煎400毫升，每次口服200毫升，一日2次；必要时可日服2剂，每6小时口服1次，每次200毫升。

方药加减：肺气阴两虚为主者加黄芪、沙参、百合；肾阳虚为主者，酌加补骨脂、仙灵脾、鹿角片、制附片（先煎）、肉桂；肾阴虚为主者，加生地、冬虫夏草。

7. 正虚喘脱证

主症：喘逆剧甚，张口抬肩，鼻扇气促，端坐不能平卧，稍动则咳喘欲绝，或有痰鸣，心慌动悸，烦躁不安，面青唇紫，汗出如珠，肢冷；脉浮大无根，或见歇止，或模糊不清。

治法：扶阳固脱，镇摄肾气。

方药：参附汤送服黑锡丹（加减）。前方扶阳固脱，后方用以镇摄肾气，而蛤蚧可温肾阳，散阴寒，降逆气，定虚喘（人参15g、黄芪10g、山茱萸10g、冬虫夏草0g、五味子10g、蛤蚧10g、龙骨10g、牡蛎10g、炙甘草10g）；水煎服，每剂水煎400毫升，每次口服200毫升，一日2次；必要时可日服2剂，每6小时口服1次，每次200毫升。

方药加减：若阳虚甚，气息微弱，汗出肢冷，舌淡，脉沉细，加附子（先煎）、干姜；阴虚甚，气息急促，心烦内热，汗出粘手，口干舌红，脉沉细数，加麦冬、玉竹，人参改用西洋参；神昧不清，加丹参、远志、菖蒲；浮肿加茯苓、万年青根。

■危重症类辨证论治给药方案

1. 热陷心包证

主症：咳嗽甚则喘息、气促，身热夜甚，心烦不寐，神志异常；次症：高热，大便干结，尿黄；舌红甚至红绛，脉滑数或细数。

治法：清心凉营，豁痰开窍。

方药：清营汤合犀角地黄汤加减［水牛角（先煎）30g、生地黄20g、玄参10g、麦冬10g、赤芍10g、金银花10g、连翘10g、黄连6g、栀子10g、天竺黄10g、丹参10g、石菖蒲10g］；水煎服，每剂水煎400毫升，每次口服200毫升，一日2次；必要时可日服2剂，每6小时口服1次，每次200毫升。

方药加减：谵语、烦躁不安者，加服安宫牛黄丸；抽搐者，加用钩藤、全蝎、地龙、羚羊角粉（冲服）；口唇紫绀，舌有淤斑、淤点者，加牡丹皮、紫草；腑气不通者，加生大黄（后下），或选用宣白承气汤加减。对于热陷心包以痰热偏甚者，可选清金化痰汤加减。

中成药：①醒脑静注射液：20毫升/次，静脉滴注，每日2次。西医常规治疗基础上加用醒脑静注射液能有效缩短重症社区获得性肺炎患者发热、咳嗽、咳痰时间。②血必净注射液：50~100毫升/次，静脉滴注，每日2次。西医常规治疗基础上加用血必净注射液能提高治愈率、缩短机械通气时间。

　　2. 邪陷正脱证

　　主症：呼吸短促，气短息弱，神志异常，面色苍白，大汗淋漓，四肢厥冷；次症：面色潮红，身热，烦躁；舌质淡或绛、少津，脉微细欲绝或疾促。

　　治法：益气救阴，回阳固脱。

　　方药：阴竭者以生脉散加味 [生晒参（单煎）15g、麦冬10g、五味子10g、山萸肉10g、煅龙骨15g、煅牡蛎15g]；阳脱者以四逆加人参汤加味 [红参（单煎）15g、炮附子（先煎）10g、干姜10g、煅龙骨15g、煅牡蛎15g、炙甘草10g]；水煎服，每剂水煎400毫升，每次口服200毫升，一日2次；必要时可日服2剂，每6小时口服1次，每次200毫升。

　　中成药：①偏于阴竭者，可选用参麦注射液：20~60毫升/次，静脉滴注，每日2次；有助于缩短患者发热时间。②偏于阳脱者，可选用参附注射液：20~60毫升/次，静脉滴注，每日2次；有助于有效缓解炎症反应。

（二）药学提示

抗菌药物使用中主要的不良反应有：

1. 过敏反应：青霉素类药物易出现过敏反应，头孢菌素类与青霉素有部分交叉过敏现象。

2. 消化系统：恶心、呕吐、腹部不适、肝功能异常；几乎所有抗菌药物长期使用都可以引起非敏感性微生物过度生长，改变肠道正常菌群，诱发二重感染，尤其是假膜性肠炎。

3. 神经系统：头痛、失眠、眩晕、嗜睡、感觉异常、耳鸣、耳聋等。有报道亚胺培南等β-内酰胺类抗菌药物静脉滴注可引起肌痉挛、幻觉、癫痫发作或错乱状态等；喹诺酮类可诱发癫痫、烦躁不安、精神异常等，有些头孢菌素也与癫痫发作有关。

4. 心血管系统：胸痛、心悸、心律不齐；莫西沙星及其他喹诺酮类、大环内酯类在有些患者可延长 Q-T 间期。

5. 肾损害：血清尿素氮、肌酐增高；蛋白尿、少尿或多尿等。

6. 血液系统：头孢菌素类可引起白细胞减少、血小板减少、嗜酸性粒细胞增多、再生障碍性贫血、溶血等。

7. 喹诺酮类治疗过程中可能出现肌腱炎或肌腱断裂，特别是老年患者和使用激素治疗的患者中，每种药物不良反应和注意事项具体参见各自的药物说明书。

（三）注意事项

1. 青霉素类药物使用前必须做皮肤过敏试验。对青霉素类药物过敏者可能对头孢菌素过敏，对某种头孢菌素过敏者可能对其他头孢菌素发生交叉过敏，应予以注意。有青霉素过敏性休克或即刻反应者，不宜再选用头孢菌素类。

2. 长期使用抗菌药物类药物可致菌群失调，发生二重感染。

3. 抗菌药物肌内注射或静脉给药可引起局部疼痛、硬结，静脉炎或血栓性静脉炎。

4. 实施中医治疗前仍需进行中医辨证论治，辨明虚、实、寒、热、表、里、轻、重、是否有夹杂证等病情。依据病情加减用药，并结合实地情况可选用中药材或中成药。

5. 中药治疗妊娠期妇女发病时，治疗参考成人方案，避免使用妊娠禁忌药，治病与安胎并举，以防流产，并应注意剂量，中病即止。

六、职业性肺尘埃沉着病合并社区获得性肺炎护理规范

1. 观察病情变化：监测生命体征，观察病情变化如神志、面色、体温、发绀、呼吸形态、呼

吸困难程度，痰的颜色、性状、黏稠度、气味及量等，密切注意有无其他并发症。

2. 呼吸道隔离：病室加强通风，定时消毒。公共场所个人佩戴口罩，勤洗手。对患者呼吸道分泌物、个人用具进行消毒、杀菌处理，装过患者痰液的用具要消毒后丢弃。

3. 发热期护理：绝对卧床休息，定期监测体温，高热出现谵妄时加设床挡，防止坠床。鼓励患者多饮水，必要时静脉补充液体，防止电解质紊乱。物理降温后注意保暖，观察病情变化，防止体温骤降引起虚脱或休克。

4. 不适症状的护理：呼吸困难者采取半卧位，吸氧，保持呼吸道通畅，指导患者深呼吸及有效咳嗽排痰，遵医嘱使用祛痰剂或雾化吸入治疗。胸痛或咳嗽剧烈者，取患侧卧位，必要时给与镇咳药物。

5. 病房环境：每日开窗通风，保持室内空气新鲜，温湿度适宜，避免空调风直吹患者。

6. 基础护理：加强口腔护理，预防口腔感染，加强皮肤护理，及时擦干汗液，勤换衣物被服。

7. 饮食护理：多饮水，给予高热量、高蛋白、高维生素饮食，少量多餐，少吃产气食物。

8. 心理护理：疏导患者心理压力，积极配合治疗。

七、职业性肺尘埃沉着病合并社区获得性肺炎营养治疗规范

1. 发热期间：鼓励少量多次饮水，高热量、高蛋白、高维生素流质或半流质饮食。

2. 用药期间：饮食清淡，营养丰富，宜消化，忌食生冷、坚硬、辛辣、油腻、刺激性食物。

3. 饮食减少期间：少食多餐，充足的优质蛋白质、矿物质饮食。

4. 恢复期：可根据患者喜好给与普通饮食。

八、职业性肺尘埃沉着病合并社区获得性肺炎患者健康宣教

1. 日常生活健康宣教：戒烟、限酒；掌握咳嗽、咳痰正确方式；保持良好呼吸道卫生习惯：勤洗手，尽量少去人员密集的公共场合，如必须前往需做好个人防护。不与肺部感染人员密切接触，以免感染；保持生活环境清洁、通风；根据气候增减衣服；避免过劳，保证充足休息。

2. 职业健康宣教：脱离粉尘作业，避免接触粉尘、尘埃、烟雾及二手烟。

3. 用药健康宣教：正确服用药物，避免药物不良反应。

4. 功能锻炼：坚持呼吸功能锻炼及全身功能锻炼，改善呼吸功能，增强身体免疫力。

5. 饮食健康宣教：饮食宜新鲜、洁净，合理搭配，营养丰富、易消化。

6. 就医宣教：出现不适症状，及时就医，不可完全听信秘方、偏方或养生类讲座自我治疗，以免延误病情。

7. 合理食用补品：勿轻保健品宣传，应根据个人状况适当补充营养剂。

8. 保持良好情绪：积极、乐观心态面对疾病，保持良好情绪，融入家庭生活参与社会生活。

九、推荐表单

（一）医师表单

职业性肺尘埃沉着病合并社区获得性肺炎临床路径医师表单

适用对象：第一诊断为职业性肺尘埃沉着病（ICD-10：J60-J64；ICD-11：CA60），同时第二诊断为社区获得性肺炎（ICD-10：J15.902/J15.903；ICD-11：L1-CA4）

患者姓名：	性别： 年龄： 住院号：	门诊号：
住院日期： 年 月 日	出院日期： 年 月 日	标准住院日：14~28 天

时间	住院第 1~3 天	住院第 4~13 天	住院第 14~8 天（出院日）
主要诊疗工作	□ 询问病史及体格检查 □ 进行病情初步评估，病情严重程度分级 □ 上级医师查房 □ 明确诊断，决定诊治方案 □ 评估特定病原体的危险因素，进行初始经验性抗感染治疗 □ 开化验单 □ 完成病历书写 □ 抗感染治疗前留取痰等生物样本检测病原微生物及药敏试验	□ 上级医师查房 □ 评估辅助检查的结果 □ 病情评估，维持原有治疗或调整抗菌药物 □ 根据患者病情调整治疗方案，处理可能发生的并发症 □ 观察药物不良反应 □ 向家属交代病情 □ 完成上级医师查房记录及日常病历记录	□ 上级医师查房，评估治疗效果，确定患者可以出院 □ 完成上级医师查房记录、出院记录、出院证明书和病历首页的填写 □ 向患者交代出院注意事项及随诊时间及出院后治疗方案 □ 若患者不能出院，在病程记录中说明原因和继续治疗的方案 □ 通知出院 □ 预约复诊日期
重点医嘱	**长期医嘱：** □ 职业病科护理常规 □ 根据病情可陪住一人 □ 一级护理 □ 二级护理 □ 三级护理 □ 饮食 □ 清淡饮食 □ 流质饮食 □ 半流质饮食 □ 糖尿病饮食 □ 高蛋白饮食 □ 低脂低盐饮食 □ 禁食 □ 病危 □ 病重 □ 心电监测 □ 24 小时出入量 □ 跌倒风险评估 □ 血氧饱和度监测 □ 动态血压监测	**长期医嘱：** □ 职业病科护理常规 □ 根据病情可陪住一人 □ 一级护理 □ 二级护理 □ 三级护理 □ 饮食 □ 清淡饮食 □ 流质饮食 □ 半流质饮食 □ 糖尿病饮食 □ 高蛋白饮食 □ 低脂低盐饮食 □ 禁食 □ 病危 □ 病重 □ 心电监测 □ 24 小时出入量 □ 跌倒风险评估 □ 血氧饱和度监测 □ 动态血压监测	**出院医嘱：** □ 今日出院 □ 口服抗感染药物（必要时） □ 祛痰治疗 □ 平喘治疗 □ 改善肺循环治疗 □ 抗纤维化治疗 □ 免疫支持（必要时） □ 呼吸功能锻炼 □ 预防感冒 □ 定期复查 □ 不适随诊

续　表

时间	住院第1~3天	住院第4~13天	住院第14~8天（出院日）
重点医嘱	□ 控制性氧疗，呼吸支持治疗（必要时） □ 营养状况评估 □ 吸痰（必要时） □ 抗感染药物 □ 中医治疗 □ 祛痰、平喘，镇咳（必要时） □ 免疫支持（必要时） □ 糖皮质激素（必要时） □ 胃黏膜保护剂（必要时） **临时医嘱：** □ 结核菌素试验 □ 血常规、尿常规、便常规+隐血、凝血功能、肝功能、肾功能、心肌酶谱、肌钙蛋白、淀粉酶、电解质、C反应蛋白、红细胞沉降率、结核抗体、肿瘤标志物、免疫功能、心电图 □ 生化、血气分析 □ HIV、梅毒、乙型肝炎丙型肝炎筛查、γ-干扰素试验、γ-干扰素试验（斑点法） □ 胸部CT平扫、肝胆脾胰腺彩超 □ 心脏彩超、双肾、输尿管、膀胱彩超（含前列腺） □ 胸水B超、心包积液B超、腹腔积液B超 □ 胸部增强CT、高电压胸片 □ 胸部CT平扫+增强、腹部平片 □ 纤维支气管镜检查术、纤维支气管镜灌洗 □ 痰检查：痰抗酸杆菌检查3次、痰结核菌培养、痰细菌+真菌培养、痰涂片、痰真菌涂片、痰病理细胞检查、痰基因芯片 □ 支气管冲洗液检查：支气管冲洗液抗酸杆菌检查、支气管冲洗液结核菌培养、支气管冲洗液细菌+真菌培养、支气管冲洗液病理细胞检查、支气管冲洗液基因芯片。（无咯血患者）	□ 控制性氧疗，呼吸支持治疗（必要时） □ 营养状况评估 □ 吸痰（必要时） □ 抗纤维化药物 □ 抗感染药物 □ 中医治疗 □ 祛痰、平喘，镇咳（必要时） □ 免疫支持（必要时） □ 糖皮质激素（必要时） □ 胃黏膜保护剂（必要时） □ 其他对症治疗（必要时） □ 康复治疗（必要时） **临时医嘱：** □ 血常规、尿常规、便常规+隐血、心电图、凝血功能、肝功能、肾功能、心功能、电解质、C反应蛋白、红细胞沉降率（复查） □ 生化、血气分析（复查） □ 胸部CT平扫、肝胆脾胰腺彩超（复查） □ 胸水B超、心包积液B超、腹腔积液B超（必要时复查） □ 痰检查：痰抗酸杆菌检查3次、痰结核菌培养、痰细菌+真菌培养、痰涂片、痰真菌涂片、痰病理细胞检查、痰基因芯片（复查） □ 肺功能测定（复查） □ 高热时物理降温，超高热时退热剂治疗 □ 血培养（需氧+厌氧）（复查）	

时间	住院第 1~3 天	住院第 4~13 天	住院第 14~8 天（出院日）
	□ 肺功能测定 □ 高热时物理降温，超高热时退热剂治疗 □ 血培养（需氧+厌氧）		
病情 变异 记录	□ 无　□ 有　原因： 1. 2.	□ 无　□ 有　原因： 1. 2.	□ 无　□ 有　原因： 1. 2.
医师 签名			

（二）护士表单

职业性肺尘埃沉着病合并社区获得性肺炎临床路径护士表单

适用对象：第一诊断为职业性肺尘埃沉着病（ICD-10：J60-J64；ICD-11：CA60），同时第二诊断为社区获得性肺炎（ICD-10：J15.902/J15.903；ICD-11：L1-CA4）

患者姓名：	性别： 年龄： 住院号：	门诊号：
住院日期： 年 月 日	出院日期： 年 月 日	标准住院日 14~28 天

时间	住院第 1 天	住院第 2~13 天	住院第 14~28 天（出院日）
健康宣教	□ 入院宣教 □ 介绍主管医师、护士介绍病房环境、设施、设备 □ 介绍住院注意事项 □ 介绍探视和陪护制度 □ 介绍贵重物品管理制度 □ 介绍消毒隔离制度 □ 疾病相关的健康教育、戒烟、限酒建议 □ 自理能力评估及高危危险因素评估	□ 药物宣教 □ 饮食宣教 □ 职业健康宣教	□ 出院宣教（坚持康复锻炼、注意保暖、预防感冒） □ 职业宣教（脱离粉尘作业、避免有毒、有害物质接触、戒烟、避免烟尘吸入） □ 饮食宣教 □ 药物宣教 □ 个人防护宣教 □ 发放出院宣教单及健康联系卡 □ 指导患者办理出院手续
护理处置	□ 观察患者一般情况，核对患者信息，佩戴腕带 □ 建立入院护理病历 □ 协助患者留取各种标本（抗菌药物使用前痰标本采集） □ 测量生命体征、体重	□ 根据医嘱采集静脉/动脉血、协助患者完成相关检查 □ 根据医嘱发放相关药物	□ 办理出院手续 □ 协助领取出院带药 □ 其他出院指导
基础护理	□ 入院护理评估、级别护理（根据病情及自理能力评分） □ 晨晚间护理 □ 患者安全管理	□ 级别护理（根据病情及自理能力评分） □ 晨晚间护理 □ 患者安全管理	□ 级别护理 □ 晨晚间护理 □ 患者安全管理
专科护理	□ 护理查体 □ 病情观察 □ 指导氧疗、吸入疗法 □ 指导患者有效咳嗽、排痰方法 □ 物理排痰或指导陪护人员协助患者拍背排痰 □ 需要时，填写坠床、跌倒及压疮防范表 □ 需要时，请家属陪伴 □ 确定饮食种类 □ 进行职业健康宣教、戒烟建议和健康宣教、安全指导 □ 心理护理	□ 观察患者病情变化 □ 观察疗效及药物反应 □ 指导患者呼吸功能训练 □ 进行职业健康宣教、戒烟建议和健康宣教、安全指导 □ 心理护理	□ 指导患者办理出院手续 □ 指导复印病历程序 □ 其他出院指导

时间	住院第 1 天	住院第 2~13 天	住院第 14~28 天（出院日）
重点 医嘱	□ 详见医嘱执行单	□ 详见医嘱执行单	□ 详见医嘱执行单
病情 变异 记录	□无　□有　原因： 1. 2.	□无　□有　原因： 1. 2.	□无 □有原因： 1. 2.
护士 签名			

（三）患者表单

职业性肺尘埃沉着病合并社区获得性肺炎临床路径患者表单

适用对象：第一诊断为职业性肺尘埃沉着病（ICD-10：J60-J64；ICD-11：CA60），同时第
二诊断为社区获得性肺炎（ICD-10：J15.902/J15.903；ICD-11：L1-CA4）

患者姓名：		性别：　　　年龄：　　　住院号：	门诊号：
住院日期：　　年　月　日		出院日期：　　年　月　日	标准住院日 14~28 天

时间	住院第 1 天	住院第 2-13 天	住院第 14-28（出院日）
医患配合	□ 配合询问病史、收集资料，请务必详细告知既往史、用药史、过敏史 □ 配合进行体格检查 □ 有任何不适请告知医师	□ 配合完成相关检查、化验、如采血、留尿、心电图、X 线胸片、胸部 CT □ 医师与患者及家属介绍病情 □ 询问患者用药情况	□ 接受出院指导 □ 知道复查程序 □ 获取出院诊断书
护患配合	□ 配合测量体温、脉搏、呼吸、血压、体重 □ 配合完成入院护理评估（简单询问病史、过敏史、用药史） □ 接受入院宣教及安全宣教（环境介绍、病室规定、戒烟建议、订餐制度、贵重物品保管等） □ 配合执行探视和陪护制度 □ 配合留取痰样本 □ 配合完成各项检查和治疗，有任何不适请告知护士	□ 配合测量体温、脉搏、呼吸、询问大、小便次数 □ 接受肺尘埃沉着合并肺炎治疗前宣教 □ 治疗期间有不良反应及时向医师护士反映 □ 配合药物治疗及其他治疗 □ 配合各种化验检查（血、尿、痰等）及辅助检查准备（B 超、CT 等） □ 配合执行消毒隔离制度 □ 陪护人员协助患者拍背排痰方法完成情况 □ 患者呼吸功能训练完成情况	□ 接受出院宣教 □ 接受职业宣教 □ 办理出院手续 □ 获取出院带药 □ 知道服药方法、作用、注意事项、康复锻炼等 □ 知道复印病历程序
饮食	□ 遵医嘱饮食	□ 遵医嘱饮食	□ 遵医嘱饮食
排泄	□ 正常排尿便	□ 正常排尿便	□ 正常排尿便
活动	□ 卧床休息	□ 逐渐恢复正常活动	□ 正常活动

第七章

急性氯气中毒临床路径释义

【医疗质量控制指标】（专家建议）

指标一、诊断需以短期内较大量氯气吸入史为基本依据，结合呼吸系统强烈刺激的临床特点、胸部影像学异常等资料综合分析，并排除其他病因引起的类似疾病，方可诊断。

指标二、患者应立即脱离接触，移至空气新鲜处救治，脱除污染衣物，清洗污染的皮肤和眼部，静卧保暖，并给对症处理、医学观察至少 12 小时。

指标三、合理氧疗，早期、足量、短程使用糖皮质激素，积极防治肺水肿并保持呼吸道通畅，及时对症支持处理是本病治疗抢救的主要原则。

指标四、要正确鉴别和处理急性化学性肺水肿和急性呼吸窘迫综合征，提升在此一领域的认识水平。

一、急性氯气中毒编码

1. 原编码

疾病名称及编码：急性氯气中毒（ICD-10：T59.4）

2. 修改编码

疾病名称及编码：急性氯气中毒（ICD-10：T59.401，ICD-11：XM0GT6）

二、临床路径检索方法

T59.4 伴 X47

三、国家医疗保障疾病诊断相关分组（CHS-DRG）

MDC 编码：MDCV（创伤、中毒及药物毒性反应）

ADRG 编码：VZ1（其他损伤、中毒及毒性反应）

四、急性氯气中毒临床路径标准住院流程

（一）适用对象

第一诊断为急性氯气中毒；其中因职业活动接触较高浓度氯气引起的急性中毒被专称为"职业性急性氯气中毒"。

> **释义**
>
> ■ 适用对象编码 ICD-10；T59.401。
>
> ■ 本路径适用对象为临床诊断为"急性氯气中毒"的患者；重度中毒患者如出现各种并发症（如急性呼吸窘迫综合征、喉头水肿、窒息、气胸、纵膈气肿、肺部感染、应激性消化道溃疡出血、昏迷、脑水肿、休克等），或各种原有合并症者加重，可根据医院和科室条件继续在本路径完成诊治流程，也可转入其他专科救治，进入其他相应临床路径。

（二）诊断依据

主要依据现行《职业性急性氯气中毒诊断标准》（GBZ 65-2002，中国标准出版社），并参考《临床职业病学》（北京大学医学出版社，第 3 版，2017，赵金垣主编）、《中华职业医学》（人民卫生出版社，第 2 版，2018，李德鸿，赵金垣，李涛主编）、《临床诊疗指南-呼吸病学分册》（中华医学会编著，人民卫生出版社，2020）等权威参考书籍。诊断原则为：

1. 短期内吸入较大量氯气的接触史为诊断的必备条件；职业性急性氯气中毒需有明确的职业性较高浓度氯气的急性接触史。

2. 以呼吸系统症状为主的临床特点，如急性气管支气管炎、急性支气管肺炎、急性肺水肿、哮喘样发作、急性呼吸窘迫综合征，甚至出现窒息、气胸、纵膈气肿等。

3. 胸部 X 线检查证实上述临床表现存在。

4. 现场卫生学调查证实患者中毒场所确实存在较高浓度氯气，且同时在场者亦发生类似表现。

5. 综合分析及临床检查可以排除其他病因引起的类似疾病。

释义

■ 根据国家职业病诊断标准 GBZ 65-2002，职业性急性氯气中毒的病情可分为轻度、中度、重度中毒 3 级。

■ 轻度中毒主要为急性气管-支气管炎表现；中度中毒主要为急性化学性肺炎表现，可伴有轻度发绀，个别患者表现为哮喘样发作，两肺满布哮鸣音，胸部 X 线可无明显异常；重度中毒主要表现为急性弥漫性肺泡性肺水肿或中央性肺水肿：咳大量粉红色泡沫样痰，胸部 X 线显示双肺弥漫分布的斑片状影，严重者呈"白肺"。

■ 吸入极高浓度的氯气可引起猝死，或诱发喉头水肿导致窒息死亡；重度中毒患者还易出现气胸、纵隔气肿、急性呼吸窘迫综合症等严重并发症。后者是急性氯气中毒最危重的并发症，患者极度呼吸困难，重度发绀，严重低氧血症，氧合指数≤300mmHg，肺毛细血管楔压≤18mmHg。

■ 为谨慎计，临床上一般将有职业性急性氯气接触史者（无论多少）一律留观，进行至少 24 小时医学观察，以确保安全。对于那些最后仅出现一过性眼和上呼吸道刺激症状，但肺部并无明显异常者，只能定为"氯气刺激反应"，由于其远未"氯气中毒"的程度，故不能列入法定职业病范畴。

（三）治疗方案的选择

根据《职业性急性氯气中毒诊断标准》（GBZ 65-2002，中国标准出版社）、《临床职业病学》（北京大学医学出版社，第 3 版，2017 年，赵金垣主编）、《中华职业医学》（人民卫生出版社，第 2 版，2018 年，李德鸿，赵金垣，李涛主编）、《临床诊疗指南·呼吸病学分册》（中华医学会编著，人民卫生出版社，2020 年）、《突发群体性氯气泄漏事故现场卫生应急救援处置与临床救治专家共识（2017）》，确定如下治疗策略：

1. 尽速脱离毒物接触。

2. 合理给氧治疗。

3. 激素冲击疗法。

4. 确保呼吸道通畅。

5. 对症支持措施。

> **释义**
>
> ■ 脱离接触是处理急性职业中毒的重要原则之一，如有皮肤污染，需立即清洗，并让患者静卧保暖，以利于症状缓解；如有眼部污染，可用生理盐水冲洗，然后交替用抗菌药物滴眼液和可的松滴眼液滴眼）。
>
> ■ 咳嗽、气喘、胸闷、气短、缺氧是中毒早期主要症状，给氧是重要对症治疗措施，也是安抚患者、缓解心理压力的有效措施。但应避免高浓度、高压力、有创性给氧方式，以免加重呼吸系统损伤。一般使用常规给氧方法即可达治疗目的，吸入氧浓度不宜超过 60%，动脉血氧分压维持在 8~10kPa，$SaO_2 > 90\%$ 即可。
>
> ■ 氯气中毒最重要的致病作用，是快速诱发肺水肿及气道化学性炎症；糖皮质激素具有强大的抗炎、抗水肿作用，正好是化学性肺水肿和呼吸系统化学性损伤最有力的克星。
>
> ■ 重度急性氯气中毒很易诱发急性呼吸窘迫综合征，值得注意的是，急性化学性肺水肿表现虽与目前急性呼吸窘迫综合征的诊断标准大致符合，但两者有本质差别：前者发病潜伏期极短（数十分钟至数小时），对激素和氧疗反映良好，救治困难相对较小，死亡率多在 10% 以下；后者对激素和氧疗几无反应，低氧血症难以纠正，死亡率迄今仍在 40% 以上！国际已对急性呼吸窘迫综合征形成如下共识：它属于全身性炎症反应的爆发点，但原发病灶可不在肺，从原发病发展到急性呼吸窘迫综合征的时间较长（至少 24~48 小时）。值得进一步总结，以便更精准地掌控治疗。
>
> ■ 氯气强烈的刺激性也会引起整个气道损伤，使咳嗽、喘息、大量黏痰堵塞气道成为患者最突出的临床症状。因此，消泡沫剂（二甲基硅油、乙醇蒸汽等）、支气管解痉剂、祛痰剂、镇咳剂、糖皮质激素、抗菌药物等也成为救治急性氯气中毒最基本、最实用的对症药物。
>
> ■ 氯气中毒者由于存在广泛性的气道和肺实质损伤，兼有大量液体渗出，故很易发生肺和气道感染、缺氧、水和电解质平衡紊乱、休克、酸中毒等并发症。因此，合理使用抗菌药物、防治休克、纠正酸中毒、维持电解质平衡、保护心/脑/肝/肾等重要脏器功能，以及营养支持等成为氯气中毒患者最关键的对症支持措施。
>
> ■ 轻度眼和皮肤损伤，可仍按本临床路径按照化学性眼和皮肤化学灼伤处理原则进行处理；重者需退出本路径，转入其他相关专科治疗处理。

（四）标准住院日

7~21 天。

> **释义**
>
> ■ 轻度急性氯气中毒标准住院日数一般为 5~7 天，中度中毒住院天数约为 7~14 天，重度中毒并发症较为复杂严重，住院天数可稍长，但一般不超过 21 天。

（五）进入路径标准

1. 第一诊断为"职业性急性氯气中毒"者可以进入本路径，其必须符合国家《职业性急性氯气中毒诊断标准》。

2. "氯气刺激反应"者，因病情轻微，远未达到"光气急性氯气中毒"程度，因此。也无进入本临床路径进一步诊治处理的必要。

3. 患者同时患有其他基础疾病（合并症），或因急性氯气中毒引起的并发症，如不需要其他专科特殊处理，也不影响第一诊断临床路径流程实施时，也可以进入本路径。

4. 患者的合并症或并发症较为严重，需要其他专科进行特殊处理时，是否退出本路径，进入其他专科的相应临床路径，由经治医师或科室负责人根据所在医院和科室具体情况决定。

5. 非职业性急性氯气中毒可参照本路径执行。

> **释义**
>
> ■ "氯气刺激反应"者，虽因病情轻微被排出"职业性急性氯气中毒"范畴，但其按"疑似职业病"进行系统医学观察及病情鉴别过程，仍属职业病诊断程序不可或缺的组成部分，按照国家《职业病防治法》规定，其住院及医疗费用仍应按照国家职业病医保条例由工伤保险或用人单位给予全部报销，并享受各项劳保福利待遇。
>
> ■ 凡以职业性急性氯气中毒为第一诊断的患者，无论获准进入本临床路径，或因病情严重、复杂转入其他专科诊治，其医疗费用（包括并发症）均应按照国家规定的职业病医保条例由工伤保险或用人单位给予全部报销，并享受各项劳保福利待遇。
>
> ■ 虽以职业性氯气中毒为第一诊断疾病，无论在本临床路径或已转入其他临床路径，其用于合并症（同时伴有的基础疾病）的各种医疗费用（如药费、ICU费、特殊手术费和护理费、特殊检查费、特殊理疗费等），均按该种疾病的医疗报销规定处理，不得享受职业病待遇。
>
> ■ 非职业性急性氯气中毒患者，其入院治疗各项费用均按一般疾病的相关规定报销，不得享受职业病相关待遇。

（六）住院期间检查项目

1. 必需检查项目：

（1）血常规+红细胞沉降率、尿常规、便常规+隐血。

（2）肝功能、肾功能、心肌酶谱、血糖。

（3）电解质、C反应蛋白、动脉血气分析、凝血功能。

（4）胸部X线平片或CT检查、心电图。

2. 特殊检查项目：

（1）感染性疾病筛查（乙型肝炎、丙型肝炎、梅毒、结核、艾滋病等）。

（2）腹部超声检查、肺功能、超声心动图、头颅彩超。

（3）细菌培养及药敏试验。

> **释义**
>
> ■ 必须检查项目是进入路径的患者必须完成的检查项目，大多属于常规检验项目（如三大常规、肝功能、肾功能、心电图、心肌酶谱、血糖、血电解质、凝血），少数为与第一诊断疾病密切相关的检验项目（如胸部X线检查、动脉血气分析等）。目的在于了解患者的基本健康状况、主要器官的功能状态、第一诊断疾病的严重程度等，并为疾病诊断和鉴别诊断提供初步客观数据，以助于更好评估病情、指导合理用药（如抗菌药物、糖皮质激素等），估计大致住院时间、医疗费用及疾病预后等。

　　■特殊检查项目主要为更深入地掌握病情（如感染性疾病筛查）、评估第一诊断疾病的病情进展（如肺功能）、主要靶器官损伤严重程度及其并发症情况（如头颅彩超、肺功能、腹部彩超）、对机体其他器官和功能的影响程度（同前），以助对总体病情能有更为深入、细致的了解和掌控，更科学地指导用药、更早期地实施干预、更精确地判断预后。

（七）治疗方案与药物选择

1. 脱离接触：主要是尽速救离中毒现场，脱除污染衣物，清洗污染皮肤及眼部，静卧保暖，必要时给予对症处理。

2. 合理氧疗：一般情况下多使用常规方法给氧，动脉血氧分压维持在 8kPa 以上即可，不必追求过高氧分压；如发生严重肺水肿或急性呼吸窘迫综合征，可以实施更积极地给氧，但由于氯气会引起气道广泛性损伤，不宜使用高压氧。

3. 糖皮质激素：该类药物是化学性呼吸系损伤最有效的药物，但应牢记其"早期、足量、短程"的用药原则，严防药物的不良反应发生。

4. 主要是尽速救离中毒现场，脱除污染衣物，清洗污染皮肤及眼部，静卧保暖，必要时给予对症处理。确保呼吸道通畅。是氯气中毒临床救治最核心的任务。实践证明，以防治肺水肿（包括急性呼吸窘迫综合征）为中心，合理实施脱水利尿、动态管控水和电解质平衡，同时辅以去泡沫剂、祛痰剂、支气管解痉剂、抗菌药物等，以及早期给予抗氧化剂、碱性药物等早期进行干预，是氯气中毒呼吸道通畅的有力保障。

5. 对症支持措施：氯气中毒无特异性解毒剂，故对症支持措施尤显重要。根据其损伤机制，早期给予抗氧化剂和碱性药物、动态管控液体出入量、合理应用脱水利尿剂、及时纠正酸碱和电解质平衡紊乱、重视营养支持、加强中医疗法等，已证明是行之有效的对症干预措施。

> **释义**
>
> 　　■氯气具有很强吸附性，凡疑有大量氯气吸入者，应立即脱除原有衣物，清洗皮肤，静卧保暖；眼灼伤者，应立即以大量流动清水或生理盐水冲洗眼部 15 分钟以上，然后交替用抗菌药物和可的松滴眼液滴眼；有明显咳喘者，可对症处理，如雾化或气溶胶吸入含碳酸氢钠、糖皮质激素、抗菌药物的溶液等。此类患者均需留观 12~24 小时。
>
> 　　■急性氯气中毒患者为低张性缺氧，一般采用鼻塞或面罩给氧，使动脉血氧分压维持在 8kPa 以上即可，不必追求过高。但重症患者仍需积极给氧，如果吸入气氧浓度>0.5，而动脉血氧分压仍低于 60mmHg 时，应尽早进行机械通气，最常用间歇指令通气加适度呼气末正压通气，或低潮气量通气加适度呼气末正压通气，呼气末正压通气水平一般为 5~15cmH$_2$O。
>
> 　　■肾上腺糖皮质激素能够有力地抑制炎症风暴形成和组织的炎症反应，降低毛细血管壁通透性，减少水肿形成，还具有抗毒、抗休克作用，尤其适合化学性肺水肿的治疗应用，但必须坚持早期、足量、短程原则，以求安全有效；尤以雾化或气溶胶吸入方式最佳，不仅可以大限度地发挥治疗作用，减少不良反应，且可节省用量。

■ 氯气强烈的刺激性除易引起肺水肿（甚至急性呼吸窘迫综合征）、各级呼吸道化学性损伤外，病程后期还可能引发反应性气道功能障碍综合征、阻塞性细支气管炎、喘息性支气管炎或哮喘等。治疗应以肺水肿防治为核心环节，因其主要措施同样也对呼吸系统其他损伤有效。此外，还需辅以给氧、糖皮质激素、去泡沫剂如二甲基硅油、祛痰剂、支气管解痉剂等。因化学刺激、渗出或痰堵塞而导致的喉头水肿、肺不张等，可行纤维支气管镜吸痰、药物灌洗，甚或气管切开术。抗菌药物使用需严格遵循指南，切忌滥用，因生物因素并非肺内炎性主要致病因素。

■ 由于氯气在呼吸道内遇水迅速生成盐酸和次氯酸，进而再分解为氯化氢和新生态氧，所有这些物质均是强烈的氧化剂，损伤性极强。故近年对于氯气中毒的对症处理，除原有的水/电解质管控、脱水利尿、维持酸碱平衡、营养支持等之外，更主张呼吸道吸入给药，尤其是早期给予抗氧化剂和碱性药物雾化或气溶胶吸入，更具有事半功倍的效果。具体如布地奈德（8mg）、乙酰半胱氨酸（10%雾化吸入液20ml）、氨茶碱（0.5g）、5%碳酸氢钠（40ml）加入生理盐水至100ml，首日每4小时一次，每次吸入15ml，吸入后需用清水漱口，以避免诱发真菌感染；仅供急性氯气中毒首日使用；呼吸道吸入和全身性用药联合使用，可以显著加强疗效。目前尚无可靠的、供雾化吸入的抗菌药物——因其注射剂型均含有防腐剂，并不适合作吸入剂使用。

■ 近期研究表明，发生急性化学性肺损伤时，随血浆外渗，肺循环血液逐渐浓缩，导致血液黏度增加，血流淤滞，右心负荷加重。此时给予脱水治疗不能有效脱除肺泡水分，却会使肺循环血液更为浓缩，故肺水肿情况下并不宜过分"利尿脱水"，只宜"适当脱水"，可行"边利尿、边输液"的动态调控，使液体出入大致平衡，肺动脉楔压不超过18cmH$_2$O即可，既可降低血液黏滞度，又可减轻心脏负担，改善肺内循环，得从根本上改善全身缺氧状态。

■ 中医"柴黄参祛毒固本汤"（柴胡、黄芩、大黄、赤芍、玄参、丹参、生地、金银花、连翘、枳壳、栀子、甘草等）有助于缓解肺水肿后可能出现的肺纤维化等效应，该方具有表里双解、气血同治、清热解毒、扶正固本、通经活脉作用，具体用法为每天1剂，连续服用28剂为1个疗程，可供临床参考。

（八）出院标准

1. 患者症状基本消失，体温正常，生命体征和实验室相关指标均在正常范围，病情稳定至少3天以上。
2. 胸部X线影像学检查显示，肺部病灶大部吸收。
3. 没有需要继续住院治疗处理的并发症和合并症。

释义

■ 急性氯气中毒的主要靶器官为肺，但胸部X线影像学表现常常滞后于临床实际，往往在患者症状体征完全消失、精神体力基本恢复正常时，胸部X线检查仍可见吸收未尽的炎性阴影，故出院标准，不能完全依据X线胸片检查结果，其只能作为参考。

（九）变异及原因分析

1. 患者吸入氯气量较大，且初诊单位条件较差，早期治疗措施不到位；或在边远地区，运送患者来院路途较远，耽误治疗。

2. 患者合并症（基础疾病、合并其他有害气体吸入）或并发症（尤其是急性呼吸窘迫综合征）较为复杂严重，需转入其他专科救治，妨碍本路径治疗处理措施实施。

3. 医院所在地区自然环境或天气状况恶劣（如高原、酷暑）；或患者吸入氯气后未能得到休息、静卧，心肺持续高负荷等。

> **释义**
>
> ■ 因客观原因贻误抢救时机或因病情严重，造成诊治较困难复杂者，是否终止在本路径治疗、转入其他专科诊治，需根据本科及医院情况决定。但无论继续留在本路径治疗处理，还是转入其他专科诊治，均可能出现住院时间均延长、医疗费用增加等情况，并需在表单中说明。
>
> ■ 患者自身拒绝实施临床路径（无论是本临床路径还是其他临床路径），也均可能出现病情恶化、住院时间均延长、医疗费用增加等情况，亦需在表单中说明。

五、急性氯气中毒临床路径给药方案

（一）用药选择

1. 肾上腺糖皮质激素：具有强大的抗炎、抗渗出、抗过敏等功效，对急性氯气中毒引起的肺水肿有明显疗效，应早期、足量、短程应用。治疗方案应综合考虑病情严重程度、并发症及基础疾病状况，并充分结合其他对症、支持治疗以及糖皮质激素本身药理特点。临床最常用如下2种：

（1）甲泼尼龙：轻度氯气中毒可 100~400mg/d，中度中毒可 400~700mg/d，重度中毒可 700~1000mg/d，溶于5%葡萄糖溶液中分次静脉滴注（4~6次/日），首次剂量需稍大，用药第3天开始剂量逐日减半，5天后停药（也可采应用等效剂量地塞米松、氢化可的松）。

（2）地塞米松：根据大量临床调查资料，世卫组织2020年表示，地塞米松可使需要呼吸机维持生命的重症新冠肺炎患者死亡率降低约1/3，是新冠肺炎重症患者唯一有效的药物，且价格低廉。轻度氯气中毒可 20~40mg/d，中度以上中毒可 40~60mg/d，重度中毒可 60~80mg/d，溶于5%葡萄糖溶液中分次静脉滴注（每日4~6次），首次剂量需稍大，用药第3天开始剂量逐日减半，用药5天后停药。

2. 抗氧化剂：炎症的现代概念认为炎症即是一种典型的"氧化损伤"，是炎性细胞被相关病因激活后产生出大量炎性因子和活性氧诱发的"氧化反应"造成了组织损伤，故抗炎治疗的核心环节，是及时早期给予积极的抗氧化治疗。常用品种多达数百种，适合急性呼吸道损伤、可以静脉滴注的常用抗氧化剂主要有：维生素C、还原型谷胱甘肽、糖皮质激素等。

3. 抗凝溶栓剂：研究表明，肺内血流淤滞、微血栓形成引起的循环功能障碍乃是导致急性呼吸窘迫综合征发生低氧血症的关键环节，即急性呼吸窘迫综合征的关键问题不是在"气"，而是在"血"。抗凝溶栓、活血化淤治疗则可有力改善肺循环，有助于逆转急性呼吸窘迫综合征引起的低氧血症。常用药物如硝普钠、硝酸异山梨酯、酚妥拉明、山莨菪碱、蝮蛇抗栓酶、链激酶、乌司他丁等，以及一些活血化淤类药物，如云南白药、三七、血塞通、舒血宁、丁洛地尔、桂哌齐特等。

（二）药学提示和注意事项

1. 肾上腺糖皮质激素：长期或大剂量应用，可诱发代谢紊乱（水、电解质、血糖、血脂）、血压异常、消化性溃疡出血、骨质疏松、股骨头坏死、感染等。大剂量（如甲泼尼龙大于0.5g）静脉滴注过快有可能引起心律失常甚至循环衰竭；活动性肺结核等未控制感染的患者，需密切观察病情，并同时应用相应抗菌药物治疗；对此类药物有过敏史者禁用。本病虽采用高剂量疗法，但坚持早期、短时使用，可望获得最佳疗效，而不良反应得以减至最低。

2. 抗氧化剂：此类药物尚未见明显不良反应报告，尤其是短期用药，理应更为安全；静脉注射药物须注意药物说明书的细致介绍，严格遵循禁用和慎用要求。

3. 抗凝溶栓剂：临床已应用多年，相对也较安全。但由于多系静脉注射药物，故仍须注意各药物说明书上细致介绍，遵循禁用和慎用要求，发生过敏反应者应立即停药。

六、急性氯气中毒护理规范

1. 入院后应安静休息，取平卧位或半卧位。

2. 密切观察病情变化，测量生命体征及血氧饱和度，记录 24 小时液体出入量。

3. 观察患者的呼吸频率、节律，合理进行氧疗，吸入氧浓度不应超过 60%。对有咳嗽、咳痰等患者，定时给予翻身叩背，促进痰液排出。

4. 遵医嘱应用糖皮质激素、支气管扩张剂、抗菌药物等药物，控制液体滴速，观察药物的不良反应。

5. 根据病情给予眼部、口腔、皮肤护理。

6. 心理护理：对患者进行心理疏导，耐心倾听患者倾述，加强与患者沟通交流，取得患者信任，稳定情绪，使患者能积极配合治疗。

7. 康复期进行呼吸功能训练，增强肺功能。

七、急性氯气中毒营养治疗规范

1. 对意识障碍者，给予插胃管，鼻饲饮食，每次注入量不超过 200ml，间隔时间为 2 小时。

2. 患者意识清醒后能进食时，给予高热量、高蛋白、低脂肪、易消化饮食，少量多餐，补充足够水分，维持水电解质平衡。

八、急性氯气中毒患者健康宣教

1. 保持安静、充分休息，避免过度耗氧，诱发肺水肿。

2. 介绍吸氧、雾化吸入及检查治疗的目的、方法、注意事项。

3. 指导呼吸康复的目的和方法，如腹式呼吸、缩唇呼吸等。

4. 向患者及其家属讲解氯气中毒病情特点及预后，保证患者情绪稳定，配合治疗。

5. 养成良好的生活习惯，如生活起居规律、增强体质、戒烟、戒酒等。

6. 提高自我防护意识，生产、贮存运输过程中，按规程操作，佩戴防护用具，定期检查设备状况。如果出现泄露向上风方向撤离，有明显不适症状到医院就诊。

九、推荐表单

（一）医师表单

急性氯气中毒临床路径医师表单

适用对象：第一诊断为急性氯气中毒（ICD-10：T59.4）

患者姓名：	性别：　　年龄：　　住院号：	门诊号：
住院日期：　　年　月　日	出院日期：　　年　月　日	标准住院日：7~21 天

时间	住院第 1 天	住院第 2 天	住院第 3 天
主要诊疗工作	□ 询问病史及体格检查 □ 进行病情初步评估，病情严重度分级 □ 明确诊断，决定诊治方案 □ 向患方交代病情，各种特殊检查、治疗告知，并在知情同意书上签字 □ 完善相关化验等检查 □ 观察病情，评估辅助检查结果，随时调整治疗方案 □ 完成首次病程记录和入院记录	□ 进一步完善相关检查和化验 □ 密切注意患者呼吸系统症状、体征 □ 评估辅助检查结果 □ 病情及并发症评估 □ 疗效评估 □ 上级医师查房 □ 明确下一步诊疗计划 □ 完成上级医师查房记录	□ 上级医师查房 □ 完成三级查房记录 □ 观察病情，密切注意患者呼吸系统症状、体征 □ 观察疗效和药物不良反应 □ 并发症评估 □ 住院医师书写病程记录
重点医嘱	长期医嘱： □ 职业病科护理常规 □ 特级/一/二级护理（根据病情） □ 禁食/流质/半流质饮食/软食（根据情况） □ 病危/病重（根据情况） □ 记 24 小时出入水量（必要时） □ 心电、呼吸、血压、血氧监测（必要时） □ 卧床休息（根据情况） □ 合理给氧（根据情况） □ 糖皮质激素：根据病情选定品种、剂量、给药方式 □ 纠正水电、酸碱失衡（必要时） □ 雾化吸入（必要时） □ 保护胃黏膜抑酸治疗（必要时） □ 脱水、利尿剂（必要时） □ 改善循环治疗（必要时） □ 防治感染治疗（必要时）	长期医嘱： □ 职业病科护理常规 □ 特级/一/二级护理（根据病情） □ 禁食/流质/半流质饮食/软食（根据情况） □ 病危/病重（根据情况） □ 记 24 小时出入水量（必要时） □ 卧床休息（根据情况） □ 心电、呼吸、血压、血氧监测（必要时） □ 合理给氧（根据情况） □ 糖皮质激素：根据病情调整用量 □ 纠正水电、酸碱平衡紊乱（必要时） □ 雾化吸入（必要时） □ 保护胃黏膜抑酸治疗（必要时） □ 脱水、利尿剂（必要时） □ 改善循环治疗（必要时） □ 防治感染（必要时）	长期医嘱： □ 职业病科护理常规 □ 特级/一/二级护理（根据病情） □ 禁食/流质/半流质饮食/软食（根据情况） □ 病危/病重（根据情况） □ 记 24 小时出入水量（必要时） □ 心电、呼吸、血压、血氧监测（必要时） □ 卧床休息（根据情况） □ 合理给氧（根据情况） □ 糖皮质激素：根据病情调整用量 □ 纠正水电、酸碱失衡（必要时） □ 雾化吸入（必要时） □ 保护胃黏膜抑酸治疗（必要时） □ 脱水、利尿剂（必要时） □ 改善循环治疗（必要时） □ 防治感染（必要时）

续　表

时间	住院第1天	住院第2天	住院第3天
重点医嘱	□ 机械通气（必要时） **临时医嘱** □ 大/中/小抢救（根据情况） □ 眼和/或皮肤生理盐水冲洗（必要时） □ 吸痰、清除呼吸道分泌物。 □ 糖皮质激素立即静脉注射（必要时） □ 脱水、利尿剂立即静脉注射（必要时） □ 维持水、电解质、酸碱平衡（必要时） □ 地西泮 10mg 肌内注射（必要时） □ 血常规、尿常规、便常规 □ 电解质、肝功能、肾功能、血糖、动脉血气分析、感染性疾病筛查、心肌酶谱、C 反应蛋白、凝血功能、D-二聚体 □ X 线胸片、心电图、（必要时） □ 肺 CT（必要时） □ 痰培养+药敏试验（必要时） □ 其他临时治疗 □ 根据病情请相关科室会诊及相应处置（必要时）	□ 机械通气（必要时） □ **临时医嘱:** □ 大/中/小抢救（根据情况） □ 吸痰、清除呼吸道分泌物 □ 维持水、电解质、酸碱平衡（必要时） □ 血常规、电解质、动脉血气分析、心肌酶谱（必要时） □ 痰培养+药敏试验（必要时） □ 其他临时治疗 □ 根据病情请相关科室会诊及相应处置（必要时）	□ 机械通气（必要时） **临时医嘱:** □ 大/中/小抢救（根据情况） □ 吸痰、清除呼吸道分泌物（必要时） □ 维持水、电解质、酸碱平衡（必要时） □ 血常规、电解质、动脉血气分析、心肌酶谱（必要时） □ 痰培养+药敏试验（必要时） □ 其他临时治疗 □ 根据病情请相关科室会诊及相应处置（必要时）
病情变异记录	□ 无　□ 有，原因： 1. 2.	□ 无　□ 有，原因： 1. 2.	□ 无　□ 有，原因： 1. 2.
医师签名			

时间	住院第 4~7 天	住院第 8~21 天	出院日
主要诊疗工作	□ 上级医师查房 □ 评估病情和疗效，调整治疗方案 □ 并发症评估 □ 观察药物不良反应 □ 住院医师书写病程记录。	□ 上级医师查房 □ 评估病情和疗效，调整治疗方案 □ 并发症评估 □ 观察药物不良反应 □ 完善相关检查和化验 □ 评估辅助检查结果 □ 评估是否可出院，达到出院条件通知患者及家属准备出院 □ 职业病诊断会诊 □ 对患者进行职业健康与中毒防治知识宣教 □ 完成病程记录	□ 办理出院事宜 □ 向患者及家属交代出院后注意事项 □ 出院后对休息、工作的安排建议 □ 预约复诊、随访时间 □ 如果患者不能出院，在病程记录中说明原因和继续治疗的方案 □ 完成出院小结及出院记录
重点医嘱	**长期医嘱：** □ 职业病科护理常规 □ 一/二级护理（根据病情） □ 流质/半流质饮食/普食（根据情况） □ 病危/病重（根据情况） □ 心电、血氧监测（必要时） □ 合理给氧（根据情况） □ 糖皮质激素：根据病情减量或停药 □ 纠正水电、酸碱失衡（必要时） □ 保护胃黏膜抑酸治疗（必要时） □ 抗感染治疗（必要时）根据痰培养+药敏试验结果指导用药 □ 机械通气（必要时） □ 临时医嘱 □ 吸痰（必要时） □ 复查血常规、尿常规、电解质、肝功能、肾功能、血糖、血气分析、感染性疾病筛查、心肌酶谱等（必要时） □ X 线胸片、心电图（必要时） □ 肺 CT（必要时） □ 痰培养+药敏（必要时） □ 其他临时治疗	**长期医嘱：** □ 职业病科护理常规 □ 二/三级护理，根据病情 □ 软食/普食 □ 合理给氧（根据情况） □ 心电、血氧监测（必要时） □ 糖皮质激素：根据病情减量或停药 □ 纠正水电、酸碱平衡紊乱（必要时） □ 改善循环治疗（必要时） □ 抗感染治疗（必要时） □ 根据痰培养+药敏试验结果指导用药 **临时医嘱：** □ 复查血常规、电解质、动脉血气分析、心肌酶谱（必要时） □ X 线胸片、心电图（必要时） □ 痰培养+药敏试验（必要时） □ 其他临时治疗	**长期医嘱：** □ 职业病科护理常规 □ 二/三级护理，根据病情 □ 普食对症治疗 **临时医嘱：** □ 出院 □ 出院带药 □ 门诊随诊

续　表

时间	住院第 4~7 天	住院第 8~21 天	出院日
病情 变异 记录	□无　□有，原因： 1. 2.	□无　□有，原因： 1. 2.	□无　□有，原因： 1. 2.
医师 签名			

（二）护士表单

急性氯气中毒临床路径护士表单

适用对象：第一诊断为急性氯气中毒（ICD-10：T59.4）

患者姓名：	性别：　年龄：　住院号：	门诊号：
住院日期：　　年　月　日	出院日期：　　年　月　日	标准住院日：7~21 天

时间	住院第 1 天	住院第 2 天	住院第 3 天
健康宣教	□ 入院宣教 □ 介绍主管医师、护士 □ 介绍环境、设施 □ 介绍住院注意事项 □ 介绍探视和陪伴制度 □ 介绍贵重物品管理制度 □ 药物宣教 □ 宣教糖皮质激素的作用、不良反应及表现 □ 应用人工气道及机械辅助通气治疗宣教	□ 药物宣教 □ 应用人工气道及机械辅助通气治疗宣教 □ 告知气管插管或切开、呼吸机治疗中可能出现的情况及应对方式 □ 给予患者及家属心理支持	□ 告知气管插管或切开、呼吸机治疗中可能出现的情况及应对方式 □ 给予患者及家属心理支持
护理处置	□ 核对患者，佩戴腕带 □ 建立静脉通道，遵医嘱给药、补液 □ 协助清洗皮肤、眼睛等 □ 协助医师完成人工气道、机械通气治疗（必要时） □ 协助患者留取各种样本	□ 遵医嘱给药、补液 □ 协助医师完成人工气道、机械通气治疗（必要时） □ 协助患者留取各种样本	□ 遵医嘱给药、补液 □ 协助医师完成人工气道、机械通气治疗（必要时） □ 协助患者留取各种样本
基础护理	□ 职业病科护理常规 □ 特级/一/二级护理（根据病情） □ 晨晚间护理 □ 排泄管理 □ 患者安全管理	□ 职业病科护理常规 □ 特级/一/二级护理（根据病情） □ 晨晚间护理 □ 排泄管理 □ 患者安全管理	□ 职业病科护理常规 □ 一/二/三级护理（根据病情） □ 晨晚间护理 □ 排泄管理 □ 患者安全管理
专科护理	□ 入院评估 □ 监测生命体征 □ 护理查体 □ 观察病情、疗效及药物不良反应 □ 需要时，填写压疮防范表 □ 需要时，请家属陪伴 □ 根据饮食种类，协助饮食 □ 心理护理	□ 护理查体 □ 监测生命体征 □ 观察病情、疗效及药物不良反应 □ 需要时，填写压疮防范表 □ 需要时，请家属陪伴 □ 协助饮食 □ 心理护理	□ 护理查体 □ 监测生命体征 □ 观察病情、疗效及药物不良反应 □ 需要时，填写压疮防范表 □ 需要时，请家属陪伴 □ 协助饮食 □ 心理护理

续　表

时间	住院第 1 天	住院第 2 天	住院第 3 天
重点 医嘱	□ 详见医嘱执行单	□ 详见医嘱执行单	□ 详见医嘱执行单
病情 变异 记录	□ 无　□ 有，原因： 1. 2.	□ 无　□ 有，原因： 1. 2.	□ 无　□ 有，原因： 1. 2.
护士 签名			

时间	住院第 4~7 天	住院第 8~21 天	出院日
健康宣教	□ 药物宣教，指导患方协助早期发现药物不良反应 □ 给予患者及家属心理支持 □ 探视陪伴须知 □ 饮食、活动指导	□ 药物宣教 □ 饮食、活动指导 □ 恢复期心理辅导 □ 探视陪伴须知 □ 职业卫生宣教 □ 预防急性氯气中毒宣教	□ 出院宣教 □ 出院带药及服药方法、注意事项宣教 □ 告知复诊时间 □ 告知随访事宜 □ 指导办理出院手续
护理处置	□ 遵医嘱给药、补液 □ 协助医师完成各项治疗（必要时） □ 协助患者留取各种样本	□ 遵医嘱给药、补液 □ 协助医师完成各项治疗（必要时） □ 协助患者留取各种样本	□ 办理出院手续
基础护理	□ 职业病科护理常规 □ 一/二级护理（根据病情） □ 晨晚间护理 □ 排泄管理 □ 患者安全管理	□ 职业病科护理常规 □ 二/三级护理（根据病情） □ 晨晚间护理 □ 排泄管理 □ 患者安全管理	□ 职业病科护理常规 □ 二/三级护理（根据病情） □ 晨晚间护理 □ 排泄管理 □ 患者安全管理
专科护理	□ 监测生命体征 □ 护理查体 □ 观察病情、疗效及药物不良反应 □ 需要时，填写压疮防范表 □ 需要时，请家属陪伴 □ 根据饮食种类，协助饮食 □ 心理护理	□ 观察患者一般情况 □ 护理查体 □ 观察病情、疗效及药物不良反应 □ 需要时，填写压疮防范表 □ 协助饮食 □ 恢复期生活和心理护理 □ 出院前准备指导	□ 观察患者一般情况 □ 心理护理
重点医嘱	□ 详见医嘱执行单	□ 详见医嘱执行单	□ 详见医嘱执行单
病情变异记录	□ 无 □ 有，原因： 1. 2.	□ 无 □ 有，原因： 1. 2.	□ 无 □ 有，原因： 1. 2.
护士签名			

（三）患者表单

急性氯气中毒临床路径患者表单

适用对象：第一诊断为急性氯气中毒（ICD-10：T59.4）

患者姓名：	性别： 年龄： 住院号：	门诊号：
住院日期： 年 月 日	出院日期： 年 月 日	标准住院日：7~21 天

时间	入院第 1 天	第 2~6 天	第 7~14 天（出院日）
医患配合	□ 配合询问病史、收集资料，请务必详细告知氯气接触情况、既往史、用药史、过敏史等（昏迷患者由知情者协助） □ 配合进行体格检查 □ 配合皮肤、眼睛等洗消 □ 医师介绍病情及特殊治疗前谈话，配合签字（家属） □ 配合医师观察病情和疗效评估 □ 有任何不适告知医师	□ 配合完成各项检查化验：如采血、留尿、心电图、床旁拍片等 □ 配合各项治疗：如人工气道、机械通气等 □ 医师介绍病情及特殊治疗前谈话，配合签字（家属） □ 配合医师观察病情和疗效评估 □ 有任何不适告知医师	□ 了解出院时病情 □ 知悉出院时带药的用法、注意事项 □ 知悉出院后对休息、工作的安排 □ 知悉复查、随访时间
护患配合	□ 配合完成基础护理、专科护理和护理处置 □ 配合监测生命指证 □ 配合完成入院护理评估（简单询问病史、过敏史、用药史）（昏迷患者由知情者协助） □ 接受入院宣教（环境介绍、病室规定、订餐制度、贵重物品保管等） □ 配合执行探视和陪伴制度 □ 有任何不适告知护士	□ 配合完成基础护理、专科护理和护理处置 □ 配合监测生命指证 □ 配合护理病情和疗效评估 □ 接受宣教 □ 配合执行探视和陪伴制度 □ 有任何不适告知护士	□ 接受出院宣教 □ 办理出院手续 □ 获取出院带药 □ 知悉服药方法、作用、注意事项 □ 知悉复印病历程序
饮食	□ 遵医嘱饮食（昏迷患者需插胃管进食、水）	□ 遵医嘱饮食（昏迷患者需插胃管进食、水）	□ 遵医嘱饮食
排泄	□ 正常排尿便 □ 插尿管导尿（必要时）	□ 正常排尿便 □ 插尿管导尿（必要时）	□ 正常排尿便
活动	□ 安静，休息	□ 安静，休息	□ 安静，适当活动

附：原表单（2016 年版）

职业性急性氯气中毒临床路径表单

适用对象：第一诊断为急性氯气中毒（ICD-10：T59.4）

患者姓名：	性别： 年龄： 住院号：	门诊号：
住院日期：　年　月　日	出院日期：　年　月　日	标准住院日：7~14 天

时间	住院第 1 天	
主要诊疗工作	□ 询问病史及体格检查 □ 进行病情初步评估，病情严重度分级 □ 上级医师查房 □ 明确诊断，决定诊治方案 □ 开化验单及相关检查单 □ 交代病情及各种协议书签字及告知 □ 完成首次病程记录和入院记录	
重点医嘱	**长期医嘱** □ 内科护理常规 □ 一/二级护理（根据病情） □ 饮食（依病情） □ 记 24 小时尿量或 24 小时出入水量（必要时） □ 心电、呼吸、血压、血氧监测（必要时） □ 吸氧或机械通气（必要时） □ 雾化吸入（必要时） □ 吸痰（必要时） □ 糖皮质激素 □ 化痰（必要时） □ 保护胃黏膜抑酸治疗（必要时） □ 防治肺和/或脑水肿治疗（必要时） □ 营养神经治疗（必要时） □ 改善循环治疗（必要时） □ 维持水、电解质及酸碱平衡治疗（必要时） □ 防治感染治疗（必要时） **临时医嘱** □ 眼和/或皮肤生理盐水冲洗（必要时） □ 血常规、尿常规、便常规 □ 电解质、肝功能、肾功能、血糖、动脉血气分析、感染性疾病筛查、心肌酶谱、C 反应蛋白、凝血功能、D-二聚体 □ X 线胸片、心电图、胸部超声（必要时） □ 肺 CT（必要时） □ 肾上腺皮质激素立即静脉注射（必要时） □ 脱水、利尿剂立即静脉注射（必要时） □ 维持水、电解质、酸碱平衡（必要时） □ 根据病情请相关科室会诊及相应处置（必要时）	

续 表

时间	住院第 1 天	
主要 护理 工作	□ 介绍病房环境、设施和设备 □ 入院护理评估，护理计划 □ 观察患者情况、监测生命体征 □ 指导氧疗、吸入治疗 □ 观察各种药物疗效和不良反应 □ 静脉取血，用药指导（必要时）	
主要诊疗工作	□ 上级医师查房 □ 评估辅助检查的结果 □ 病情评估，根据患者病情调整激素用量及治疗方案 □ 观察药物不良反应 □ 确认有无并发症 □ 住院医师书写病程记录	□ 评估辅助检查的结果 □ 病情评估，根据患者病情调整激素用量及治疗方案 □ 观察药物不良反应 □ 确认有无并发症 □ 住院医师书写病程记录
重点医嘱	**长期医嘱** □ 内科护理常规 □ 一/二级护理（根据病情） □ 饮食（依病情） □ 心电、呼吸、血压、血氧监测（必要时） □ 吸氧或机械通气（同前） □ 雾化吸入（同前） □ 吸痰（必要时） □ 防治肺和/或脑水肿治疗（同前或减量） □ 糖皮质激素 □ 胃黏膜保护剂（同前） □ 抗菌药物（同前） □ 化痰治疗（同前） □ 营养神经治疗（同前） □ 改善循环治疗（同前） □ 维持水、电解质及酸碱平衡治疗（同前或减量或停用） □ 眼科或皮肤科治疗（必要时） □ 根据病情调整药物 **临时医嘱** □ 防治肺水肿、对症治疗（必要时） □ 异常指标复查（必要时） □ 根据病情请相关科室会诊（必要时）	**长期医嘱** □ 内科护理常规 □ 一/二级护理（根据病情） □ 饮食（依病情） □ 心电、呼吸、血压、血氧监测（必要时） □ 吸氧或机械通气（同前） □ 雾化吸入（同前或减量） □ 吸痰（必要时） □ 防治肺和/或脑水肿治疗（同前或减量或停用） □ 糖皮质激素（同前或减量） □ 胃黏膜保护剂（同前） □ 抗菌药物（同前） □ 化痰治疗（同前） □ 营养神经治疗（同前） □ 改善循环治疗（同前） □ 维持水、电解质及酸碱平衡治疗（同前或减量或停用） □ 眼科或皮肤科治疗（同前） □ 根据病情调整药物 **临时医嘱** □ 对症治疗（必要时） □ 异常指标复查（必要时） □ 根据病情请相关科室会诊（必要时）
主要 护理 工作	□ 观察患者一般情况及病情变化 □ 疾病相关健康教育 □ 正确执行医嘱	□ 观察患者一般情况及病情变化 □ 疾病相关健康教育 □ 正确执行医嘱

时间	住院第 1 天	
病情 变异 记录	□无 □有，原因： 1. 2.	□无 □有，原因： 1. 2.
护士 签名		
医师 签名		

时间	住院第 7~13 天	住院第 8~14 天（出院日）
主要诊疗工作	□ 评估治疗效果，预约出院，确定出院后治疗方案（达到出院标准者） □ 未达到出院标准，根据病情调整激素用量及治疗方案 □ 防治并发症及继发症 □ 观察药物不良反应 □ 住院医师书写病程记录 □ 如申请职业病诊断，请诊断组会诊	□ 完成出院小结 □ 向患者交待出院后注意事项 □ 预约复诊日期
重点医嘱	长期医嘱 □ 内科护理常规 □ 一/三级护理（根据病情） □ 饮食（依病情） □ 心电、呼吸、血压、血氧监测（必要时） □ 吸氧或机械通气（同前） □ 雾化吸入（同前或减量或停用） □ 吸痰（必要时） □ 根据病情调整药物使用（未出院者） 临时医嘱 □ 对症治疗（必要时） □ 异常指标复查，如胸片或肺 CT（必要时） □ 根据病情请相关科室会诊（必要时）	出院医嘱： □ 出院带药 □ 门诊随诊
主要护理工作	□ 观察患者一般情况 □ 观察疗效、各种药物作用和不良反应 □ 恢复期生活和心理护理 □ 出院准备指导	□ 告知复诊计划，就医指导 □ 帮助患者办理出院手续 □ 出院指导
病情变异记录	□ 无　□ 有，原因： 1. 2.	□ 无　□ 有，原因： 1. 2.
护士签名		
医师签名		

第八章

慢性正己烷中毒临床路径释义

【医疗质量控制指标】（专家建议）

指标一、诊断及诊断分级需主要依据《职业性慢性正己烷中毒的诊断》（GBZ 84-2017）的原则执行。

指标二、神经-肌电图检查是确诊正己烷中毒性周围神经病最重要的检查手段，其结果对于诊断、鉴别诊断、诊断分级及病情评估均有重要价值。

指标三、确诊病例应尽早脱离正己烷接触。

指标四、本病无特殊解毒剂，可按周围神经病治疗原则治疗处理，证实有效。

指标五、神经生长因子有一定疗效；糖皮质激素和高压氧疗法均未见确切疗效。

指标六、正己烷引起的中毒性周围神经病预后良好，但恢复尚需一定时日，非短期住院所能解决，宜在门诊检查治疗；生活无法自理的重症患者可由用人单位安排专人照顾，定期门诊，或转入疗养单位康复治疗。

一、慢性正己烷中毒编码

1. 原编码：

疾病名称及编码：职业性慢性正己烷中毒（ICD-10：T52.900）

2. 修改编码：

疾病名称及编码：职业性慢性正己烷中毒（ICD-10：T52.201 X46）

二、临床路径检索方法

T52.201 伴 X46

三、国家医疗保障疾病诊断相关分组（CHS-DRG）

MDC 编码：MDCV（创伤、中毒及药物毒性反应）

ADRG 编码：VZ1（其他损伤、中毒及毒性反应疾患）

四、慢性正己烷中毒临床路径标准住院流程

（一）适用对象

第一诊断为慢性正己烷中毒（ICD-10：T52.900）；其中因职业活动接触正己烷引起的慢性中毒被专称为"职业性慢性正己烷中毒"。

（二）诊断依据

主要根据《职业性慢性正己烷中毒的诊断》（GBZ 84-2017），参考《中华职业医学》（人民卫生出版社，2019，第2版，李德鸿、赵金垣、李涛主编）和《临床职业病学》（北京大学医学出版社，2017，第3版，赵金垣主编）。具体内容为：

1. 接触史：诊断职业性中毒者需有较长时间的正己烷职业接触史。

2. 临床表现：出现以周围神经病为主的临床表现，如肢体远端麻木、疼痛，下肢沉重感，可伴有手足发凉、多汗、食欲减退、体重减轻、头晕、头痛等全身症状；查体可见四肢对称性的深/浅感觉减退或消失，腱反射减弱或消失，可有肌力减退，还可伴有不同程度的肌肉萎缩。

3. 神经-肌电图检查：呈神经源性损害表现。

4. 尿 2,5-己二酮检测可见增高。

释义

■ 本路径的制订主要参考现行《职业性慢性正己烷中毒的诊断》（GBZ 84-2017）及国内权威性专业参考书籍。

■ 较长时间正己烷的接触史是诊断慢性正己烷中毒的基本条件；职业性慢性正己烷中毒则需有明确的、较长时间的正己烷职业接触史。患者工作场所职业危害因素检测与评价资料可作为评估接触水平的重要参考资料。依据《职业性慢性正己烷中毒的诊断》（GBZ 84-2017），较长时间接触正己烷是指至少接触 3 个月以上，但部分患者在有报告接触较高浓度正己烷 1 个月以上即可引起周围神经病；虽然发病时间似为"亚急性"，但临床仍将其归类为慢性中毒。

正己烷主要除用作有机稀释剂、去污剂、粗油浸出剂、花精萃取剂外，还被作为汽油添加剂以提高其辛烷值，某些化工产品如白电油、石油醚、开油水、汽油胶、粉胶、清漆、开胶水、去渍油、120 号汽油、天那水等也都有可能含有正己烷，其接触机会之广泛可见一斑。

■ 病史和临床表现是诊断慢性正己烷中毒的基本依据，职业中毒者所在单位常可见类似病例，且与患者属同一车间或班组；但工种、工龄相同者，中毒程度并不一定一致。本病起病隐匿，患者一般在接触正己烷数月后发病，潜伏期多见为 3~10 个月，甚至有报道最短仅 1 个月即发病。

周围神经病是本病的主要临床表现，且为感觉、运动和自主神经纤维共同受累，呈对称性分布，由肢体远端向近端扩展，病程 3 个月至年余不等，个别可更长；不少病例发现患病时病情已达高峰，不少病例在脱离接触后数月内（3~6 个月）病情仍在进展；疾病预后一般良好。

近年有报道，部分患者在康复期可出现频繁肌肉颤动抽搐，严重时出现持续性肌肉僵硬，伴有乏力、失眠、手足多汗等周围神经兴奋表现；给予膜稳定剂（钙通道抑制剂）可以明显缓解症状。

■ 神经-肌电图检查对本病早期诊断有重要意义。慢性正己烷中毒以神经轴索损害为主，可伴脱髓鞘性病变，故应重点检查四肢远端肌肉的肌电图，以及感觉、运动神经传导速度。检查可见运动和感觉神经传导速度减慢、波幅降低，以及运动神经远端潜伏期延长等；肌电图则显示神经源性改变，表现为安静状态下出现自发电位（以复合重复放电为主，纤颤电位和正锐波较少），小力收缩时运动单位动作电位平均时限延长、波幅增高、多相波增多，大力收缩时募集电位多呈单纯相；且两侧病变基本对称，轴索损害与脱髓鞘性病变共存；感觉神经和运动神经共同受损。神经-肌电图检查方法及其结果判断基准可参见现行《职业性慢性化学物中毒性周围神经病的诊断》（GBZ/T 247-2013）。

■ 2,5-己二酮是正己烷在体内最重要的代谢产物，与正己烷接触水平密切相关，主要从尿中排出，但脱离接触 3~4 天即恢复正常，故仅宜作为正己烷近期接触指标。其水平与慢性正己烷中毒程度也不平行，不能用作中毒确诊依据。

■ 诊断主要根据较长时间正己烷的职业接触史，出现以周围神经损害为主的临床表现，结合神经-肌电图检查结果及工作场所职业卫生学资料，经综合分析，并排除其他原因所致类似疾病后，方可诊断。诊断分级应以病情最严重时的症状体征和神经-肌电图检查结果为依据，一般分为三级：①轻度中毒；②中度中毒；③重度中毒。

门诊或体检过程中怀疑职业性长期正己烷密切接触者存在慢性中毒可能，可将其作为"疑似职业病"安排住院作进一步检查确诊。但如各项检查指标，尤其是神经-肌电图检查仍未达到"中毒"标准，只能定为"正己烷接触观察对象"，不能列入职业病范畴。

■ 鉴别诊断的主要病种是某些其他原因引起的周围神经病，如急性脊髓炎、急性脊髓灰质炎、弛缓性瘫痪、免疫介导性周围神经病（如吉兰-巴雷综合征、结缔组织病等）、感染性周围神经病（如艾滋性、梅毒性等）、代谢营养性周围神经病（如糖尿病、痛风、甲状腺功能减退、B族维生素缺乏、恶病质等）、副肿瘤性周围神经病、遗传性周围神经病、药物过量（如呋喃类、异烟肼等），以及其他化学物（砷、铅、二硫化碳、氯丙烯、有机磷、丙烯酰胺、磷酸三邻甲苯酯等）引起的周围神经病等。

（三）治疗方案的选择

根据现行的《职业性慢性正己烷中毒的诊断》（GBZ 84-2017）、《中华职业医学》（人民卫生出版社，2019，李德鸿，赵金垣，李涛主编）和《临床职业病学》（北京大学医学出版社，2017，赵金垣主编），主要治疗策略为：

1. 脱离接触。
2. 对症支持。
3. 神经康复。
4. 功能复健。

释义

■ 确诊后即应尽早脱离正己烷接触，这也是所有中毒性疾患抢救治疗的铁律之一。

■ 本病迄今尚无特效解毒剂，也无特效疗法，故对症支持治疗为其最基本的治疗措施，包括解除痛苦，营养支持、运动协助、躯体护理，以及心理辅导等。

■ 慢性正己烷中毒主要表现为对称性周围神经病，病理改变主要是周围神经节段性脱髓鞘、轴索变性和淋巴细胞浸润（提示有炎症存在）。因此，改善外周循环、改善神经营养及促进神经修复乃是治疗关键。实践证实，中西医结合的神经康复治疗确具疗效。

■ 康复治疗是正己烷中毒后期争取康复的重要措施，不可忽视。主要是在医学训练疗法的基础上，辅以物理治疗、中医康复疗法，以获取事半功倍的效果。

（四）标准住院日

轻度中毒14~21天，中度中毒21~45天，重度中毒45~90天。

> **释义**
>
> ■ 慢性正己烷中毒恢复缓慢，病程较长，尤其是重度中毒患者，其周围神经系统损伤完全康复常需数月甚至年余之久，故出院时间不宜以周围神经系统完全康复为标准；一旦神经系统病情稳定，不再进展，即可安排出院，在门诊或疗养院进行周围神经的康复治疗。
>
> ■ 感觉障碍恢复一般先于运动障碍，症状体征恢复也先于神经-肌电图表现改善，故评估可否出院时，应充分考虑上述特点，以症状体征改善为主要指标更为切合实际。
>
> ■ 轻度中毒患者生活能力基本不受影响，出院后可休假1~2周，安排轻工作6~9个月，定期门诊治疗；中度中毒患者如有行动不便，出院后可由用人单位安排专人照料，直至生活可以自理，并定期门诊治疗，继续康复锻炼；重度中毒患者出院建议转入康复科或疗养院继续康复治疗。职业性慢性正己烷中毒患者门诊和疗养期间各项医疗费用仍按住院相关规定予以报销，并享受职业病相关福利待遇。

（五）进入路径标准

1. 第一诊断为"职业性慢性正己烷中毒"者，且必须符合国家现行《职业性慢性正己烷中毒的诊断》相关条件。
2. 已被确定为"正己烷接触观察对象"者，提示病情较轻，远未达到"慢性正己烷中毒"的程度，因此，也无进入本临床路径进一步诊治处理的必要。
3. 患者同时患有其他基础疾病（合并症），或发生慢性正己烷中毒相关并发症者，如不需其他专科特殊处理，也不影响第一诊断临床路径流程实施时，仍可进入本路径。
4. 患者的合并症或并发症较为严重，需要其他专科进行特殊处理时，应当退出本路径，进入其他专科的相应临床路径。
5. 非职业性慢性正己烷中毒可参照本路径执行。

> **释义**
>
> ■ 凡以职业性慢性正己烷中毒为第一诊断疾病的患者，无论进入本临床路径或转入其他专科相应临床路径诊治，其医疗费用（包括其并发症）均按国家规定的职业病医疗保险相关规定，由工伤保险或用人单位给予全部报销，并享受各项劳保福利待遇。
>
> ■ 被诊断为"正己烷接触观察对象"者虽被否定为职业病，是按"疑似职业病"进行的系统医学观察、检查，以及及鉴别诊断，均属于职业病诊断程序不可或缺的组成部分，按照国家《职业病防治法》规定，此类住院及医疗检查费用也应按照国家职业病医保条例，由工伤保险或用人单位给予全部报销，检查期间仍享受各项劳保福利待遇。
>
> ■ 职业性慢性正己烷中毒为第一诊断疾病患者，无论在本路径，或是转入其他临床路径，其用于合并症（即同时伴有的基础疾病）的各种医疗费用（如药费、ICU费、特殊护理费、手术费、特殊检查费、理疗费等），皆应按照该种疾病的医疗报销规定处理，不得享受职业病待遇。

> ■ 非职业性慢性正己烷中毒患者入院治疗各项费用须按该种疾病的相关规定报销，不得享受职业病有关待遇。

（六）住院期间检查项目

1. 必需检查项目：

（1）血常规、尿常规、红细胞沉降率、便常规+隐血试验。

（2）肝功能、肾功能、心肌酶谱、电解质、血脂、血糖、血尿酸、免疫五项、甲状腺功能三项、感染性疾病筛查。

（3）胸部 X 线平片、心电图、腹部 B 超、泌尿系统 B 超。

（4）尿 2，5-己二酮。

（5）神经-肌电图。

2. 特殊检查项目：

（1）眼科会诊+常规检查（视力、视野、辨色力、眼底检查等）。

（2）肿瘤三项（甲胎蛋白、癌胚抗原、糖类抗原 19-9）、动脉血气分析。

（3）头颅和/或脊髓 CT/MRI 检查、脑电图。

（4）腰椎穿刺检查：脑脊液常规、生化、涂片细菌检查，脑脊液免疫球蛋白检查、穿刺细胞学病理检查。

（5）诱发电位（视觉诱发电位、听觉诱发电位、体感诱发电位）；神经组织病理学检查（有条件者可进行）。

（6）鉴别诊断所需其他相关检查。

> **释义**
>
> ■ 必检项目目的在于准确评价患者中毒病情严重程度、本身健康状况、有无重大基础疾病（合并症），不仅有助于疾病的准确诊断和主要的鉴别诊断，亦为治疗抢救策略提供重要基础。
>
> ■ 尿 2，5-己二酮是反映正己烷接触程度的生物标志物，正常人尿中 2，5-己二酮浓度约为 0.45±0.20mg/L，接触正己烷工人以班后尿中 2，5-己二酮浓度为其正己烷的生物接触限值，其值为 35.0μmol/L（4.0mg/L）。
>
> ■ 神经-肌电图检查对于慢性正己烷中毒周围神经病的早期诊断及鉴别诊断具有重要意义，不仅可提供失神经支配和神经再支配的信息、鉴别神经源性损害和肌源性损害、反映病变的程度、范围，以及发现亚临床周围神经损害，更可反映周围神经的功能状态，有助于鉴别周围神经损害的性质及程度，其结果对于诊断、鉴别诊断、诊断分级及评估病情转归均有无可替代的价值。
>
> ■ 特殊检查项目则是根据毒物的靶器官和病情发生发展规律，展开的进一步医学检查，旨在更有针对性地开展治疗，争取最佳转归。如眼科检查有助于细致了解正己烷对眼睛的损害范围及程度；脑脊液、头颅和/或脊髓 CT/MRI 检查、神经组织病理学检查及神经电生理检查等可以明确与神经系统炎症性疾病相鉴别；血清肿瘤标志物则有助于排除副肿瘤性神经病等；神经组织病理学检查更是可为周围神经病的性质和程度提供直接证据。

（七）治疗方案与药物选择

1. 脱离正己烷接触：包括尽速脱离正己烷接触，脱除污染工作服，安排入院检查治疗等。

2. 对症支持措施：主要包括缓解症状，照料生活，防摔防伤、营养支持、知识宣教，心理治疗等。

3. 神经康复治疗：主要包括给予神经营养生长因子、改善血液循环、活血化淤和通经活络等中西医治疗，并防治肌肉萎缩、肌肉疼痛等措施。

4. 功能复健训练：主要包括医学训练疗法、中医疗法以及各种物理治疗，协助机体康复。

> **释义**
>
> ■对症支持。包括防治知识宣教、针对性心理辅导，随时伴行搀扶、防摔、防伤，细心的躯体护理（维持功能位、肢体按摩、被动运动；肢体瘫痪严重者还需注意防止压疮及肌萎缩，出现垂手、垂足时使用夹板或支架固定于功能位置等），以提升生活质量，增强康复信心，改善疾病转归。
>
> ■慢性正己烷中毒无特殊解毒剂，主要依据周围神经病治疗原则，以中西医结合方式积极实施康复治疗。
>
> ■神经康复治疗。国内外临床已积累不少经验，主要是给予：①神经营养生长因子（如 B 族维生素、能量合剂、鼠源性神经生长因子、加兰他敏等）；②改善血液循环，主要给予盐酸丁咯地尔、桂哌齐特、地巴唑等；③活血化淤、通经活络，主要为中药，如舒血宁注射液、大活络丸等；④防治肌肉萎缩、肌肉疼痛，使用各类外用中药制剂（如活络油、红花油、正万花油、骨通贴膏等）以及针灸、按摩、推拿、理疗等。
>
> ■小牛血去蛋白提取物注射液治疗周围神经病为新鲜小牛血或血清去蛋白并经超滤透析后的产物，仅含有无机物及小分子有机物，主要用于脑外伤、老年痴呆、循环障碍引起的外周神经、肌肉、皮肤病变；其无菌水溶液 $20\sim30ml$ 稀释于 250ml 的 5% 葡萄糖或 0.9% 氯化钠注射液中，静脉缓慢滴注，每天 1 次，2 周为一疗程，但用于治疗正己烷中毒尚缺乏成熟经验，故不作正式推荐。
>
> ■功能复健治疗主要以医学训练疗法为主，它是一套规范、系统的康复体系，以当今先进的运动科学和临床医学为理论基础，在运动康复师指导下，运用各种运动康复方法（器械或者不需器械）对患者进行有计划、系统性、个体化的主动练习，目的在于通过激活患者功能和形态的适应进程，加快机体功能的康复。此外，还采用中医疗法（如中药熏洗、针刺、灸疗、推拿、按摩），以及各种物理治疗（低中频理疗、电针、蜡疗等），协助机体康复。实践证明，在避免关节韧带损伤的前提下，及早开始四肢锻炼（被动和主动）和物理治疗，有助于促进肌肉康复、缩短病程，减少后遗症。
>
> 康复期间如发生肌肉剧痛，可行按摩和热敷镇痛，必要时可适当使用药物对症处理。
>
> ■中药治疗。有助于促进神经、肌肉及全身功能恢复，但中医讲究医师亲临患者，望闻问切，进行辩证论治，方能做到方准病除，故本路径不推荐以下方剂为通用处方，仅供作临床参考：
>
> 1. 湿热浸淫证
>
> 主证：起病较缓，逐渐出现肢体困重，痿软无力，尤以下肢或两足痿弱为甚，兼见微肿，手足麻木，扪及微热，喜凉恶热，胸脘痞闷，小便赤涩热痛；舌质红，舌苔黄腻，脉濡数或滑数。

证机概要：湿热浸渍，壅遏经脉，营卫受阻；治法：清热利湿，通利经脉。

基本方——加味二妙散加减；本方清利湿热，补肾通脉，用于湿热内盛，兼见虚火之痿证：黄柏15g，苍术15g。

加减：若湿邪偏盛，加厚朴、茯苓、枳壳、陈皮以理气化湿；热邪偏盛，身热肢重，加忍冬藤、连翘、蒲公英、赤小豆清热解毒利湿。

2. 脾胃虚弱证

主证：起病缓慢，肢体软弱无力逐渐加重，神疲肢倦，肌肉萎缩，少气懒言，纳呆便溏，面色㿠白或萎黄无华，面浮；舌淡体胖大，苔薄白，脉细弱。

证机概要：脾虚不健，生化之源，气血亏虚，筋脉失养；治法：补中益气，健脾升。

基本方——参苓白术散合补中益气汤加减；参苓白术散健脾益气利湿，用于脾胃虚弱，健运失常，水湿内盛者；补中益气汤健脾益气养血，用于脾胃虚弱，中气不足，气血亏虚者：黄芪15g，人参（党参）15g，白术10g，炙甘草15g，当归10g，陈皮6g，升麻6g，柴胡12g，生姜9片，大枣6枚。

加减：若食积不运，加谷麦芽、山楂、神曲；兼见食欲减退、口干咽干较甚，加石斛、薏苡仁；肥人痰多或脾虚湿盛，可用六君子汤加减。

3. 肝肾亏损证

主证：起病缓慢，渐见肢体痿软无力，尤以下肢明显，腰膝酸软，不能久立，甚至步履全废，腿胫大肉渐脱，或伴有眩晕耳鸣，舌咽干燥，遗精或遗尿，或妇女月经不调；舌红少苔，脉沉细数。

证机概要：肝肾亏虚，阴精不足，筋脉失养；治法：补益肝肾，滋阴清热。

基本方——虎潜丸加减；本方滋阴降火，强壮筋骨，用于治疗肝肾阴亏有热之痿证：虎骨10g，牛膝20g，陈皮20g，熟地30g，锁阳12g，龟板30g，干姜10g，当归12g，知母30g，黄柏30g，白芍20g。

加减：若气血亏虚严重者，加党参、首乌、龙眼肉、当归以补气养血；肾虚骨弱者，加续断、补骨脂、狗脊补肾壮腰。

4. 脉络瘀阻证

主证：久病体虚，四肢痿弱，肌肉瘦削，手足麻木不仁，四肢青筋显露，可伴有肌肉活动时隐痛不适。舌痿不能伸缩；舌质暗淡或有瘀点、瘀斑，苔薄白，脉细涩。

证机概要：气虚血瘀，阻滞经络，筋脉失养；治法：益气养营，活血行瘀。

基本方——圣愈汤合补阳还五汤加减。圣愈汤益气养血，用于气血亏虚，血行滞阻证：生地20g，熟地20g，白芍15g，川芎8g，党参20g，当归15g，黄芪18g，赤芍5g，地龙3g，红花3g，桃仁3g。

加减：若半身不遂以上肢为主者，可加桑枝、桂枝以引药上行，温经通络；下肢为主者，加牛膝、杜仲以引药下行，补益肝肾；日久效果不显著者，加水蛭、虻虫以破瘀通络；脾胃虚弱者，加党参、白术以补气健脾。

（八）出院标准

1. 全身症状基本消失，精神食欲及二便正常，生命体征和一般实验室指标均在正常范围。
2. 轻度中毒患者仅余轻度感觉障碍、肌力轻度减退，生活可以自理，且无进一步发展，病情稳定至少 14 天以上。

3. 中、重度中毒患者仍可遗有较明显周围神经症状体征，但至少有 2 项指标（主要包括异常感觉、深/浅感觉，深/浅反射、震颤、精细动作、日常行为、肌力、肌张力、肌萎缩等），持续见好，改善趋势至少保持 14 天以上。

4. 没有需要继续住院治疗处理的并发症或合并症。

> **释义**
>
> ■ 慢性正己烷中毒患者预后多较好，但其神经、肌肉受损表现常可持续较长时间，而用药治疗之关键期则在中毒后头 2~3 月，而后的康复则主要依赖于康复训练。故轻度或中重度中毒患者，一旦病情稳定，即可出院，在门诊或疗养院专业人员指导下进行康复训练，同时辅以药物治疗。
>
> ■ 患者感觉障碍恢复一般先于运动障碍，临床症状体征恢复先于神经-肌电图；周围神经损伤以下肢远端最重，恢复最晚，跟腱反射恢复正常，提示远端神经损害已经恢复；肌力恢复至 4 级以上，运动功能已基本不受影响。
>
> ■ 神经-肌电图检查也是临床康复的客观指标，但远远迟于临床症状和体征的改善，故不宜用作出院指征。

（九）变异及原因分析

1. 患者摄入正己烷剂量较大（时间较长、浓度较高），病情较重，且未能得到及时诊治，或治疗不到位，贻误病情。

2. 患者年龄较大、合并症较为复杂严重（糖尿病、高血压、营养不良），或不良嗜好（长期过量饮酒、吸烟等）、妨碍本路径治疗处理措施实施。

3. 患者治疗过程中发生较严重并发症，如深静脉血栓形成，或严重压疮、跌伤、烫伤等，需终止本路径，转入其他专科相应流程诊治。

> **释义**
>
> ■ 患者进入路径后，在诊治过程中发现特殊合并存，影响本路径诊治工作的实施，需要中止执行路径或延长治疗时间，并可能增加治疗费用时，医师需在表单中明确说明；因患者方面主观原因导致执行路径出现变异，也需医师在表单中予以说明。

五、慢性正己烷中毒临床路径给药方案

（一）用药选择

1. 营养神经，促进神经修复的药物。

（1）鼠源性神经生长因子注射剂：2ml 肌内注射，每日 1 次，4 周为 1 个疗程，疗程间隔为 1 周，疗程数需视病情而定；3 个疗程后，可改为 2~3 天注射 1 次，疗程间隔为 2 周。

（2）B 族维生素：如维生素 B_{12}、维生素 B_1、维生素 B_6 等，可三药混合肌内注射（$VitB_1$ 100mg+$VitB_6$ 100mg+$VitB_{12}$ 1.5mg），每日 1 次，2 周为一疗程，间隔为 1 周，3 个疗程后可改为口服（也可静脉滴注甚至穴位注射，依据具体药物类别及治疗方案决定）。

（3）其他，如能量合剂（三磷酸腺苷、辅酶 A、胰岛素、胞磷胆碱、肌苷、维生素 B_6、维

生素 C 等加入 5%葡萄糖氯化钠溶液中）静脉滴注，每日 1 次，2 周为 1 个疗程，间隔为 1 周，主要用于病程初期。

2. 改善血液循环的药物。主要给予：

（1）盐酸丁咯地尔：其可抑制 α 肾上腺素受体、抑制血小板聚集、增强红细胞变形能力，并有非特异性钙拮抗作用等，从而有助于改善缺血组织供血营养，主要用于外周血管性疾病。可每次 200mg 加入葡萄糖或生理盐水中静脉缓慢滴注，14 日为一疗程，而后可片剂口服 每次 100mg，一日 3 次；主要用于病程初期。

（2）马来酸桂哌齐特：为钙离子通道阻滞剂，可使外周血管扩张，增加血流量，它还能抑制环腺苷酸磷酸二酯酶，使环腺苷酸数量增加，降低血液黏性，改善微循环，改善细胞营养，主要应用于血管疾病的治疗。可每次 4 支注射液（320mg）溶于 10%葡萄糖注射液或生理盐水 500ml 中静脉缓慢滴注，2 周为一疗程；主要用于病程初期。

3. 活血化瘀、通经活络的药物。

（1）舒血宁注射液，为银杏叶提取物，具有促进血液循环、扩张血管、增加血流量、增加神经递质的含量，减少神经细胞损伤，抑制细胞膜脂质过氧化等作用。可肌内注射，一次 10ml，一日 1 次，10 日为一疗程；主要用于病程初期。

（2）大活络丸，为多味中草药制成，可生血培本，扶正祛邪，散在表之风邪，逐在里之冷湿，通络止痛，活血散淤，舒筋止痛，理气和中，畅通气血，通经达络，共奏调理气血、祛风除湿、活络止痛、化痰熄风之功，为攻补兼施之剂。可口服一丸，每日 2 次，10 日为 1 疗程；主要用于病程初期，不可久服。

（二）药学提示与注意事项

1. 鼠源性神经生长因子：用药相对安全，偶有不良反应，主要有：①注射部位痛或注射侧下肢疼痛，一般不需处理，个别症状较重者，口服镇痛剂即可缓解；②头晕、失眠（偶见）；③荨麻疹（偶见），可自行恢复或给予抗过敏治疗。

2. 盐酸丁咯地尔：偶见消化道不适、头痛、四肢烫热刺痛、急性心肌梗塞、心绞痛、甲状腺功能亢进、阵发性心动过速等；近期内有大量失血的患者及产妇慎用。

3. 马来酸桂哌齐特：偶有发热、头痛、腹泻、腹痛、便秘、神经衰弱、皮疹、白细胞减少、转氨酶升高等；脑内出血、白细胞减少，以及对本品过敏者禁用。

4. 舒血宁注射液：极少见过敏反应，多可自行消失，如皮肤过敏反应、心悸、胸闷、血压升高、胃肠道不适、头晕、失眠、静脉炎、血尿等。

5. 大活络丹：偶见见以下不良反应：头晕、恶心、呕吐、胃肠不适、腹痛、腹泻、胸闷、心悸、皮肤瘙痒等；孕妇及过敏者忌用。

6. 使用中草药类制剂时，要注意询问患者是否为过敏体质，使用过程中也要谨慎，注意防范，确保临床用药安全。

六、慢性正己烷中毒护理规范

1. 做好患者防跌倒、防压疮、防烫伤、日常生活自我护理能力的评估并做好相关护理。
2. 观察患者的生命体征、精神状态、四肢肌力、肌张力和活动能力等。
3. 正确落实各项治疗性护理措施。
4. 与医师、康复科治疗师制定以医学训练疗法为主的康复治疗和功能锻炼计划。
5. 做好康复功能锻炼，逐渐增加活动量，配合理疗、针灸、穴位注射和中药熏洗等治疗，促进四肢末梢神经康复。
6. 心理护理：向患者讲解疾病知识及转归过程，使其树立战胜疾病的信心。

七、慢性正己烷中毒营养治疗规范

1. 高营养、易消化、富含维生素和纤维素的饮食，尤其可多进食富含维生素 B 族和纤维素高的食物。如绿叶蔬菜、新鲜水果、豆类、蛋、瘦肉、肝等，保证营养均衡，微量元素充足。

2. 进食少者可适量给予肠道外营养。

3. 避免食用刺激、生冷、辛辣的食物。

八、慢性正己烷中毒患者健康宣教

1. 做好患者和家属预防跌倒的安全教育，介绍病房防跌倒设施、辅助步行工具使用方法。

2. 做好患者和家属防烫伤安全教育。

3. 指导家属或陪人做好防压疮护理。

4. 指导患者或家属做好生活护理或协助生活护理。

5. 饮食指导：进食高营养、易消化、富含维生素和纤维素的饮食，如多食瘦肉、鱼、豆制品、新鲜蔬菜和水果等。

6. 讲解职业性慢性正己烷中毒疾病相关知识、治疗方案、康复训练计划和方法，包括理疗、针灸、按摩、中药熏洗、医学训练疗法等的作用、注意事项和配合要点。

7. 向患者讲解出院后可结合日常生活和工作继续配合功能锻炼，促进肌力恢复。

九、推荐表单

（一）医师表单

慢性正己烷中毒临床路径医师表单

适用对象：第一诊断为慢性正己烷中毒（ICD-11：T52.900）

患者姓名：		性别：　年龄：　住院号：		门诊号：
住院日期：　　年　月　日		出院日期：　　年　月　日		标准住院日：轻度中毒 14~21 天，中度中毒 21~45 天，重度中毒 45~90 天

时间	住院第 1~3 天	住院期间
诊疗工作	□ 询问病史及进行体格检查，完成病历书写 □ 初步评估病情，完善必要检查 □ 根据病情对症支持治疗 □ 上级医师查房，制定诊疗计划 □ 完成三级查房记录 □ 请康复治疗师会诊，确定康复治疗方案 □ 请中医师会诊，确定中医治疗方案 □ 请理疗科医师会诊，确定理疗方案 □ 签署相关通知书、同意书等 □ 向患方交代病情 □ 向用人单位交代病情	□ 上级医师定期查房，完善诊疗计划 □ 评估辅助检查的结果 □ 观察疗效和药物不良反应 □ 处理基础性疾病及对症支持治疗 □ 营养神经，促进神经修复、再生 □ 中医中药辨证施治 □ 中医外治与针灸 □ 物理与康复治疗 □ 定期进行治疗阶段总结 □ 住院医师书写病程记录 □ 向患方交代病情 □ 向用人单位交代病情
重点医嘱	**长期医嘱：** □ 职业病科护理常规 □ 一/二/三级护理（根据病情） □ 饮食 □ 防压疮护理 □ 防跌倒、扭伤、烫伤 □ 既往基础用药 **临时医嘱：** □ 对症治疗 □ 血常规、尿常规、便常规+隐血试验 □ 肝功能、肾功能、心功能、血电解质、血尿酸、血脂、血糖 □ 血清维生素 B_{12} 测定 □ 红细胞沉降率、免疫五项、风湿三项 □ 血游离三碘甲状腺原氨酸、游离甲状腺素、促甲状腺素 □ 感染性疾病筛查 □ 尿 2，5-己二酮 □ 神经-肌电图 □ 心电图、X 线胸片、腹部 B 超、泌尿系 B 超	**长期医嘱：** □ 职业病科护理常规 □ 一/二/三级护理（根据病情） □ 饮食 □ 防压疮护理 □ 防跌倒、扭伤、烫伤 □ 既往基础用药 □ 鼠源性神经生长因子：具体疗程数根据病情而定 □ B 族维生素 □ 能量合剂 □ 活血化瘀的药物 □ 通经活络的药物 □ 扶正补肾的药物 □ 支持治疗（加强营养等） □ 其他医嘱 **临时医嘱：** □ 对症治疗 □ 中医外治 □ 针灸疗法

续　表

时间	住院第 1~3 天	住院期间
重点医嘱	□ 眼科检查（视力、视野、辨色力、眼底检查） □ 诱发电位（必要时） □ 神经活检（必要时） □ 头颅 CT/MRI 检查（必要时） □ 脊髓 CT/MRI 检查（必要时） □ 脑电图（必要时） □ 腰椎穿刺＋脑脊液检查（脑脊液常规、生化、涂片细菌检查，脑脊液免疫球蛋白检查、穿刺细胞学病理检查）（必要时）	□ 物理治疗 □ 康复锻炼 □ 中医中药辨证施治 □ 神经-肌电图：每 1~2 个月进行复查 □ 其他异常指标复查 □ 进行其他相关检查
病情变异记录	□ 无　□ 有，原因： 1. 2.	□ 无　□ 有，原因： 1. 2.
医师签名		

时间	出院前 1~3 天	出院日 （轻度中毒 14~21 天，中度中毒 21~45 天， 重度中毒 45~90 天）
诊疗工作	□ 上级医师查房 □ 评估患者病情及治疗效果 □ 确定出院日期及出院后治疗方案 □ 制订出院复查、随访计划 □ 对患者进行职业健康与中毒防治知识宣教 □ 出院前 1 天开具出院医嘱 □ 住院医师书写病程记录	□ 完成常规病程记录、上级医师查房记录、病案首页及出院小结等 □ 通知出院 □ 向患者及家属交代出院后的注意事项 □ 预约随诊日期 □ 若患者不能出院，在病程记录中说明原因和继续治疗方案
重点医嘱	**长期医嘱：** □ 职业病科护理常规 □ 二/三级护理（根据病情） □ 饮食 □ 既往基础用药 □ 其他医嘱 **临时医嘱：** □ 对症处理 □ 根据需要，复查相关检查项目	**出院医嘱：** □ 出院带药 □ 门诊随诊
病情变异记录	□ 无　□ 有，原因： 1. 2.	□ 无　□ 有，原因： 1. 2.
医师签名		

（二）护士表单

慢性正己烷中毒临床路径护士表单

适用对象：第一诊断为慢性正己烷中毒（ICD-11：T52.900）

患者姓名：	性别： 年龄： 住院号：	门诊号：
住院日期： 年 月 日	出院日期： 年 月 日	标准住院日：轻度中毒 14~21 天，中度中毒 21~45 天，重度中毒 45~90 天

时间	住院第 1~3 天	住院期间
健康宣教	□ 入院宣教 □ 介绍主管医师、护士 □ 介绍环境及设施 □ 介绍住院注意事项、管理制度 □ 介绍探视和陪护制度、作息时间要求 □ 告知检查、治疗的意义及配合要点 □ 介绍尿 2, 5-己二酮检查样本留取方法和注意事项 □ 讲解慢性正己烷中毒疾病相关知识，治疗方法及预后，介绍成功案例，树立患者治愈信心 □ 做好患者和家属预防跌倒的安全教育，介绍防跌倒设施、辅助步行工具使用方法 □ 做好患者和家属防烫伤安全教育 □ 指导家属或陪护做好防压疮护理 □ 指导患者和家属做好生活护理或协助生活护理 □ 饮食指导：进食高营养、易消化、富含维生素和纤维素的饮食，如多食瘦肉、鱼、豆制品、新鲜蔬菜和水果等	□ 讲解疾病相关知识、治疗方案及康复训练的重要性 □ 告知患者所用药物的名称、作用和不良反应 □ 告知患者理疗、针灸、按摩、中药熏洗、中医封包等中医与物理治疗作用和注意事项 □ 讲解辅助检查的意义和配合要点 □ 评估患者和家属预防跌倒、压疮和烫伤的安全知识掌握情况，补充宣教 □ 饮食宣教 □ 解答患者及家属希望了解的问题
护理处置	□ 核对患者信息，佩戴腕带 □ 测量体重 □ 测量生命体征 □ 入院护理评估 □ 建立入院护理病历 □ 通知膳食科新入院订餐 □ 协助患者留取各项标本 □ 协助患者完成相关检查	□ 测量生命体征 □ 协助患者完成相关检查 □ 正确留取血、尿等样本
基础护理	□ 一/二/三级护理 □ 卫生处置：沐浴、更换病号服、修剪指（趾）甲、洗头等 □ 晨晚间护理 □ 排泄管理 □ 患者安全管理	□ 一/二/三级护理 □ 晨晚间护理 □ 排泄管理 □ 患者安全管理

续　表

时间	住院第 1~3 天	住院期间
专科护理	□ 执行职业性慢性正己烷中毒护理常规 □ 护理查体，完成入院护理记录单书写 □ 做好患者防跌倒、防压疮、日常生活自我护理能力评估，并做好相关护理 □ 观察患者的生命体征、精神状态、四肢肌力、肌张力和活动能力等 □ 留取尿 2，5-己二酮样本 □ 告知神经-肌电图检查的意义及配合要点 □ 观察疗效及药物不良反应 □ 正确落实各项治疗性护理措施 □ 与医师、康复科治疗师制订康复治疗和功能锻炼计划 □ 需要时，请家属陪护 □ 确定饮食种类 □ 心理护理：向患者讲解疾病知识及转归过程，使其树立战胜疾病的信心	□ 执行职业性慢性正己烷中毒护理常规 □ 防压疮、防跌倒、防烫伤护理 □ 观察患者的生命体征、精神状态、四肢肌力、肌张力和活动能力等 □ 观察疗效及药物不良反应 □ 正确落实各项治疗性护理措施 □ 继续做好康复功能锻炼，逐渐增加活动量，配合理疗、针灸、穴位注射、中药熏洗、中医封包、按摩等治疗，促进四肢末梢神经康复 □ 需要时，请家属陪护 □ 心理护理：及时解答患者疑问，减轻焦虑 □ 评估患者对健康教育的需求和接受能力
重点医嘱	□ 详见医嘱执行单	□ 详见医嘱执行单
病情变异记录	□ 无　□ 有，原因： 1. 2.	□ 无　□ 有，原因： 1. 2.
护士签名		

时间	出院前 1~3 天	出院日 （轻度中毒 14~21 天，中度中毒 21~ 45 天，重度中毒 45~90 天）
健康宣教	□ 解答患者及家属希望了解的问题 □ 评估患者对职业性慢性正己烷中毒疾病相关知识、四肢功能训练方法和用药注意事项的掌握程度，有侧重性地向患者补充宣教 □ 饮食宣教	□ 出院宣教 □ 饮食宣教 □ 讲解出院带药的药物名称、用法及注意事项 □ 建议出院后调离正己烷作业 □ 告知复诊时间 □ 告知随访事宜 □ 建议患者出院后结合日常生活和工作继续配合功能锻炼，促进肌力恢复 □ 指导患者办理出院手续
护理处置	□ 测量生命体征 □ 协助患者完成相关检查 □ 正确留取血、尿等样本	□ 停止各种医嘱 □ 协助患者办理出院手续 □ 做好护理文书整理，病历归档
基础护理	□ 二/三级护理 □ 晨晚间护理 □ 患者安全管理	□ 二/三级护理 □ 晨晚间护理 □ 患者安全管理
专科护理	□ 正确落实各项治疗性护理措施 □ 观察和评估患者疾病改善情况 □ 观察患者的临床表现、四肢肌力、肌张力和活动能力恢复情况等 □ 继续做好康复功能锻炼，不宜劳累过度 □ 心理护理：及时解答患者疑问，保持患者情绪稳定 □ 评估患者对健康教育的需求和接受能力	□ 发放出院带药和出院小结，并叮嘱按医嘱服药 □ 评估患者对出院宣教知识掌握程度 □ 向患者送爱心联系卡，留患者联系电话，出院 2~4 周责任护士电话回访，解答患者提出问题，进行健康指导 □ 发放满意度调查表，征求患者意见
重点医嘱	□ 详见医嘱执行单	□ 详见医嘱执行单
病情变异记录	□ 无　□ 有，原因： 1. 2.	□ 无　□ 有，原因： 1. 2.
护士签名		

（三）患者表单

慢性正己烷中毒临床路径患者表单

适用对象：第一诊断为慢性正己烷中毒（ICD-11：T52.900）

患者姓名：	性别：　年龄：　住院号：	门诊号：
住院日期：　　年　月　日	出院日期：　　年　月　日	标准住院日：轻度中毒 14~21 天，中度中毒 21~45 天，重度中毒 45~90 天

时间	入院	住院期间	出院
医患配合	□ 配合询问病史、收集资料，请务必详细告知职业史、既往史、用药史、过敏史等 □ 配合进行体格检查 □ 医师介绍病情及特殊诊疗前谈话，患方及厂方配合签字 □ 有任何不适请告知医师	□ 配合完善相关检查、化验，如采血、留尿、神经-肌电图等 □ 配合会诊 □ 配合各项治疗 □ 配合医师观察病情和疗效评估 □ 接受申请职业病诊断的基本流程宣教和指引 □ 有任何不适请告知医师	□ 接受出院前指导 □ 指导复查程序 □ 获取出院小结
护患配合	□ 配合测量体温、脉搏、呼吸、血压及体重 □ 配合完成入院护理评估 □ 接受入院宣教（环境介绍、病室规定、订餐制度、贵重物品保管制度等） □ 配合执行探视和陪伴制度 □ 接受相关检查宣教 □ 接受饮食指导 □ 正确留取大小便样本 □ 接受辅助检查 □ 接受防止跌倒、扭伤、烫伤等安全教育和防压疮护理知识 □ 患者或家属接受生活自我护理或协助生活护理知识 □ 与医师、护士和康复科治疗师制订康复治疗和功能锻炼计划 □ 接受关于职业性慢性正己烷中毒的相关疾病知识、治疗方法及预后的宣教 □ 接受心理辅导 □ 有任何不适请告知护士	□ 配合测量体温、脉搏、呼吸 3 次，询问大便情况 1 次 □ 接受疾病相关知识宣教：康复训练的重要性，理疗、针灸、按摩、中药熏洗、中医封包等中医与物理治疗作用和注意事项等 □ 接受药物知识宣教 □ 接受辅助检查 □ 配合理疗、针灸、穴位注射、按摩、中药熏洗、中医封包等治疗，促进四肢末梢神经康复 □ 保持情绪稳定 □ 接受饮食指导 □ 配合执行探视和陪伴制度 □ 继续做好四肢康复功能锻炼，逐渐增加活动量 □ 谨记防跌倒、扭伤、坠床、烫伤和压疮 □ 接受心理辅导 □ 有任何不适请告知护士	□ 接受办理出院流程指引 □ 接受出院宣教：用药知识、饮食指导、运动与休息 □ 接受满意度调查 □ 办理出院手续 □ 领取出院带药和出院小结 □ 接受指导服药方法、作用、注意事项 □ 知悉复印病历程序

续　表

时间	入院	住院期间	出院
饮食	□ 遵医嘱饮食。加强营养，平衡膳食，促进神经康复	□ 遵医嘱饮食。加强营养，平衡膳食，促进神经康复	□ 遵医嘱饮食
排泄	□ 正常排尿便	□ 正常排尿便	□ 正常排尿便
活动	□ 正常适度活动，避免疲劳 □ 防止跌倒、扭伤、烫伤等 □ 肢体瘫痪严重者，注意维持肢体功能位置	□ 正常适度活动，避免疲劳 □ 防止跌倒、扭伤、烫伤等 □ 肢体瘫痪严重者，注意维持肢体功能位置	□ 正常活动

附：原表单（2016）年版

职业性慢性正己烷中毒临床路径表单

适用对象：第一诊断为职业性慢性正己烷中毒（ICD-11：T52.900）

患者姓名：	性别： 年龄： 住院号：	门诊号：
住院日期： 年 月 日	出院日期： 年 月 日	标准住院日：轻度中毒 90～180 天，中度中毒 180～360 天，重度中毒 360～540 天

时间	住院第 1~3 天	住院期间
主要诊疗工作	□ 询问病史及进行体格检查 □ 初步评估病情 □ 完成病历书写 □ 完善必要检查 □ 根据病情对症治疗 □ 上级医师查房，制订诊疗计划 □ 请康复治疗师会诊，确定康复治疗方案 □ 请中医师会诊，确定中医治疗方案 □ 请理疗科医师会诊，确定理疗方案 □ 签署相关通知书、同意书等 □ 向患方交代病情 □ 向患者单位交代病情	□ 上级医师定期查房，完善诊疗计划 □ 评估辅助检查的结果 □ 处理基础性疾病及对症支持治疗 □ 营养神经，促进神经修复、再生 □ 中医中药辨证施治 □ 中医外治及针灸 □ 物理及康复治疗 □ 住院医师书写病程记录
重点医嘱	**长期医嘱：** □ 职业病科护理常规 □ 一/二/三级护理（根据病情） □ 饮食 □ 防压疮护理 □ 防跌倒、扭伤、烫伤 □ 既往基础用药 **临时医嘱：** □ 对症治疗 □ 血常规、尿常规、便常规+隐血 □ 肝肾心功能、血电解质、血尿酸、血脂、血糖 □ 血清维生素 B_{12} 测定 □ 红细胞沉降率、免疫五项+风湿三项 □ 血 FT_3、FT_4、TSH □ 感染性疾病筛查 □ 尿 2,5-己二酮 □ 神经-肌电图 □ 心电图、X 线胸片 □ 腹部 B 超、泌尿系 B 超 □ 眼科检查（视力、视野、辨色力、眼底检查） □ 诱发电位（必要时）	**长期医嘱：** □ 职业病科护理常规 □ 一/二/三级护理（根据病情） □ 饮食 □ 防压疮护理 □ 防跌倒、扭伤、烫伤 □ 既往基础用药 □ 神经生长因子：具体疗程数根据病情而定 □ B 族维生素 □ 能量合剂 □ 活血化瘀的药物 □ 通经活络的药物 □ 扶正补肾的药物 □ 支持治疗（加强营养） □ 其他医嘱 **临时医嘱：** □ 对症治疗 □ 中医外治 □ 针灸 □ 物理治疗 □ 康复锻炼

续　表

时间	住院第 1~3 天	住院期间
重点医嘱	□ 神经活检（必要时） □ 头颅 CT/MRI+强化（必要时） □ 脑电图（必要时） □ 腰穿（脑脊液常规、生化、涂片找细菌、脑脊液免疫球蛋白检查、穿刺细胞学病理检查）（必要时）	□ 中医中药辨证施治 □ 神经-肌电图：每 1~2 个月复查 □ 其他异常指标复查 □ 进行其他相关检查
主要护理工作	□ 病房环境、医院制度及医护人员介绍 □ 入院护理评估 □ 告知各项检查注意事项并协助患者完成 □ 指导康复锻炼 □ 指导留尿 □ 静脉取血 □ 入院健康宣教 □ 心理护理 □ 通知主管医师，通知饭堂新患者饮食 □ 完成护理记录书写 □ 执行医嘱，用药指导 □ 告知患者注意防止跌倒、扭伤、烫伤 □ 肢体瘫痪严重者，注意维持肢体功能位置，并 □ 加强防压疮护理	□ 观察患者一般情况及病情变化 □ 检验、检查前的宣教 □ 做好住院期间的健康宣教 □ 指导康复锻炼 □ 正确落实各项治疗性护理措施 □ 护理安全措施到位，防止跌倒、扭伤、烫伤 □ 给予正确的饮食指导 □ 指导留尿 □ 静脉取血 □ 了解患者心理需求和变化，做好心理护理 □ 肢体瘫痪严重者，注意维持肢体功能位置，并加强防压疮护理
病情变异记录	□ 无　□ 有，原因： 1. 2.	□ 无　□ 有，原因： 1. 2.
护士签名		
医师签名		

时间	出院前 1~3 天	出院日 （轻度中毒 90~180 天，中度中毒 180~360 天， 重度中毒 360~540 天）
主要 诊疗 工作	□ 上级医师查房 □ 评估患者病情及治疗效果 □ 确定出院日期及出院后治疗方案 □ 出院前一天开具出院医嘱 □ 住院医师书写病程记录	□ 完成常规病程记录、上级医师查房记录、病 　案首页及出院小结等 □ 向患者交代出院后的注意事项 □ 预约随诊日期
重 点 医 嘱	**长期医嘱：** □ 职业病科护理常规 □ 二/三级护理（根据病情） □ 饮食 □ 既往基础用药 □ 其他医嘱 **临时医嘱：** □ 对症处理 □ 根据需要，复查相关检查项目	**出院医嘱：** □ 出院带药 □ 门诊随诊
主要 护理 工作	□ 观察患者一般情况及病情变化 □ 检验、检查前的宣教 □ 出院准备指导	□ 出院注意事项 □ 协助患者办理出院手续 □ 出院指导
病情 变异 记录	□ 无　□ 有，原因： 1. 2.	□ 无　□ 有，原因： 1. 2.
护士 签名		
医师 签名		

第九章

慢性铅中毒临床路径释义

【医疗质量控制指标】（专家建议）

指标一、长期密切的职业性铅接触史是铅中毒诊断的必备条件，诊断还需结合现场劳动卫生学调查结果、临床表现和实验室检测结果综合考虑，并排除其他病因可以引起的类似疾病。临床已经确诊的病例应尽早脱离铅作业环境。

指标二、血铅为职业性铅接触的首选指标，主要反映近期接触铅量和软组织中铅含量，并与铅的生物效应如血红蛋白游离原卟啉、血红蛋白锌原卟啉、尿 δ-氨基-γ-酮戊酸、周围神经传导速度和神经行为学等改变存在一定相关关系；但血铅在停止铅接触后 35～40 天即见大幅下降，且受吸烟影响，实践中需要注意综合分析。我国 20 世纪 90 年代对正常成人的调查显示，血铅正常值范围为 0.05～1.61 μmol/L（10～322 μg/L），几何均值为 0.405 μmol/L（81μg/L），95% 容许上限为 0.935 μmol/L（187 μg/L）。其职业接触限值为 1.9 μmol/L（400 μg/L），诊断值为 2.9 μmol/L（600 μg/L）。

指标三、尿铅也为反映近期铅吸收量指标。因受液体摄入量和肾功能等因素的影响，尿铅浓度比血铅波动范围要大，特别需要注意尿液稀释度的影响，尿肌酐小于 0.3g/L 或大于 3.0g/L 时，应重新留尿检测，并排除饮水、运动、发热、肾脏疾病等因素的干扰。目前尿铅尚未采用尿肌酐校正，多采用 24 小时尿检测，但也可在一定程度上消除尿液稀释度的影响。

铅作业工人在工作场所接触尚可耐受的剂量时，铅排泄量并不立刻明显增高，约有 10 天的延迟期，在接触 1 个月后方达到相应水平；当血铅浓度为 2.5 μmol/L（500μg/L）时，尿铅约为 82.5 μmol/mol 肌酐（150 μg/g 肌酐）。其职业接触限值为 0.34 μmol/L（70μg/L），诊断值为 0.58 μmol/L（120μg/L）。

指标四、对于已经脱离铅作业较长时间、近期接铅量减少者，或临床出现铅的毒性表现而尿铅不高者，可以进行药物驱铅试验，一般采用依地酸钙钠 1.0g，加入 25% 葡萄糖溶液内缓慢静脉注射或 5% 葡萄糖溶液内静脉滴注，收集 24 小时尿，检测铅含量，如其值 > 3.86 μmol/L（800μg/L）或 > 4.82 μmol/24h（1000μg/24h）即为阳性。

指标五、血液中血红蛋白锌原卟啉与体内铅负荷量的关系比血铅及尿铅密切，可以反映既往的铅接触水平，常用作铅接触筛检指标。无铅接触者血血红蛋白锌原卟啉上限值多在 0.72～1.60μmol/L（450～1000μg/L）；其铅中毒的诊断值为 2.91μmol/L（13μg/Hb）。

尿 δ-氨基-γ-酮戊酸排出量增加是铅抑制 δ-氨基-γ-酮戊酸脱水酶后，过多 δ-氨基-γ-酮戊酸从组织排出的结果，反映了铅对血红素合成的干扰作用，是铅的毒性效应指标之一。铅作业工人血铅 > 2.0 μmol/L 时，尿 δ-氨基-γ-酮戊酸即开始增高，两者密切相关。其特异性较尿粪卟啉高，但敏感性低于血红蛋白锌原卟啉；当尿 δ-氨基-γ-酮戊酸为 63 μmol/mol Cr（10 mg/g Cr）时，相应的血铅均数为 3.0 μmol/L。其正常值为 22.9～45.8 μmol/L（3～6 mg/L）；铅中毒的诊断值为 61 μmol/L（8 mg/L）。

指标六、慢性铅中毒主要症状随驱铅治疗的进展多逐渐好转消失，故慢性铅中毒住院的主要目的是细致了解患者病情，从而可以安全有效的进行驱铅治疗。预定的疗程结束，即可出院；轻度患者可短期休息后上班，重度患者可休息（或转入疗养院康复治疗）数月后进行下一阶段的驱铅治疗。

指标七、慢性轻度、中度铅中毒治愈后可恢复原工作；重度中毒者必须调离铅作业，并根据病情给予一定时间休息或疗养。

一、职业性慢性铅中毒编码

1. 原编码：

疾病名称及编码：职业性慢性铅中毒（ICD-10：T56.001）

2. 修改编码：

疾病名称及编码：慢性铅中毒（ICD-10：T56.0 X49）

二、临床路径检索方法

T56.0 伴 X49

三、国家医疗保障疾病诊断相关分组（CHS-DRG）

MDC 编码：MDCV（创伤、中毒及药物毒性反应）

ADRC 编码：无

四、慢性铅中毒临床路径标准住院流程

（一）适用对象

第一诊断为慢性铅中毒（ICD-10：T56.001），其中因职业活动接触铅引起的慢性中毒被专称为"职业性慢性铅中毒"。

> **释义**
>
> ■ 适用对象编码：ICD-10：T56.001，参见第一部分。
> ■ 本路径适用对象为依据现行《职业性慢性铅中毒的诊断标准》（GBZ 37-2015）诊断的慢性铅中毒，更适合职业性慢性铅中毒。
> ■ 慢性铅中毒患者若发现合并症或并发症较为严重复杂，可否继续留在本路径继续完成诊治流程，或是转入其他专科进入其他相应临床路径，需根据医院和科室具体情况由主管医师和科室主任作出决定。
> ■ 非职业性铅中毒可参照上述情况执行。

（二）诊断依据

根据现行《职业性慢性铅中毒的诊断标准》（GBZ 37-2015），并参考《临床职业病学》（北京大学医学出版社，2017 年，第 3 版，赵金垣主编）、《中华职业医学》（人民卫生出版社，2019，第 2 版，李德鸿、赵金垣、李涛主编）等国内权威专业参考书，其主要诊断依据如下：

1. 具有确切的、较长时期间的铅烟或铅尘接触史；职业性铅中毒需有较长时间职业性铅接触史。

2. 以神经、消化、造血系统损害为主的临床表现，符合慢性铅中毒的临床特征；必要时可行驱铅试验。

3. 有关慢性铅中毒的实验室指标（血铅、尿铅、血红蛋白游离原卟啉、尿 δ-氨基-γ-酮戊酸）至少有一项阳性。

4. 现场劳动卫生学调查证实，职业性慢性铅中毒患者的工作过程确实存在过量铅接触，且同岗位工友也发生过类似疾病。

5. 排除其他病因引起的类似疾病，如腹部绞痛，应与阑尾炎、胆道蛔虫症、胆石症、胃穿孔、肠梗阻、输尿管结石、血卟啉病等鉴别；贫血应与缺铁性贫血和溶血性贫血鉴别；周围

神经病要除外药物性、其他化学物中毒、糖尿病，以及感染性周围神经病；铅性脑病应与脑炎、脑肿瘤和其他化学物引起的中毒性脑病相鉴别等。

> **释义**
>
> ■ 国家已颁布《职业性慢性铅中毒的诊断标准》（GBZ 37-2015），其现行版本是本病诊断的主要依据，此外，尚参考了《临床职业病学（第 3 版）》（赵金垣主编）、《中华职业医学（第 2 版）》（李德鸿，赵金垣，李涛主编）等国内权威参考书籍和其他相关国家职业卫生标准。
>
> ■ 按照现行《职业性慢性铅中毒的诊断标准》（GBZ 37-2015），职业性慢性铅中毒病情分为三度：①轻度中毒，指血铅稍高，但伴有一项铅接触指标偏高或出现腹部症状；或驱铅试验阳性。②中度中毒，指在前述基础上，出现腹绞痛，或贫血，或周围神经病。③重度中毒，指在中度中毒表现的基础上，出现铅麻痹，或中毒性脑病。
>
> ■ 血铅或尿铅检验是本病诊断的客观指标，检验方法和设备必须符合《血铅临床检验技术规范》（卫医发［2006］10 号），按尿中铅的石墨炉原子吸收光谱测定方法（WS/T 18-1996）操作。

（三）治疗方案的选择

根据现行版《职业性慢性铅中毒的诊断标准》（GBZ 37-2015），并参考赵金垣主编《临床职业病学》（第 3 版，北京大学医学出版社，2017）、李德鸿、赵金垣等主编《中华职业医学》（第 2 版，人民卫生出版社，2019），治疗方案为：
1. 驱铅治疗。
2. 对症支持。
3. 促进康复。

> **释义**
>
> ■ 本病确诊后即应开始以驱铅治疗为主的综合性治疗，驱铅是最直接的病因疗法，也是最有效的治标疗法，可以显著改善症状。临床常用金属络合剂依地酸钙钠；近二三十年也开始使用二巯丁二酸，疗效肯定，不良反应小。
>
> ■ 对症治疗的重点是腹部绞痛、贫血和周围神经病，都是铅毒性损伤的主要表现，前两者经驱铅治疗后多可有效缓解，后者病程稍长，还需辅用其他治疗措施。铅中毒时还可能出现肝功能损伤，应予关注。
>
> ■ 康复治疗主要是针对铅中毒性周围神经病、铅中毒性脑病；驱铅过度引起的"过络合综合征"也是康复要点，应注意补充微量元素，尤其是锌、铁等。

（四）标准住院日

7~45 天。

> **释义**
>
> ■ 患者入院后，应完成各项必要检查，评估基础疾病情况，进行鉴别诊断，初步作出中毒诊断及分级，估算大致住院时间及医疗费用等。

■ 使用金属络合剂进行驱铅治疗，一般用药 3 天，间隔 5~7 天；驱铅期间需逐日检测尿铅排出情况、症状缓解程度、不良反应情况等，并根据病情需要同时监测其他相关治标；以前 4~5 疗程效果最佳。

■ 一般患者经 2~4 疗程驱铅治疗后，尿铅多可恢复正常，全身症状明显改善，30~40 天即可出院。较重患者经 4 疗程驱铅治疗后，为防止"过络合综合征"发生、确保最佳疗效，也须在 40~45 天出院；如有再次驱铅治疗必要，可休息 45 天之后再行入院驱铅，直至尿铅回复正常，症状改善。

■ 慢性铅中毒住院的主要目的是驱铅治疗，对于铅中毒的某些相关并发症如铅麻痹、中毒性脑病等而言，完全恢复需要相当时日，并非短期住院所能解决，多需较长时间的门诊治疗或疗养康复，因此，决不应成为延迟出院的理由。对于病情较为严重、生活难以自理的慢性铅中毒患者，出院后，用人单位应安排专人照料，或转入疗养院继续康复治疗。

（五）进入路径标准

1. 凡属慢性铅中毒患者，皆可进入本临床路径；但第一诊断为"职业性慢性铅中毒"者，须符合国家《职业性慢性铅中毒的诊断标准》（GBZ 37-2015）要求。

2. 作为"疑似职业病"被安排至门诊或住院作进一步检查确诊的铅接触者，如果经检查后，各项指标仍未达到"中毒"标准，则可排除"职业性慢性铅中毒"，同时也无进入本临床路径进一步诊治处理的必要。

3. 第一诊断为"职业性慢性铅中毒"患者，同时患有其他疾病（合并症），或慢性铅中毒相关并发症，如不需要其他专科特殊处理，也不影响第一诊断临床路径流程实施时，也可进入本路径。

4. 进入本路径的患者如其合并症或并法发症较为复杂严重，需否转入其他专科进行特殊处理，应当根据本科和本院情况，由经治医师和科室负责人决定。

5. 非职业性慢性铅中毒可参照本路径执行。

释义

■ 以职业性慢性铅中毒为第一诊断疾病者，无论获准进入本临床路径，或因病情严重复杂转入其他专科临床路径治疗处理，其医疗费用（包括慢性铅中毒并发症）均应按照国家规定的职业病医保条例，由工伤保险或用人单位给予全部报销，并享受各项劳保福利待遇。

■ 被安排至门诊或者住院，做进一步检查确诊的"疑似铅中毒"患者，如检查指标未能达到"中毒"程度，即可否定为"职业性慢性铅中毒"；但其进行系统医学观察、检查以及鉴别诊断过程，仍属职业病诊断程序不可或缺的组成部分，按照国家《职业病防治法》规定，此类住院及医疗检查费用，也应按照国家职业病医保条例，由工伤保险或用人单位给予全部报销，检查期间仍享受各项劳保福利待遇。

■ 虽以职业性慢性铅中毒为第一诊断疾病，但其用于合并症（同时伴有的基础疾病）的各种医疗检查费用（如药费、ICU 费、特殊护理费、手术费、特殊检查费、理疗费等），皆应按照该种疾病的医疗报销规定处理，不得享受职业病待遇。

■ 非职业性慢性铅中毒患者入院治疗各项费用须按该种疾病的相关规定报销，不得享受职业病有关待遇。

（六）住院期间的检查项目

1. 必需的检查项目：
（1）血常规+红细胞沉降率、尿常规、便常规+隐血试验。
（2）肝功能、肾功能、心肌酶谱、血糖、血脂、血电解质、血尿酸等。
（3）血铅、尿铅、网织红细胞计数、红细胞锌原卟啉、尿 δ-氨基-γ-酮戊酸、尿肌酐等。
（4）胸部 X 线平片、心电图、腹部超声等。
2. 特殊检查项目：
（1）血清铁、总铁结合力、血清铁蛋白、转铁蛋白饱和度、叶酸、维生素 B_{12}，以及骨髓穿刺与活检等。
（2）感染性疾病筛查（乙型肝炎、丙型肝炎、脑炎、梅毒、艾滋病等）、C 反应蛋白、D-二聚体、肿瘤标志物等。
（3）脑电图、脑 CT/MRI、脑彩超等。
（4）24 小时尿蛋白检测，肾图，泌尿系统 B 超，肾、输尿管及膀胱平片等检查。
（5）神经科检查、神经-肌电图检查。

> 释义

■ 必需检查项目，是进入路径的患者必须完成的检查项目，大多属于常规检验项目（如三大常规、肝功能、肾功能、心电图、胸部 X 线平片、心肌酶谱、血糖、血电解质、凝血），少数为与第一诊断疾病密切相关的检验项目（如尿铅、血红细胞锌原卟啉、尿 δ-氨基-γ-酮戊酸等）。目的在于了解患者的基本健康状况、主要器官的功能状态、第一诊断疾病的严重程度等，并为疾病诊断和鉴别诊断提供初步客观数据，以助更好评估病情、指导合理用药（如金属络合剂用法、用量、疗程等），并估计大致住院时间、医疗费用及疾病预后等。

■ 特殊检查项目，主要为更深入地掌握病情（如感染性疾病筛查），评估第一诊断疾病的病情进展及必要的鉴别诊断（如血清铁、总铁结合力、血清铁蛋白、转铁蛋白饱和度，以及叶酸、维生素 B_{12}、骨髓穿刺与活检等）、主要靶器官损伤严重程度及其并发症情况（如肾图、24 小时尿蛋白检测、泌尿系 B 超、脑 CT/MRI、脑彩超等等）、对机体其他器官和功能的影响程度（神经-肌电图、神经科检查等）开展的检查项目，以帮助对总体病情更深入、细致的了解和掌控，更科学地指导用药、更早期地实施干预、更精确地判断预后。

■ 铅绞痛需与其他引起上腹痛的疾病相鉴别，除血常规、肝功能外，应行腹部超声、CT 或 MRI；不能除外胰腺炎者，应行血淀粉酶/脂肪酶以及腹部 CT、MRI 检查（立位腹平片可以协助诊断消化道梗阻、穿孔）。

■ 铅中毒引起的贫血应与缺铁性贫血和溶血性贫血相鉴别：必要时骨髓穿刺检查可鉴别。驱铅治疗后贫血可改善、恢复也是与其他原因所致贫血的鉴别要点。

■ 神经-肌电图检查对慢性中毒性周围神经病的早期诊断以及鉴别诊断有重要意义，不仅有助于鉴别神经源性损害和肌源性损害，还可以明确病变程度、范围、病情变化及疗效；感觉神经传导速度测定更可反映周围神经功能状态，有助于鉴别周围神经髓鞘损害或轴索损害，以及损害的程度。

■ 铅性脑病应与脑肿瘤、脑炎和其他化学物引起的中毒性脑病相鉴别，故需依据患者情况进行 D-二聚体、肿瘤标志物、脑电图等检查。

（七）治疗方案与药物选择

1. 驱铅治疗，首选络合剂依地酸钙钠，其次为二巯丁二酸；驱铅时要密切监测血铅、尿铅变化，由此决定需否下一疗程及具体间隔。
2. 对症支持，主要是提升神经活力、治疗贫血、保护肝/肾功能、改善消化不良等。
3. 促进康复，主要是利用其他辅助治疗方法，如补充微量元素，改善外周循环、中医中药疗法，以及心理、运动、物理等治疗，以促进全身康复。

释义

■ 驱铅治疗。常用药物为依地酸钙钠和二巯丁二钠或二巯丁二酸。

■ 儿童发生严重铅中毒也可选用二巯丁二酸口服；但对仅有血铅、尿铅增高，并无明显铅中毒症状的儿童，多不主张使用金属络合剂，以防发生过络合综合征，给少年儿童带来更大危害。研究和实践均证明，B 族维生素（尤其是维生素 B_1）、维生素 C，以及硒、锌、钙、镁、铁等元素都具有一定排铅功能，最适合少年儿童应用。

■ 轻度铅中毒驱铅治疗约需 1~3 个疗程，中度铅中毒多为 3~5 个疗程，为确保最佳疗效，消除不良反应，目前多主张连续驱铅不超过 4 个疗程。对铅中毒患者而言，住院主要目的是驱铅治疗，因此规定住院最长时间不超过 45 天；对于需要继续驱铅治疗者，可出院休息至少 45 天，再重新入院开始下一阶段驱铅。

■ 铅绞痛的治疗：及早驱铅治疗是缓解铅绞痛的最有效方法，一般给予 1~2 个疗程驱铅即可明显缓解，而无需其他措施。解痉剂如阿托品或消旋山莨菪碱、10% 葡萄糖酸钙溶液等，反可能造成肠蠕动缓慢，加重腹胀、便秘等症状，甚至诱发麻痹性肠梗阻，故不建议使用。

■ 中毒性周围神经病的治疗：排铅仍是根本性治疗措施；鼠源性神经生长因子、含硫氨基酸、B 族维生素、改善微循环药物，以及物理治疗、中医中药、针灸、推拿、按摩等，也有助于促进神经修复，可以用作辅助治疗。

■ 铅性贫血主要是铅对于血红素合成过程的直接抑制所致，故驱铅为最有效的治疗措施；如患者尚有缺铁等其他致贫血因素，也可在驱铅同时，予以纠正，如补充铁剂等。

■ 肾小管功能障碍、中毒性脑病也主要由铅的毒性所致，但为慢性过程，即使完成驱铅治疗，其完全康复也需较长过程，需要其他措施如物理疗法、活血化瘀药物、运动健体、心理辅导、中医中药等辅助治疗，促进康复。

■ 中医治疗。中医讲究辨证论治，医师必须亲临把脉诊舌，方能准确下方。故下列方剂仅供参考，不作统一药方推荐：

　　1. 肠热腑实证。主症：腹满硬痛拒按，便秘；舌红，苔黄厚燥或焦黑起刺，脉沉数（或迟）有力。治法：导滞通下、清化湿热。

　　基本方药：枳实导滞汤：生大黄（酒洗）5g，槟榔5g，川厚朴5g，连翘5g，黄连2g，木通3g，枳实6g，神曲10g，紫草10g，山楂肉10g，生甘草2g。水煎服，每剂水煎400毫升，每次口服200毫升，一日2次，必要时可日服2剂，每6小时口服1次，每次200毫升。

　　加减：腹胀胁涨满明显时加香附12g、郁金15g、佛手15g。

　　2. 肠燥津亏证。主症：大便燥结，排便困难；舌红少津，苔黄燥，脉细涩。治法：养阴清热、润肠行气通便。

　　基本方药：增液麻子五仁汤加减：玄参12g，生地15g，麦冬15g，麻子仁15g，白芍20g，枳实12g，杏仁12g，郁李仁12g，桃仁12g，厚朴12g，大黄10g，柏子仁15g，柴胡12g，甘草6g。水煎服，每剂水煎400毫升，每次口服200毫升，一日2次，必要时可日服2剂，每6小时口服1次，每次200毫升。

　　加减：便后乏力加黄芪30g、白术15g；若面色无华，加当归20g、熟地15g、枸杞子15g；若四肢不温、腹中冷痛加肉苁蓉12g、牛膝30g、锁阳12g；若大便干结，或欲便不得出，或便而不爽，腹中胀痛，加木香12g、槟榔9g、香附15g。

（八）出院标准

1. 血铅、尿铅回复正常，全身症状改善，病情稳定。
2. 驱铅治疗已满4个疗程（含驱铅试验），但尿铅仍偏高；或血铅、尿铅虽已回复正常，仍考虑有进一步复查必要；为防止各种不良反应发生，仍需依规按时出院，可于45天后返回医院复查，决定是否需要下一阶段驱铅治疗。
3. 没有需要住院处理的合并症和/或并发症。

> 释义

> ■ 诊断明确，驱铅治疗后，患者病情渐趋好转，腹痛、腹胀等消化道症状基本消失，贫血、神经衰弱、周围神经症状等均见好转，血铅正常，尿铅正常或接近正常。

> ■ 重度中毒患者，如因各种并发症生活无法自理，出院后应由用人单位派遣人员照顾，或安排入住疗养院继续康复治疗。

（九）变异及原因分析

1. 治疗过程中严重出现药物过敏反应或其他不良反应，或并发症、合并症等加重，无法按时完成预定的驱铅疗程。
2. 患者因自身原因不能配合驱铅治疗，难以按预定计划完成治疗任务；或用人单位干预诊治过程，难以按计划完成诊治任务。
3. 生物样本留取不符合检测要求，或相关检查结果出现特殊异常，需要多次复查。

> **释义**
>
> ■ 因各种客观原因贻误驱铅疗程，或因并发症、合并症，甚或未知的其他特殊情况等，影响正常治疗工作开展；此种情势下要否终止本路径治疗、转入其他专科诊治，需根据本科及医院情况决定。但无论继续留在本路径治疗处理，还是转入其他专科诊治，上述情况均可能导致住院时间均延长，医疗费用增加等，医师需在表单中说明。
>
> ■ 患者自身拒绝按计划实施临床路径（无论是本路径还是其他临床路径），也均可能出现病情恶化、住院时间均延长、医疗费用增加等情况，医师也需在表单中说明。

五、慢性铅中毒临床路径给药方案

（一）驱铅治疗用药选择

驱铅治疗是铅中毒唯一有效的治疗方法，一旦确诊，即应尽早使用金属络合剂，以及时排出体内的铅，中止其毒性作用，改善临床症状。驱铅常用的金属络合剂为依地酸钙钠、二巯丁二酸钠注射液，以及口服用二巯基丁二酸胶囊。

1. 依地酸钙钠：该药可动员骨和细胞外的铅，由于口服给药的胃肠吸收率太低（不足5%），而肌内注射又较疼痛，所以多用静脉给药，用法为1.0g加入5%葡萄糖注射液250~500ml内静脉滴注，每日1次，3天为1个疗程，间隔5~7天再开始下一疗程。

注意其治疗较重铅中毒时会出现一过性症状加重现象，可能为骨铅向脑等软组织重新分布所致，建议与二巯丁二钠或二巯丁二酸联合应用，以防止此现象发生；即先使用二巯丁二钠或二巯丁二酸，经4~5小时且出现排尿后，再使用依地酸钙钠。

儿童铅中毒患者按《儿童高铅血症和铅中毒预防指南》及《儿童高铅血症和铅中毒分级和处理原则（试行）》执行。

2. 二巯丁二钠：此类药物选择性较强，吸收较慢，见效也慢。一般为量为1.0g，用5%葡萄糖溶液或生理盐水配成5%~10%浓度静脉注射，1次/天，连用3天，间隔5~7天为1个疗程。

3. 二巯丁二酸胶囊：络合谱较广，能通过血脑脊液屏障，给药方便，口服剂量为0.25~0.5g，3次/天，连用3天，停药5~7天为1个疗程。

（二）药学提示及注意事项

1. 依地酸钙钠用药相对安全，不良反应包括为头晕、乏力、关节酸痛等，还可能引起肾损害，导致肾小管细胞变性。该药在排铅的同时也络合排出体内的锌、钙、锰、铁、铜、钴等元素，造成体内必需微量元素的平衡失调，引起"过络合综合征"，可采用"小剂量、长间距"的方案给药，以减少此类不良反应发生。

该药主要经肾脏排出，1小时可排出50%，24小时可排出90%以上。所以必须在有充分尿量的情况下使用；驱排治疗期间嘱咐患者多饮水（日饮水量不少于3000ml）。

2. 二巯丁二钠，选择性较强，对锌、锰、铁等微量元素的影响不大，很少引起过络合综合征，毒性较低，不引起肾脏损害。唯由消化系统症状是其主要不良反应，如上中腹胀痛、口中异味、恶心、呕吐、腹泻等，个别尚有头痛、乏力、四肢酸痛等反应；注射速度越快反应越重，但可于数小时内自行消失。偶见皮疹（约4%成人）、血清氨基转移酶一过性升高（6%~10%）、中性粒细胞减少。

注意：口服用二巯丁二酸胶囊不适合治疗消化道吸收引起的铅中毒，因其可与消化道中食物、饮料中的微量铅络合成为易于吸收的水溶性铅络合物，从而将消化道中的铅转移到血液中，加重中毒；重度肝功能障碍和妊娠妇女禁用。

3. 络合剂应单独使用，不宜添加其他药物；注射剂打开后立即使用，不可久置。此外，用量较大、使用较久时，可引起肾脏等器官损伤、中性粒细胞减少等不良反应，故应定期复查血常规、肝功能、肾功能、电解质、微量元素（铜铁锌）等指标。一般连用 3~5 个疗程后需停药一段时间，以确保安全。

六、慢性铅中毒护理规范

1. 驱铅治疗护理：治疗过程中严密观察病情变化及用药后疗效，向患者解释用药后不良反应及护理措施，嘱患者多饮水，促进毒物排泄。

2. 腹绞痛、腹胀及便秘护理：在遵医嘱给予驱铅治疗的基础上，加强运动锻炼，合理饮食调整，可按摩脐周以加强肠蠕动。

3. 口腔护理：嘱患者注意口腔卫生，早晚刷牙，必要时可用稀醋酸溶液与生理盐水配合漱口，避免铅的重吸收。

4. 心理护理：恰当的心理疏导和科学的防病治病知识，消除患者心理问题。

七、慢性铅中毒营养治疗规范

1. 按时进食，少吃油腻食物。

2. 增加钙、锌、铁等营养素。多食乳制品、豆制品和动物骨骼、肉类和海产品。

3. 多饮水，每天约 2500ml，多食新鲜水果、蔬菜等。

4. 多食抗铅食品，如牛奶、大蒜、海参、海带、麦麸、乌龙茶、猕猴桃等。

八、慢性铅中毒患者健康宣教

1. 铅危害基本常识。

2. 严格遵守企业职业卫生管理。

3. 加强个人防护，正确使用防护用品，班后洗澡、更衣等，避免有毒物质继续吸收。

九、推荐表单

（一）医师表单

慢性铅中毒临床路径医师表单

适用对象：第一诊断为慢性铅中毒（ICD-10：T56.001）

患者姓名：		性别：	年龄：	住院号：	门诊号：
住院日期：	年　月　日	出院日期：	年　月　日		标准住院日：7~45 天

时间	住院第 1~3 天	住院期间
主要诊疗工作	□ 询问职业史、既往史、饮酒史、病史等 □ 体格检查 □ 进行病情初步评估，病情严重度分级 □ 明确诊断，决定诊治方案 □ 完成三级查房记录 □ 向患方交代病情，签署知情同意书 □ 完善相关化验、特殊检查 □ 评估并发症及基础疾病 □ 请相关学科会诊（如神经科、中医科、理疗科、康复科等）（必要时） □ 完成首次病程记录和入院记录	□ 上级医师定期查房，完善诊疗计划 □ 完成三级查房记录 □ 观察疗效和药物不良反应 □ 评估尿铅、肌电图等辅助检查的结果 □ 营养神经，促进神经修复、再生 □ 根据病情评估，及时调整治疗方案 □ 及时进行临床路径变异分析 □ 职业病诊断会诊
重点医嘱	**长期医嘱：** □ 职业病科护理常规 □ 一/二/三级护理（根据病情） □ 对症治疗 □ 营养神经药物 □ 改善贫血药物 □ 腹绞痛治疗 □ 改善神经衰弱，中医中药，其他对症治疗 **临时医嘱：** □ 络合剂驱铅：5%葡萄糖注射液 250ml 或生理盐水 250ml +依地酸钙钠 1.0g，静脉滴注，每日 1 次，共 3 天（从入院第二天开始驱铅治疗。其他可选择的药物及用法见临床路径相关部分） □ 留 24 小时尿，尿铅测定共 3 天（与驱铅同步进行） □ 血常规、红细胞沉降率、尿常规、便常规 □ 肝功能、肾功能、电解质、血糖、血铅、尿铅、网织红细胞计数、血清铁、总铁结合力、铁蛋白、维生素 B_{12}、叶酸检测。 □ 血铅和尿铅（驱铅时密切监测尿铅变化） □ 胸部 X 线平片、心电图、腹部超声 □ 驱铅实验（必要时） □ 红细胞锌原卟啉或尿 δ-氨基-γ-酮戊酸（必要时） □ 根据患者情况进行：D - 二聚体、肿瘤标志物、超声心动图、骨髓穿刺和活检（必要时） □ 神经肌电图、脑电图（必要时） □ 对症处理	**长期医嘱：** □ 职业病科护理常规 □ 一/二/三级护理（根据病情） □ 对症治疗 □ 营养神经药物 □ 改善贫血药物 □ 改善神经衰弱，中医中药，以及对症治疗 **临时医嘱：** □ 络合剂驱铅 根据驱铅后尿铅水平决定驱铅治疗的疗程及疗程间隔。 □ 对症处理 □ 复查血常规、肝功能、肾功能 □ 血铅和尿铅（驱铅时密切监测尿铅变化） □ 异常指标复查 □ 增加微量元素检测

续　表

时间	住院第 1~3 天	住院期间
病情 变异 记录	□无　□有，原因： 1. 2.	□无　□有，原因： 1. 2.
医师 签名		

时间	出院前 1~3 天	出院日
主要诊疗工作	□ 上级医师查房 □ 评估治疗效果 □ 确定出院后治疗方案 □ 确定出院日期及出院后治疗方案 □ 制订出院复查、随访计划 □ 对患者进行职业健康与中毒防治知识宣教 □ 完成上级医师查房记录	□ 完成出院小结 □ 向患者交代出院后注意事项 □ 预约复诊日期、随访时间 □ 办理出院事宜 □ 出院带药（必要时） □ 出院后对休息、工作的安排建议
重点医嘱	**长期医嘱：** □ 职业病科护理常规 □ 二/三级护理（根据病情） □ 对症治疗 □ 营养神经药物 □ 改善贫血药物（必要时） □ 改善神经衰弱，中医中药，其他对症治疗 **临时医嘱：** □ 复查血常规、肝功能、肾功能 □ 复查血铅和尿铅（必要时） □ 根据需要，复查有关检查	**出院医嘱：** □ 门诊随诊
病情变异记录	□ 无　□ 有，原因： 1. 2.	□ 无　□ 有，原因： 1. 2.
医师签名		

（二）护士表单

慢性铅中毒临床路径护士表单

适用对象：第一诊断为慢性铅中毒（ICD-10：T56.001）

患者姓名：		性别： 年龄： 住院号：	门诊号：
住院日期： 年 月 日		出院日期： 年 月 日	标准住院日：7~45 天

时间	住院第 1 天	住院期间	出院日
健康宣教	□ 入院宣教 □ 介绍主管医师、护士 □ 介绍环境、设施 □ 介绍住院注意事项 □ 介绍探视和陪伴制度 □ 介绍贵重物品管理制度 □ 告知检查、治疗的意义及配合要点 □ 介绍 24 小时尿铅标本留取方法及注意事项	□ 观察患者一般情况 □ 络合剂用药宣教 □ 饮食指导 □ 铅中毒健康教育 □ 进行戒烟、戒酒的建议和教育	□ 观察患者一般情况 □ 用药指导 □ 进行铅工作防护培训和健康宣教
护理处置	□ 核对患者信息，佩戴腕带 □ 建立入院护理病历 □ 测量体重 □ 协助患者完成实验室检查及辅助检查	□ 观察患者及病情变化 □ 观察疗效及药物反应 □ 观察络合剂的不良反应	□ 出院注意事项（根据病情坚持康复锻炼、加强营养） □ 帮助患者办理出院手续 □ 出院指导
基础护理	□ 二/三级护理 □ 晨晚间护理 □ 患者安全管理	□ 二/三级护理 □ 晨晚间护理 □ 患者安全管理	□ 二/三级护理 □ 晨晚间护理 □ 患者安全管理
专科护理	□ 护理查体 □ 病情观察 □ 确定饮食种类 □ 协助患者正确留取铅及相关检测项目样本 □ 心理护理	□ 病情观察 □ 遵医嘱予补液 □ 观察络合剂疗效、作用和不良反应 □ 记录 24 小时尿量 □ 心理护理	□ 观察患者一般情况 □ 指导康复训练（根据需要） □ 恢复期心理与生活护理 □ 出院准备指导 □ 复查的时间
重点医嘱	□ 详见医嘱执行单	□ 详见医嘱执行单	□ 详见医嘱执行单
病情变异记录	□ 无 □ 有，原因： 1. 2.	□ 无 □ 有，原因： 1. 2.	□ 无 □ 有，原因： 1. 2.
护士签名			

（三）患者表单

慢性铅中毒临床路径患者表单

适用对象：第一诊断为慢性铅中毒（ICD-10：T56.001）

患者姓名：		性别： 年龄： 住院号：	门诊号：
住院日期： 年 月 日		出院日期： 年 月 日	标准住院日：7～45 天

时间	住院第 1 天	住院期间	出院日
医患配合	□ 配合询问铅的职业接触史 □ 配合询问病史、收集资料，请务必详细告知既往史、用药史、过敏史 □ 配合进行体格检查 □ 有任何不适请告知医师	□ 配合完善相关检查如采血、留尿等 □ 配合医师摆好检查体位 □ 医师与患者及家属介绍病情谈话签字	□ 接受出院前指导 □ 指导复查程序 □ 获取出院诊断书
护患配合	□ 配合测量体温、脉搏、呼吸、血压、体重 □ 配合完成入院护理评估 □ 询问铅的职业接触史、病史、过敏史、用药史 □ 接受入院宣教（环境介绍、病室规定、贵重物品保管等） □ 有任何不适请告知护士	□ 配合测量体温、脉搏、呼吸，询问大、小便情况 □ 接受络合剂用药的宣教 □ 配合留取 24 小时尿量 □ 有任何不适请告知护士	□ 接受出院宣教 □ 办理出院手续 □ 获取出院带药 □ 知悉服药方法、作用、注意事项 □ 知悉复印病历程序
饮食	□ 遵医嘱饮食	□ 遵医嘱饮食	□ 遵医嘱饮食
排泄	□ 正常排尿便	□ 正常排尿便	□ 正常排尿便
活动	□ 正常活动	□ 正常活动	□ 正常活动
患者签名			

附：原表单（2016 年版）

职业性慢性铅中毒临床路径表单

适用对象：第一诊断为职业性慢性铅中毒（ICD-10：T56.001）

患者姓名：	性别：	年龄：	住院号：	门诊号：
住院日期：　年　月　日	出院日期：　年　月　日			标准住院日：14~35 天

时间	住院第 1~3 天	住院期间
主要诊疗工作	□ 询问病史及体格检查 □ 进行病情初步评估 □ 上级医师查房 □ 开化验单，完成病历书写	□ 上级医师查房 □ 核查辅助检查的结果是否有异常 □ 观察药物不良反应 □ 住院医师书写病程记录
重点医嘱	长期医嘱： □ 职业病科护理常规 □ 一/二/三级护理（根据病情） □ 对症治疗 □ 络合剂驱铅 □ 5%葡萄糖 250ml+依地酸钙钠 1.0g，静脉点滴 □ 生理盐水 250ml+依地酸钙钠 1.0g，静脉点滴 □ 营养神经药物 □ 改善贫血药物 □ 腹绞痛者需解痉、补钙等对症治疗 □ 改善神经衰弱，中医中药，以及对症治疗 临时医嘱： □ 血常规、红细胞沉降率、尿常规、便常规 □ 肝肾功能、电解质、血糖、血铅、尿铅、网织红细胞计数、铁三项、维生素 B_{12}、叶酸 □ 血铅和尿铅（驱铅时密切监测尿铅变化） □ 胸正侧位片、心电图、腹部超声 □ 驱铅实验（必要时） □ 红细胞锌原卟啉或尿 δ-氨基-γ-酮戊酸（必要时） □ 根据患者情况进行：D-二聚体、肿瘤标志物、超声心动图、骨髓穿刺和活检 □ 神经肌电图、脑电图（必要时） □ 对症处理	长期医嘱： □ 职业病科护理常规 □ 一/二/三级护理（根据病情） □ 对症治疗 □ 驱铅药物 □ 5%葡萄糖 250ml+依地酸钙钠 1.0g，静脉点滴 □ 生理盐水 250ml+依地酸钙钠 1.0g，静脉点滴 □ 营养神经药物 □ 改善贫血药物 □ 改善神经衰弱，中医中药，以及对症治疗 临时医嘱： □ 对症处理 □ 复查血常规、肝肾功能 □ 血铅和尿铅（驱铅时密切监测尿铅变化） □ 异常指标复查
主要护理工作	□ 介绍病房环境、设施和设备 □ 入院护理评估、护理计划 □ 随时观察患者情况 □ 静脉取血、用药指导 □ 进行戒烟、戒酒的建议和教育 □ 协助患者完成实验室检查及辅助检查	□ 观察患者一般情况及病情变化 □ 观察治疗效果及药物反应 □ 疾病相关健康教育

续　表

时间	住院第 1~3 天	住院期间
病情 变异 记录	□无　□有，原因： 1. 2.	□无　□有，原因： 1. 2.
护士 签名		
医师 签名		

时间	出院前 1~3 天	出院日
主要 诊疗 工作	□ 上级医师查房 □ 评估治疗效果 □ 确定出院后治疗方案 □ 完成上级医师查房记录	□ 完成出院小结 □ 向患者交代出院后注意事项 □ 预约复诊日期
重 点 医 嘱	**长期医嘱：** □ 职业病科护理常规 □ 二/三级护理（根据病情） □ 对症治疗 □ 营养神经药物 □ 改善贫血药物（必要时） □ 改善神经衰弱，中医中药，以及对症治疗 **临时医嘱：** □ 复查血常规、肝肾功能 □ 复查血铅和尿铅（必要时） □ 根据需要，复查有关检查	**出院医嘱：** □ 门诊随诊
主要 护理 工作	□ 观察患者一般情况 □ 观察疗效、各种药物作用和不良反应 □ 恢复期生活和心理护理 □ 出院准备指导	□ 帮助患者办理出院手续 □ 出院指导
病情 变异 记录	□ 无　□ 有，原因： 1. 2.	□ 无　□ 有，原因： 1. 2.
护士 签名		
医师 签名		

第十章

慢性汞中毒临床路径释义

【医疗质量控制指标】（专家建议）

指标一、诊断需在确切的金属汞或其化合物职业接触史基础上，结合特异性临床表现及实验室检查结果，参考职业卫生学调查资料，并排除其他病因所致的类似疾病后，方可诊断。

指标二、尿汞需用尿肌酐校正；如尿肌酐小于 0.3g/L 或大于 3.0g/L，应重新留尿检测，并注意排除饮水、发热、肾脏疾病等因素干扰。

指标三、尿汞和空气中汞蒸汽浓度、血汞浓度均有良好的相关性，是汞接触水平和体内蓄积水平较可靠的生物标志物，但与临床表现并不完全一致，仅能供作诊断及治疗的参考。

指标四、确诊为汞中毒的病例可进行驱汞治疗，并同时监测 24 小时尿汞动态变化情况，以为下一疗程提供参考。

指标五、存在肾脏损害时，不宜使用驱汞治疗；但必要时可在血液透析配合下实施药物驱汞。

指标六、慢性汞中毒主要症状随驱汞治疗的进展多能逐渐好转或消失，慢性汞中毒住院的主要目的是细致了解患者病情，以安全有效地实施驱汞治疗，疗程结束，即可出院。轻度患者短期休息后即可上班；较重病人如病情需要，可于休息（或转入疗养院康复治疗）45 日后重新入院，进行下一阶段的驱汞治疗。

指标七、慢性轻度、中度汞中毒患者治愈后可以恢复原工作；重度中毒患者者出院后，应调离汞作业，并根据病情安排一定时间的休息或疗养。

一、慢性汞中毒编码

1. 原编码：

疾病名称及编码：职业性慢性汞中毒（ICD-10：T56.101）

2. 修改编码：

疾病名称及编码：慢性汞中毒（ICD-10：T56.1 X49）

二、临床路径检索方法

T56.1 伴 X49

三、国家医疗保障疾病诊断相关分组（CHS-DRG）

MDC 编码：MCDV（创伤、中毒与药物毒性反应）

ADRG 编码：VZ1（其他损伤、中毒及毒性反应疾患）

四、慢性汞中毒临床路径标准住院流程

（一）适用对象

第一诊断为慢性汞中毒（ICD-10：T56.X49）者，其中因职业活动长期接触一定剂量的汞而引起的慢性汞中毒被专称为"职业性慢性汞中毒"。

> **释义**
>
> ■ 本路径适用于职业性慢性汞中毒。重度患者可能发生精神性格改变，粗大震颤，明显肾脏损害、小脑共济失调，甚或精神障碍等严重并发症，其可否继续留在本路径完成诊治流程，或是转入其他专科进入其他相应临床路径，需根据医院和科室具体情况由主管医师和科室主任决定。
>
> ■ 非职业性汞中毒可参照上述情况执行。

（二）诊断依据

根据现行国家职业卫生标准《职业性汞中毒诊断标准》（GBZ 89），并参考《中华职业医学》（人民卫生出版社，2019，第2版，李德鸿、赵金垣、李涛主编）和《临床职业病学》（北京大学医学出版社，2017年，第3版，赵金垣主编）等国内权威专业参考书，其主要诊断依据如下：

1. 具有有长期、密切的金属汞或其化合物的职业接触史。
2. 具有慢性汞中毒特征性临床表现。
3. 尿汞增高。
4. 现场劳动卫生学调查证实患者在工作过程中确实存在过量汞接触，且同岗位工友也发生过类似疾病。
5. 需排除其他类似疾病，如帕金森病、脑血管疾病、慢性锰中毒、慢性酒精中毒、甲状腺功能亢进、口腔疾病、慢性精神疾病等。

> **释义**
>
> ■ 现行的《职业性汞中毒诊断标准》（GBZ 89）是本病诊断的主要依据，上述5点即是慢性汞中毒诊断的基本条件。
>
> ■ 长期、密切的汞接触史是诊断慢性汞中毒的必备前提。对于职业性汞中毒者，其长期的职业性汞接触史更需进行认真的调查核实；工作场所职业病危害因素检测与评价资料可作为评估接触水平的重要参考。
>
> ■ 现行《职业性汞中毒诊断标准》（GBZ 89），将慢性汞中毒病情分为三度：①轻度中毒，指具备下列表现之3项者：脑衰弱综合征、口腔－牙龈炎、眼/舌或手指震颤、尿汞增高；②中度中毒，指具备下列表现之2项者：精神性格改变，粗大震颤，明显肾脏损害；③重度中毒，指具备任一下列表现者：小脑共济失调，精神障碍。
>
> ■ 如在汞作业体检过程中疑有慢性汞中毒可能，可作为"疑似职业病"安排至门诊或住院作进一步检查或进行"驱汞试验"，以助确诊；各项检查指标未能达到"中毒"标准者，可以排除职业性汞中毒的诊断。
>
> ■ 尿汞为反映近期汞接触水平的指标。我国无汞接触史正常成人的尿汞平均值 $\leq 2.25\mu mol/mol$ 肌酐（$4\mu g/g$ 肌酐），此值也被称为尿汞的"正常值；长期从事汞作业劳动者的尿汞平均值被称为汞的"生物接触限值"，我国的汞"生物接触限值"为 $28\mu mol/mol$ 肌酐（$50\mu g/g$ 肌酐），与国外基本一致。
>
> ■ 对于尿汞正常而临床仍怀疑存在慢性汞中毒可能者，可进行"驱汞试验"，即肌内注射5%二巯丙磺钠5ml后，留取24小时尿液，如尿汞总量 $> 45\mu g/d$，则提示体内存有过量汞，对诊断有重要参考意义。

（三）治疗方案的选择

根据最新版《职业性汞中毒诊断标准》（GBZ 89-2007），并参考赵金垣主编《临床职业病学》（第3版，北京大学医学出版社，2017）、李德鸿、赵金垣、李涛主编《中华职业医学》（第2版，人民卫生出版社，2018），治疗方案为：

1. 药物驱汞治疗。
2. 对症支持措施。

> **释义**
>
> ■ 驱汞治疗主要使用巯基螯合剂，以往多用二巯丙磺钠，20世纪末开始，也使用二巯丁二酸进行驱汞治疗。
>
> ■ 对症支持措施，重点如：①汞中毒性口腔-牙龈炎，除注意口腔卫生外，可给予2%碳酸氢钠溶液、0.02%氯己定漱口液或盐水等含漱，有助于改善症状；②汞性肾损伤，预后较好，脱离汞接触并给予驱汞治疗后多能逐渐康复；③神经衰弱及精神症状，主要使用镇静安神、健脑补肾、维生素类、硒类微量元素、脑代谢促进剂等药物；适当运动及中医中药辨证施治，也有助于改善、促进康复；一旦出现中毒性脑病，治疗相对较为困难。

（四）标准住院日

10～45天。

> **释义**
>
> ■ 患者入院经全身检查评估后，即开始以驱汞为主的综合治疗。多使用巯基螯合剂，3天为一疗程，间隔5～7天；驱汞期间需逐日检测尿汞排出情况、症状缓解程度，并注意有无不良反应发生；一般以前3～4疗程效果最佳。
>
> ■ 一般患者经2～4疗程驱汞治疗后，尿汞多可回复正常，全身症状（口腔炎需由口腔科配合处理）明显改善，30～40天即可出院；较重患者经4疗程驱汞治疗后，如尿汞或全身症状尚未完全恢复，但为防止"过络合综合征"发生，确保最佳治疗时段，也须在40～45天出院，休息30～45天后再行入院驱汞，直至尿汞恢复正常。
>
> ■ 患者因汞中毒引起的各种慢性并发症（如性格异常、震颤、肾脏损害、共济失调、精神障碍等）预后一般均较良好，但无论归于哪一科处理，皆非短期住院所能解决，皆属需长期门诊治疗的疾病，因此，它不应成为短期驱汞治疗延迟出院的理由。对于那些病情较为严重、生活难以自理的慢性汞中毒患者，出院后，用人单位应安排专人照料，或转入疗养院继续康复治疗。

（五）进入路径标准

1. 第一诊断为"职业性慢性轻度汞中毒"者，须符合ICD-10：T56.101诊断编码及最新版《职业性汞中毒诊断标准》（GBZ 89-2007）的要求。

2. 作为"疑似职业病"被安排至门诊或住院作进一步检查确诊的"可疑汞中毒"患者，如果经检查后各项指标仍未达到"中毒"标准，则可排除"职业性慢性汞中毒"，无进入本临床路径进一步诊治处理的必要。

3. 患者同时患有其他疾病（合并症），或发生慢性汞中毒相关的并发症，如不需要其他专科特殊处理，也不影响第一诊断临床路径流程实施时，可以进入本路径。

4. 当患者的合并症或中毒并发症较为严重复杂，需要其他专科进行特殊处理时，应当退出本路径，进入其他专科的相应临床路径。

5. 非职业性慢性轻度汞中毒可参照本路径执行。

> **释义**
>
> ■ 以职业性慢性汞中毒为第一诊断疾病者，无论获准进入本临床路径，或因病情严重复杂转入其他专科临床路径治疗处理，其医疗费用（包括慢性汞中毒并发症）均应按照国家规定的职业病医保条例，由工伤保险或用人单位给予全部报销，并享受各项劳保福利待遇。
>
> ■ 被安排至门诊或者住院，做进一步检查确诊的"疑似慢性汞中毒"患者，如检查指标未能达到"中毒"程度，虽被否定"职业性慢性汞中毒"，但其医学观察、检查及鉴别诊断过程，仍属职业病诊断程序不可或缺的组成部分，按照国家《职业病防治法》规定，此类住院及医疗检查费用也应按照国家职业病医保条例，由工伤保险或用人单位给予全部报销，检查期间仍享受各项劳保福利待遇。
>
> ■ 虽以职业性慢性汞中毒为第一诊断疾病，无论在本路径或转入其他路径，其用于合并症（同时伴有的基础疾病）的各种医疗检查费用（如药费、ICU 费、特殊护理费、手术费、特殊检查费、理疗费等），均应按该种疾病的医疗报销规定处理，不得享受职业病待遇。
>
> ■ 非职业性慢性汞中毒患者入院治疗各项费用须按一般疾病的相关规定报销，不得享受职业病有关待遇。

（六）住院期间检查项目

1. 必须检查项目：

（1）血常规+红细胞沉降率、尿常规、便常规+隐血试验。

（2）肝功能、肾功能、心肌酶谱、血清电解质、血脂、血糖、血尿酸、尿肌酐检测。

（3）一次性尿汞浓度检测、心电图、胸部 X 线平片、口腔科检查。

2. 特殊检查项目：

（1）24 小时尿汞、尿蛋白检测，肾图检查。

（2）尿 β_2 微球蛋白、尿视黄醇结合蛋白、尿 α_1 微球蛋白检测。

（3）感染性疾病筛查（乙型肝炎、丙型肝炎、梅毒、结核、艾滋病等）。

（4）腹部 B 超、泌尿系 B 超、神经-肌电图检查、脑电图、头颅 CT/MRI。

（5）精神科检查、甲状腺功能（血游离甲状腺素、血游离三碘甲状腺原氨酸、血促甲状腺素等）检查。

> **释义**
>
> ■ 必需检查项目，是进入路径的患者必须完成的检查项目，大多属于常规检验项目（如三大常规、肝功能、肾功能、心电图、胸部 X 线平片、心肌酶谱、血糖、血电解质、凝血），少数为与第一诊断疾病密切相关的检验项目（如一次性尿汞、尿肌酐检测，口腔科检查等）。目的在于了解患者的基本健康状况、主要器官的功能

状态、第一诊断疾病的严重程度等，并为疾病诊断和鉴别诊断提供初步客观数据，以助更好评估病情、指导合理用药（如巯基螯合剂用法、用量、疗程等），并估计大致住院时间、医疗费用及疾病预后等。

■ 特殊检查项目，主要为更深入地掌握病情（如感染性疾病筛查），评估第一诊断疾病的病情进展（如尿微球蛋白、24小时尿汞检测等）、主要靶器官损伤严重程度及其并发症情况（如肾图、24小时尿蛋白检测、泌尿系统B超等）、对机体其他器官和功能的影响程度（神经-肌电图、精神科检查等）开展的检查项目，以帮助对总体病情更深入、细致的了解和掌控，更科学地指导用药、更早期地实施干预、更精确地判断预后。

■ 例如尿低分子量蛋白、尿常规、肾图、泌尿系B超检查等主要用于细致评估肾脏损害程度，其中尿微球蛋白对于肾小管损伤具有较高的灵敏度和特异度，但应注意当膀胱中尿pH值<5.5时微球蛋白可能发生降解，从而产生假阴性。

■ 尿汞检测目前多采用冷原子吸收光谱法，可用于评估近期汞接触水平，有助于病因学诊断。所谓"一次性尿汞浓度检测"是指在非驱汞情况下，随机留取一次性尿样检测尿中汞的浓度，采用"点采样"样本，优点是留取尿样方便，但易受尿液稀释度影响，故需以尿肌酐进行校正。24小时尿汞总量检测可以更精确地观察尿汞排出情况，为病因判断及驱汞效果评估提供更可靠资料。

■ 尿肌酐检测目前多采用分光光度测定方法（WS/T 97-1996）或反相高效液相色谱测定方法（WS/T 98-1996），主要用于一次性尿汞浓度校正，有助于消除尿液稀释度对结果的影响。

（七）治疗方案与药物选择

1. 药物驱汞治疗：目前主要采用巯基螯合剂进行驱汞治疗。
2. 对症支持治疗：重点是：改善口腔状况、保护肝/肾功能、促进神经康复。

【释义】

■ 驱汞治疗。巯基螯合剂中以二巯丙磺钠最为常用，驱汞效果良好，但不良反应稍大，且易发生"过络合综合征"。50多年前，北医三院王世俊教授发现二巯丁二酸钠也有良好驱汞效果，不良反应也更小，现已用于汞中毒治疗，效果可靠；其钠盐制成胶囊口服，尤其适合慢性汞中毒的治疗。

■ 驱汞治疗时，需留取24小时尿样逐日检测尿中汞排出量，24小时尿汞总量>45μg/d，方有继续下一疗程的价值；治疗过程中还需定期复查血常规、尿常规、肝功能、肾功能、血清电解质及微量元素（铜铁锌）等。但连续驱汞的疗程数一般不宜超过4个（含驱汞试验），以防"过络合综合征"及其他不良作用发生。

■ 对于慢性汞中毒而言，二巯丙磺钠驱汞效果虽好，但一些患者可发生过敏性药疹，偶而尚可见更为严重的急性大疱性过敏性反应、过敏性休克；此类患者，可以试用口服剂型二巯丁二酸驱汞。

二巯丁二酸胶囊应用方便、有效，且不良反应小，有研究表明，二巯丁二酸（0.5g，一日3次，口服）与二巯丙磺钠（0.25g，1次/日，肌内注射）相比，驱汞效果，并无明显差异。

　　■ 对症支持治疗以营养神经、改善循环、防治口腔炎及保护肝、肾功能为主要环节，并加强中医中药综合治疗。如①口腔-牙龈炎，除改善口腔卫生措施外，可给予2%碳酸氢钠溶液、0.02%氯己定漱口液或淡盐水等含漱。②神经衰弱症状，可使用镇静安神、健脑补肾、维生素类、硒类微量元素、脑代谢促进剂（如胞磷胆碱、脑蛋白水解物、吡拉西坦、吡硫醇、银杏叶提取物、肌苷）、自由基清除剂（硒化合物、谷胱甘肽、辅酶Q10等）等药物，并鼓励适当运动，开展中医中药疗法（针灸、按摩、药浴、穴位注射，以及西洋参、三七、丹参等药物）。③营养支持治疗，如B族维生素、维生素C、微量元素类药物，有助于改善症状、维持营养均衡、防治过络合综合征。

　　■ 中医治疗。由于中医讲究辩证论治，医师需亲临把脉诊舌，方能准确下方，故下列方剂仅供参考，不作统一药方推荐：

　　1. 脾虚少气。主症：头晕、心悸、体倦乏力、少气懒言、食欲缺乏、二便可；舌红苔白，脉弦细。治法：治宜益气健脾，利尿排毒。

　　基本方药：黄芪30g，太子参12g，云苓20g，炒白术10g，山药15g，扁豆15g，车前子15g，白茅根15g，蒲公英30g，枳壳12g，甘草6g，败酱草30g。水煎分2次服，1剂/天。

　　2. 肾虚血亏。主症：头晕，面色少华，肢软乏力，纳呆，时心悸，失眠多梦，小便量少；舌淡，脉细数。治法：治宜养血活血，益肾排毒。

　　基本方药：二地各10g，当归10g，川芎6g，党参12g，白术10g，云苓20g，枸杞12g，黄芪30g，首乌15g，龙眼肉15g，阿胶（烊化）15g，川楝子12g，山萸肉12g，丹皮12g，竹叶10g，六一散30g，蒲公英30g。水煎分2次服，1剂/天。

（八）出院标准

1. 尿汞回复正常，全身症状改善，病情稳定。

2. 驱汞已满4个疗程（含驱汞试验），尿汞仍>45μg/d，但为防止各种不良反应发生，仍应依规定及时出院，45天后返回医院复查。

3. 驱汞已满4个疗程（含驱汞试验），尿汞虽已≤45μg/d，如考虑仍有进一步复查必要，并避免不良不良反应，也应依规定按时出院，1个月后返回医院复查。

4. 没有需要住院处理的合并症和/或并发症。

释义

　　■ 诊断明确，驱汞治疗后病情稳定，口腔-牙龈炎、神经衰弱、震颤等症状减轻或好转，尿汞趋于正常。

　　■ 巯基类药物属于金属螯合剂，除可络合汞、砷等有害元素排出外，也可排出体内某些有益微量元素，如锌、铜、钙、镁等。若持续进行多疗程驱汞治疗，可能会增加包括过络合综合征在内不良反应的发生，故连续驱汞的总疗程数不宜超过4次，相关患者可出院休息1个月后，再次返回医院复查治疗。

　　■ 已经确诊的重度中毒患者，如因各种并发症生活无法自理，出院后应由用人单位派遣人员照顾，或安排入住疗养院继续康复治疗。

（九）变异及原因分析

1. 治疗过程中严重出现药物过敏反应或其他不良反应，以及并发症、合并症等，无法按时完成预定的驱汞疗程。

2. 患者因自身原因不能配合驱汞治疗，难以按预定计划完成治疗任务；或用人单位要求终止治疗。

3. 尿液留取样本不符合检测要求，或相关检查结果出现特殊异常，需要多次复查。

> **释义**
>
> ■ 因客观原因贻误驱汞疗程，或因并发症、合并症，甚或未知的其他特殊情况等，影响正常治疗工作开展；此种情势下要否中止本路径治疗、转入其他专科诊治，需根据本科及医院情况决定；但无论继续留在本路径治疗处理，还是转入其他专科诊治，上述情况均可能导致住院时间均延长、医疗费用增加等，医师需在表单中说明。
>
> ■ 患者自身拒绝实施临床路径（无论是本临床路径还是其他临床路径），也均可能出现病情恶化、住院时间均延长、医疗费用增加等情况，医师也需在表单中说明。

五、慢性汞中毒临床路径给药方案

（一）驱汞用药选择

1. 巯基螯合剂：

（1）二巯丙磺钠，又名二巯基丙磺酸钠，结构与二巯基丙醇相似，但作用更强，毒性明显降低。二巯丙磺钠含有两个巯基可以与金属络合，从而可与原来结合在体内某些蛋白质上的金属螯合并脱开，形成不易离解的低毒性络合物由尿排出；其除对汞中毒有较好疗效外，也可用于治疗砷、铬、铋、铅、铜、锑等中毒。二巯丙磺钠能较快达到血浓度高峰，5~6 小时后血中仅剩微量，24 小时则从血中完全消失；以第 1 和第 2 疗程尿汞排出最多，其后各疗程尿汞水平逐渐下降，趋于平缓，故连续驱汞以 3~4 疗程内的效果最佳。

对于慢性汞中毒，一般以 0.25g 肌内注射或静脉滴注，每日 1 次，连续 3 天为一疗程，间隔 5~7 天再行下一疗程。

（2）二巯丁二酸，最初仅用以治疗锑中毒，1960 年代起我国开始将之引入砷、铅、汞、铜、镍、镉等中毒的临床治疗，显示良好效果，不良反应较少，已渐为国际认可。急性中毒时，可 0.5~1g 静脉注射，1~2 次/日，连用 3~5 天；慢性中毒时，可每日静脉注射 0.25~0.50g，连用 3 天为一疗程，5~7 天后再开始下一疗程。

后又有口服用二巯丁二酸胶囊问世，药理作用二巯丁二钠相同，使用更为方便。如慢性汞中毒，可 0.25~0.50g 口服，每日 3 次，连服 3 天为一疗程，间隔 5~7 天再行下一疗程。

2. 其他疗法：少年儿童如果因环境、食物污染等难以预测的因素，引起体内过量汞蓄积，导致血汞、尿汞偏高，药物驱汞决非最佳选择，除非摄入的大剂量汞已引起明显器官系统损伤。此类少年儿童人群应立即脱离汞源接触，洗浴更衣，集中管理，给予富含维生素 B、维生素 C、硒、钙、锌、镁、铜、铁、硫或巯基类食物（如全麦食品、各类粗粮、水果、新鲜蔬菜、肉类、辣椒、大蒜等），甚至辅以口服药物补充上述物质。一般经过 6~9 个月，可以获得类似驱汞的效果，但远不会产生包括"过络合综合征"之类的不良后果，对于发育成长中的少年儿童，无疑是最好的爱护。

（二）药学提示及注意事项

1. 二巯丙磺钠：不良反应较少，偶见恶心、头晕、口唇麻木、心悸、皮疹等，停药后可消失；个别可出现过敏反应，如皮疹、寒战、发热，甚至过敏性休克、剥脱性皮炎。建议治疗前应仔细询问患者的药物过敏史；过敏史阳性者，可进行二巯丙磺钠皮试；用药后需常规观察1小时，一旦发生不良反应，应立即停药，并给予对症处理。

此外，肌内注射时应严格遵守无菌操作，采用深部肌内注射、双侧交替注射等办法，注射时速度宜均匀、缓慢，以减少患者疼痛。。

2. 二巯丁二酸类：不良反应更小，偶有头晕、心悸、恶心、乏力、呕吐等，多在数小时内消失。也有报道可出现蛋白尿和管型尿、肝功能异常等，但停药后即可恢复。

3. 螯合剂可在体内与敏感的配体竞争金属，使用不当可因有益金属，如锌、镁、钙、铁等排出过多，引起"过络合综合征"。但施用螯合剂期间不宜补充微量元素，以免降低疗效，只宜在治疗间歇期补充。

4. 对驱汞治疗有不良反应，肾功能不良或身体较弱患者，可采用"低剂量"用药，或延长疗程间隔的方法进行驱汞治疗。近年有报道小剂量螯合剂也可获得满意驱汞效果，如二巯丙磺钠单次剂量用0.125g，或二巯丁二酸每次0.25g，每日2次，连用3日为1个疗程；疗程间隔可延长，如10~14天等。

5. 驱汞治疗一般不超5个疗程，以3~4个疗程为宜。有研究发现，二巯丙磺钠药疹以第4、5个疗程发病率最高，故建议连续驱汞3~4疗程为宜，并可适当延长疗程间隔，以降低药疹发生率。但对巯基螯合剂过敏者、严重肾功能不全者皆应慎用（尤其尿量在400ml/d以下者）。

六、慢性汞中毒护理规范

1. 观察患者生命体征，尤其是血压、心率和心律的变化；监测患者尿量及肾功能变化。

2. 指导患者正确留取尿样样本。详细告知患者尿汞、尿视黄醇结合蛋白、尿β_2微球蛋白、尿α_1微球蛋白、尿肌酐等的留尿方法和相关注意事项。尿液使用非金属的、清洁的专用容器盛放，注射二巯丙磺钠后开始留尿至24小时，所排尿液全部留置在专用容器内并混匀，取50ml及时送检。

3. 用药护理，输液前注意观察患者的精神状态，询问患者的饮食情况及病情变化。由于二巯丙磺钠刺激性较强，避免在同一部位连续穿刺给药。严格无菌操作，以免引起静脉炎，密切观察输液过程，防止药物外渗。向患者及家属讲明用药目的、方法及滴速，取得合作，防止随意调节滴速。嘱患者在治疗过程中多饮水，促进毒物排泄，注意休息。

4. 观察药物疗效及不良反应。观察患者精神、震颤、疼痛、皮肤黏膜、饮食与排泄等情况，问询患者头痛、失眠、健忘等神经症状有无改善等，了解治疗效果。告知患者驱汞期间，可能会出现头晕、心悸、乏力、恶心、呕吐、皮疹等反应，停药数天后症状多会消失，向患者做好宣教。观察络合反应及有无过敏情况，出现头痛、恶心、肌肉痉挛、心率加快、血压升高、视物模糊等反应立即通知医师。

5. 饮食护理，给予高热量、高蛋白、高维生素、低脂肪、易消化的食物。多补充富含维生素C的水果和蔬菜，如猕猴桃、洋葱等，有助于去除体内的汞，忌饮酒和浓茶。必要时补充微量元素，配合能量合剂静脉输液辅助支持治疗。

6. 口腔护理，保持口腔清洁，防止炎症发生。已出现口腔溃疡，牙龈肿胀/溢血/溃烂者，按时作口腔护理，嘱患者饭后睡前漱口，用氯已定含漱剂含漱，疼痛难忍者可用1%普鲁卡因溶液含漱，进食流质。

7. 严重皮疹者加强皮肤护理，作好皮肤清洁卫生，穿全棉衣服，防止继发感染。皮肤出现红肿、瘙痒时，酌情湿冷敷，尽量避免搔抓。

8. 心理护理，做好患者及家属的解释工作，避免不良刺激，减轻其紧张、焦虑和恐惧等不良心理反应。提高了患者对疾病的认识，树立战胜疾病的信心，积极配合治疗。由于职业病诊断涉及到的治疗、疗养和福利等问题，会造成复杂的心理活动，让患者正确对待职业病的诊断，避免产生不良后果。

七、慢性汞中毒营养治疗规范

1. 劝导患者戒烟、戒酒。忌浓茶、咖啡等。

2. 宜进食高热量、高蛋白（鱼、肉、鸡、蛋、牛奶、豆浆等）、多食新鲜水果、蔬菜等富含维生素饮食。驱汞治疗期间多饮水，每天3000ml。

3. 出现口腔-牙龈炎者，避免进食过硬、过热、刺激性食物，并给予高热量、高蛋白、高维生素、半流质或流质饮食。

4. 严重肾功能损害者，进食低盐、易消化、少刺激食物，限制钠、水、蛋白质摄入。

八、慢性汞中毒患者健康宣教

1. 注意休息，避免劳累，同时适当活动，保持乐观情绪，避免不良事件刺激。

2. 告知患者优质蛋白、高热量、富含维生素饮食的重要性，指导患者根据病情选择合适食物，保证热量和维生素充足供给。

3. 坚持遵医嘱用药，掌握药物服用方法和注意事项。尽量避免使用肾毒性药物及易于诱发肾功能损害药物，如氨基糖苷类抗菌药物、磺胺类、非甾体抗炎药、含马兜铃酸类草药等。

4. 汞中毒可以起口腔-牙龈炎症，如口腔溃疡、牙龈肿胀，易出血，流涎、口臭，牙龈萎缩、牙齿松动等，应保持口腔卫生。

5. 汞中毒可引起红色皮疹，伴瘙痒，应保持皮肤清洁卫生，不宜抓挠，减少或避免继发性感染。

6. 告诉患者返回工作岗位后加强个人防护，使用防毒口罩、防护服、工作鞋等。勿在车间进食、吸烟，要勤洗手，以免汞烟、汞蒸气进入消化道或呼吸道而吸收。下班后要沐浴、换下工作服。定期参加职业健康检查。

九、推荐表单

(一) 医师表单

慢性汞中毒临床路径医师表单

适用对象：第一诊断为慢性汞中毒（ICD-10：T56.101）

患者姓名：		性别：	年龄：	住院号：	门诊号：
住院日期： 年 月 日		出院日期： 年 月 日			标准住院日：10~45 天

时间	住院第 1 天	住院第 2~4 天
主要诊疗工作	□ 完成询问病史和体格检查，按要求完成病历首页及首次病程记录 □ 评估病情 □ 完善必要检查 □ 根据病情对症支持治疗 □ 签署相关通知书、同意书等	□ 上级医师查房，完善诊疗计划 □ 处理基础性疾病及对症支持治疗 □ 完成上级医师查房记录 □ 住院医师书写病程记录 □ 驱汞试验 □ 观察不良反应 □ 评估辅助检查结果
重点医嘱	**长期医嘱：** □ 职业病科护理常规 □ 二/三级护理（依据病情） □ 饮食 □ 既往基础疾病用药 □ 对症支持治疗 **临时医嘱：** □ 血常规、尿常规、便常规+隐血、红细胞沉降率 □ 肝功能、肾功能、电解质、血糖、血脂、肾脏浓缩功能试验（必要时）、凝血功能（必要时） □ 尿 β_2 微球蛋白、尿视黄醇结合蛋白、尿 α_1 微球蛋白 □ 24 小时尿汞 □ 尿肌酐 □ 尿 N-乙酰-β-葡萄糖苷酶（必要时） □ 腹部超声 □ 泌尿系统超声 □ 心电图、胸部 X 线平片 □ 口腔科会诊	**长期医嘱：** □ 职业病科护理常规 □ 二/三级护理（依据病情） □ 饮食 □ 既往基础疾病用药 □ 对症支持治疗 **临时医嘱：** □ 驱汞试验：二巯基丙酸钠 0.25g，深部肌内注射，每日 1 次（其他可选择的药物及用法，见临床路径相关部分） □ 驱汞试验后检查 24 小时尿汞（每日 1 次，1 天） □ 尿肌酐 □ 血游离甲状腺素、游离三碘甲状腺原氨酸、促甲状腺素（必要时） □ 神经肌电图检查（必要时） □ 脑电图检查（必要时） □ 头颅 MRI（必要时） □ 感染性疾病筛查（必要时） □ 对症处理
病情变异记录	□ 无 □ 有，原因： 1. 2.	□ 无 □ 有，原因： 1. 2.
医师签名		

时间	住院期间	出院前 1~3 日	出院日
主要诊疗工作	□ 上级医师查房 □ 完成三级查房记录 □ 评估驱汞试验结果，确定是否进行驱汞疗程治疗 □ 多疗程治疗时，再次评估用药剂量和用药间隔 □ 评估有无药物不良反应 □ 评估其他辅助检查结果 □ 处理基础性疾病及对症支持治疗 □ 向患方交代病情 □ 对患者进行职业健康与中毒防治知识宣教	□ 上级医师查房 □ 完成三级查房记录 □ 评估患者病情及治疗效果 □ 确定出院日期及出院后治疗方案 □ 制订出院复查、随访计划 □ 对患者进行职业健康与中毒防治知识宣教 □ 出院前 1 天开具出院医嘱 □ 通知患者及家属准备出院	□ 通知出院处 □ 通知患者及家属结账出院 □ 向患者及家属交代出院后注意事项，随访项目及其他建议 □ 如遇特殊情况不能出院，在病程记录中说明原因和继续治疗的方案 □ 预约随诊日期
重点医嘱	长期医嘱： □ 职业病科护理常规 □ 二/三级护理（依据病情） □ 饮食 □ 对症治疗 □ 依据各种化验、检查结果调整用药或做进一步的检查 临时医嘱： □ 驱汞治疗：二巯丙磺钠或二巯丁二酸。一般用 3 天、停 4~7 天为一疗程，依据尿汞结果及患者总体情况决定驱汞疗程，建议不超过 5 个疗程 □ 24 小时尿汞总量（需与驱汞治疗同步进行） □ 对症处理 □ 异常指标复查（必要时） □ 定期复查血常规、尿常规、肝功能、肾功能、血清电解质 □ 微量元素检测	长期医嘱： □ 职业病科护理常规 □ 三级护理（依据病情） □ 饮食 □ 对症治疗 临时医嘱： □ 对症处理 □ 根据需要复查相关检查项目	临时医嘱： □ 出院带药（根据情况） □ 门诊随诊
病情变异记录	□ 无　□ 有，原因： 1. 2.	□ 无　□ 有，原因： 1. 2.	□ 无　□ 有，原因： 1. 2.
医师签名			

（二）护士表单

慢性汞中毒临床路径护士表单

适用对象：第一诊断为慢性汞中毒（ICD-10：T56.101）

患者姓名：		性别：	年龄：	住院号：	门诊号：
住院日期：　　年　月　日		出院日期：　　年　月　日			标准住院日：10~45 天

时间	住院第 1 天	住院第 2~4 天
健康宣教	□ 入院宣教 □ 介绍主管医师、责任护士 □ 介绍环境、设施 □ 介绍住院注意事项 □ 介绍探视、陪伴制度、作息时间要求 □ 介绍贵重物品管理制度 □ 告知检查、治疗的意义及配合要点 □ 介绍一次性尿汞、尿视黄醇结合蛋白、尿 β_2 微球蛋白、尿 α_1 微球蛋白、尿肌酐检测样本留取方法和注意事项 □ 饮食宣教	□ 讲解慢性汞中毒相关知识 □ 告知患者戒烟酒，劳逸结合，适当运动和加强营养 □ 告知患者避免使用肾毒性药物及易于诱发肾损害药物 □ 告知患者巯基螯合剂的作用和不良反应 □ 介绍 24 小时尿汞总量的留取方法和注意事项 □ 饮食宣教 □ 解答患者及家属希望了解的问题
护理处置	□ 核对患者信息，佩戴腕带 □ 测量体重 □ 测量生命体征 □ 入院护理评估 □ 建立入院护理病历 □ 通知膳食科新入院订餐 □ 协助患者留取各项样本 □ 协助患者完成相关检查	□ 测量生命体征 □ 协助患者完成相关检查 □ 正确留取血、尿等样本
基础护理	□ 二/三级护理 □ 卫生处置：沐浴、更换病号服、修剪指（趾）甲、洗头等 □ 晨晚间护理 □ 排泄管理 □ 患者安全管理	□ 二/三级护理 □ 晨晚间护理 □ 排泄管理 □ 患者安全管理
专科护理	□ 执行职业性慢性汞中毒护理常规 □ 护理查房，完成入院护理记录单书写 □ 通知营养食堂新患者饮食 □ 通知主管医师接收新患者 □ 病情观察 □ 指导留尿及其他检查的注意事项 □ 静脉取血 □ 心理护理 □ 执行医嘱 □ 配发药品、用药指导	□ 病情观察：患者神经衰弱、口腔-牙龈炎、震颤等症状 □ 遵医嘱完成相关检查 □ 落实各项治疗性护理措施 □ 留取合格的 24 小时尿样 □ 驱汞治疗期间药物不良反应观察 □ 驱排药物过敏性皮试（必要时） □ 心理护理：及时解答患者疑问，减轻焦虑

续　表

时间	住院第 1 天	住院第 2~4 天
重点医嘱	□ 详见医嘱执行单	□ 详见医嘱执行单
病情变异记录	□无　□有，原因： 1. 2.	□无　□有，原因： 1. 2.
护士签名		

时间	住院期间	出院前 1~3 天	出院日
健康宣教	□ 讲解慢性汞中毒相关知识，注意口腔卫生的重要性 □ 告知患者药物的用法、作用和不良反应 □ 巯基螯合剂用药宣教 □ 介绍 24 小时尿汞总量检测样本的留取方法和注意事项 □ 饮食宣教 □ 解答患者及家属想要了解的问题	□ 解答患者及家属想要了解的问题 □ 评估患者对职业性慢性汞中毒相关知识、治疗要点和用药注意事项的掌握程度，有侧重性得向患者补充宣教 □ 再次告知患者注意口腔卫生，避免使用肾毒性药物及易于诱发肾损害药物 □ 饮食宣教	□ 出院宣教 □ 饮食宣教 □ 讲解出院带药的药物名称、用法及注意事项 □ 进行汞中毒防护培训和健康宣教 □ 劳逸结合，适当体育活动，提高身体抵抗力 □ 鼓励患者保持乐观、稳定的情绪，避免精神焦虑、情绪抑郁 □ 指导患者办理出院手续
护理处置	□ 测量生命体征 □ 协助患者完成相关检查 □ 正确留取血、尿等样本	□ 测量生命体征 □ 协助患者完成相关检查 □ 正确留取血、尿等样本	□ 停止各种医嘱 □ 协助患者办理出院手续 □ 做好护理文书整理，病历归档
基础护理	□ 二/三级护理 □ 晨晚间护理 □ 患者安全管理	□ 二/三级护理 □ 晨晚间护理 □ 患者安全管理	□ 三级护理 □ 晨晚间护理 □ 排泄管理 □ 患者安全管理
专科护理	□ 病情观察，患者神经衰弱、口腔-牙龈炎、震颤等症状 □ 正确落实各项治疗性护理措施 □ 正确留取 24 小时尿样 □ 记录 24 小时尿量 □ 观察金属螯合剂不良反应 □ 观察疗效及不良反应 □ 心理护理 □ 评估患者对健康教育的需求和接受能力	□ 正确落实各项治疗性护理措施 □ 观察一般情况及疾病临床表现 □ 完成护理记录书写 □ 心理护理 □ 评估患者对健康教育的需求和接受能力 □ 出院准备指导	□ 发放出院带药和出院小结 □ 出院带药服用指导 □ 指导办理出院手续 □ 指导复印病历程序 □ 出院指导 □ 发放满意度调查表，征求患者意见
重点医嘱	□ 详见医嘱执行单	□ 详见医嘱执行单	□ 详见医嘱执行单
病情变异记录	□ 无 □ 有，原因： 1. 2.	□ 无 □ 有，原因： 1. 2.	□ 无 □ 有，原因： 1. 2.
护士签名			

（三）患者表单

慢性汞中毒临床路径患者表单

适用对象：第一诊断为慢性汞中毒（ICD-10：T56.101）

患者姓名：	性别： 年龄： 住院号：	门诊号：
住院日期： 年 月 日	出院日期： 年 月 日	标准住院日：10~45天

时间	入院第1天	住院期间	出院日
医患配合	□ 配合询问病史、收集资料，请务必详细告知职业史、既往史、用药史、过敏史等 □ 配合进行体格检查 □ 医师介绍病情及特殊诊疗前谈话，患方及用人单位配合签字 □ 有任何不适请告知医师	□ 配合完善相关检查、化验，如采血、留尿、心电图、胸片等 □ 配合医师观察病情和疗效评估 □ 接受申请职业病诊断的基本流程宣教和指引 □ 有任何不适请告知医师	□ 接受出院前指导 □ 接受复查程序指导 □ 获取出院小结
护患配合	□ 配合测量体温、脉搏、呼吸、血压及体重 □ 配合完成入院护理评估 □ 接受入院宣教（环境介绍、病室规定、订餐制度、贵重物品保管制度等） □ 接受相关检查宣教 □ 接受饮食指导 □ 正确留取大小便样本 □ 接受辅助检查 □ 配合执行探视和陪伴制度 □ 有任何不适请告知护士	□ 配合测量体温、脉搏、呼吸及询问大便次数 □ 接受汞中毒疾病相关知识宣教 □ 接受巯基螯合剂等药物知识宣教 □ 配合采血、留尿及（口服或肌注或静滴）用药 □ 配合各项治疗和护理 □ 配合执行探视和陪伴制度 □ 保持情绪稳定 □ 接受饮食指导 □ 有任何不适请告知护士	□ 接受办理出院流程指引 □ 接受出院宣教：用药知识、饮食指导、运动与休息建议 □ 接受满意度调查 □ 办理出院手续 □ 获取出院带药和出院小结 □ 接受服药方法、作用、注意事项指导 □ 获知复印病历程序 □ 接受个人职业防护指导
饮食	□ 遵医嘱饮食	□ 遵医嘱饮食	□ 遵医嘱饮食
排泄	□ 正常排尿便	□ 正常排尿便	□ 正常排尿便
活动	□ 正常活动	□ 正常活动	□ 正常活动

附：原表单（2016 年版）

职业性慢性轻度汞中毒临床路径表单

适用对象：职业性慢性轻度汞中毒（ICD-10：T56.001）（无并发症患者）

患者姓名：		性别：　年龄：　住院号：		门诊号：
住院日期：　　年　月　日		出院日期：　　年　月　日		标准住院日：7~35 天

时间	住院第 1 天	住院第 2~4 天	住院第 5~7 天
主要诊疗工作	□ 询问病史及体格检查 □ 完成病历书写 □ 初步评估病情 □ 完善必要检查 □ 根据病情对症支持治疗 □ 签署相关通知书、同意书等	□ 上级医师查房，完善诊疗计划 □ 处理基础性疾病及对症支持治疗 □ 住院医师书写病程记录 □ 驱汞试验 □ 观察药物不良反应	□ 上级医师定期查房，完善诊疗计划 □ 评估辅助检查的结果。根据驱汞试验的 24 小时尿汞总量结果，确定是否需驱汞治疗 □ 处理基础性疾病及对症支持治疗 □ 住院医师书写病程记录 □ 观察药物不良反应 □ 向患方交代病情 □ 向患者单位交代病情
重点医嘱	长期医嘱： □ 职业病科护理常规 □ 二/三级护理（根据病情） □ 饮食 □ 既往基础用药 临时医嘱： □ 对症支持治疗 □ 血常规、尿常规、便常规+隐血 □ 肝肾心功能、血清电解质、血脂、血糖、血尿酸 □ 感染性疾病筛查 □ 一次性尿汞（尿肌酐校正） □ 尿 β_2-MG、尿 RBP、尿 α_1-MG、尿肌酐 □ 尿 NAG（必要时） □ 腹部超声、泌尿系超声 □ 胸部 X 线平片、心电图 □ 口腔科会诊	长期医嘱： □ 职业病科护理常规 □ 二/三级护理（根据病情） □ 饮食 □ 既往基础用药 □ 其他医嘱 临时医嘱： □ 驱汞试验：二巯丙磺钠 5ml，肌内注射，qd×3 天 □ 24 小时尿汞总量：qd×3 天 □ 对症支持治疗 □ 脑电图（必要时） □ 血 FT_4、FT_3、TSH（必要时） □ 神经-肌电图（必要时） □ 头颅 CT/MR（必要时） □ 进行其他相关检查	长期医嘱： □ 职业病科护理常规 □ 二/三级护理（根据病情） □ 饮食 □ 既往基础用药 □ 其他医嘱 临时医嘱： □ 对症支持治疗 □ 异常指标复查

续　表

时间	住院第1天	住院第2~4天	住院第5~7天
主要护理工作	□ 介绍病房环境、设备设施和医院制度 □ 入院护理评估 □ 告知各项检查注意事项，协助患者完成 □ 指导留尿 □ 静脉取血 □ 入院健康宣传教育 □ 心理护理 □ 通知主管医师，通知饭堂新患者饮食 □ 完成护理记录书写 □ 执行医嘱，用药指导	□ 观察患者一般情况及病情变化 □ 检验、检查前的宣传教育 □ 做好住院期间的健康宣传教育 □ 正确落实各项治疗性护理措施 □ 指导留尿 □ 静脉取血 □ 护理安全措施到位 □ 给予正确的饮食指导 □ 了解患者心理需求，做好心理护理	□ 继续观察患者一般情况及病情变化 □ 做好住院期间的健康宣传教育 □ 正确落实各项治疗性护理措施 □ 护理安全措施到位 □ 给予正确的饮食指导 □ 了解患者心理需求，做好心理护理
病情变异记录	□ 无　□ 有，原因： 1. 2.	□ 无　□ 有，原因： 1. 2.	□ 无　□ 有，原因： 1. 2.
护士签名			
医师签名			

时间	住院期间	出院前1-3天	出院日
主要诊疗工作	□ 上级医师查房 □ 处理基础性疾病及继续对症支持治疗 □ 完成上级医师查房记录等病历书写 □ 驱汞治疗，并根据驱汞治疗的24小时尿汞总量及相关检查结果，确定是否继续下一疗程驱汞治疗 □ 观察药物不良反应	□ 上级医师查房 □ 评估患者病情及治疗效果 □ 确定出院日期及出院后治疗方案 □ 出院前一天开具出院医嘱 □ 住院医师书写病程记录	□ 完成常规病程记录、上级医师查房记录、病案首页及出院小结等 □ 向患者交代出院后的注意事项
重点医嘱	**长期医嘱：** □ 职业病科护理常规 □ 二/三级护理（根据病情） □ 饮食 □ 既往基础用药 □ 其他医嘱 **临时医嘱：** □ 对症支持治疗 □ 驱汞治疗（一般1~4个疗程，具体根据病情确定） □ 24小时尿汞总量 qd×3d（每1个疗程驱汞治疗时） □ 根据需要，复查其他相关检查项目	**长期医嘱：** □ 职业病科护理常规 □ 二/三级护理（根据病情） □ 饮食 □ 既往基础用药 □ 其他医嘱 **临时医嘱：** □ 对症处理 □ 根据需要，复查相关检查项目	**出院医嘱：** □ 出院带药 □ 门诊随诊
护理工作	□ 观察患者一般情况及病情变化 □ 检验、检查前的宣教 □ 做好住院期间的健康宣教 □ 正确落实各项治疗性护理措施 □ 指导留尿 □ 静脉取血 □ 护理安全措施到位 □ 给予正确的饮食指导 □ 了解患者心理需求，做好心理护理	□ 观察患者一般情况及病情变化 □ 检验、检查前的宣教 □ 出院准备指导	□ 出院注意事项 □ 协助患者办理出院手续 □ 出院指导
病情变异记录	□ 无　□ 有，原因： 1. 2.	□ 无　□ 有，原因： 1. 2.	□ 无　□ 有，原因： 1. 2.
护士签名			
医师签名			

第十一章

急性光气中毒临床路径释义

【医疗质量控制指标】（专家建议）

指标一、诊断需以短期内较大量光气吸入史为基础，结合现场劳动卫生学调查结果、临床表现和医学影像学改变等进行综合分析，并需排除其他病因引起的类似疾病。

指标二、注意其迟发特性，凡疑有光气接触的病例，皆应使之尽早脱离事故现场，并进行医学观察至少 48 小时。

指标三、中毒患者应尽早投用抗氧化剂清除光气在体内产生的活性氧，并足量、短期使用其"特效治疗"药物——糖皮质激素作冲击治疗，常可有效减轻组织损伤，增强治疗效果。

指标四、密切观察病情变化，重症病例尽早给予生命支持等综合治疗。

一、急性光气中毒编码

1. 原编码：

疾病名称及编码：职业性急性光气中毒（ICD-10：T59.807）

2. 修改编码：

疾病名称及编码：急性光气中毒（ICD-10：T59.804 X47）

二、临床路径检索方法

T59.804 伴 X47

三、国家医疗保障疾病诊断相关分组（CHS-DRG）

MDC 编码：MDCE（呼吸系统疾病及功能障碍）、MDCV（创伤、中毒及药物毒性反应）

ADRC 编码：EV1（呼吸系统症状、体征）、VZ1（其他损伤、中毒及毒性反应疾患）

四、急性光气中毒临床路径标准住院流程

（一）适用对象

第一诊断为急性光气中毒（ICD-10：T59.804 X47）者；其中因职业活动接触较高浓度光气引起的急性中毒被专称为"职业性急性光气中毒"。

> **释义**
>
> ■ 本路径适用于职业性急性光气中毒。重度患者可能发生急性呼吸窘迫综合征、窒息、气胸、纵隔气肿、休克、昏迷等严重并发症，其可否继续留在本路径完成诊治流程，或是转入其他专科进入其他相应临床路径救治，需根据医院和科室具体情况由主管医师和科室主任决定。
>
> ■ 非职业性光气中毒可参照上述情况执行。

（二）诊断依据

依据国家现行职业卫生标准：《职业性急性光气中毒的诊断》（GBZ 29-2011），并参考《临

床职业病学》（北京大学医学出版社，第 3 版，2017，赵金垣主编）、《中华职业医学》（人民卫生出版社，第 2 版，2018，李德鸿，赵金垣，李涛主编）等权威参考书籍。诊断原则为：

1. 短时间内较大剂量光气接触史是诊断的必备条件；职业性急性光气中毒需有明确的较高浓度光气的急性接触史。

2. 光气虽以急性呼吸系统损害为主要毒性，但因水溶性较低，故低浓度接触时，尤其是早期（即刻反应期），呼吸系统症状并不明显，仅有头晕、乏力、胸闷等全身症状；继而出现咳嗽、血痰、气促、发绀及眼部灼痛、咽喉干热等症状。一过潜伏期（最快也需数十分钟，一般为 48~72 小时），则可能爆发严重肺水肿，很快导致呼吸、循环衰竭。

3. X 线表现初为急性气管-支气管炎，继则表现为间质性肺水肿，最终出现严重肺泡性肺水肿。

4. 现场卫生学调查证实中毒场所确实存在较高浓度光气，且同时在场者亦发生类似表现。

5. 综合分析及临床检查可以排除其他病因引起的类似疾病。

释义

■ 国家已颁布《职业性急性光气中毒的诊断》（GBZ 29）国家标准，其最新版本是本病诊断的主要依据。

■ 在诊断急性光气中毒时，确切的光气接触史是诊断的必备前提，需予以调查落实；对于职业性光气中毒案例，其职业性急性光气接触史更需进行认真的调查核实。

■ 国家诊断标准将急性光气中毒的病情分为三度：①轻度中毒，主要为急性支气管炎或支气管周围炎表现；②中度中毒，病情已进展为急性支气管炎甚或间质性肺水肿，并得到胸部 X 线检查证实，血气分析提示有轻度或中度低氧血症；③重度中毒，表明已出现肺泡性肺水肿甚或各种严重并发症（如急性呼吸窘迫综合征、窒息、气胸、纵隔气肿、心肌损害、休克、昏迷等）。

这些表现虽然不具特异性，但其与光气接触剂量、时序的相关性十分明显，对确诊具有提示作用。流行病学调查也有助于明确诊断；多人同时发病具有重要的参考价值。

■ 为谨慎计，临床上一般将有职业性急性光气接触史者（无论多少）一律留观，进行至少 48 小时医学观察，以确保安全。对于那些最后仅出现一过性眼和上呼吸道刺激症状，但肺部并无异常发现者，定为"光气接触反应"，因其并未达到"光气中毒"程度，故未列入法定职业病范畴。

（三）治疗方案的选择

主要参考李德鸿、赵金垣、李涛主编，《中华职业医学》（第 2 版），人民卫生出版社，2018；赵金垣主编，《临床职业病学》（第 3 版），北京大学医学出版社，2017。治疗方案为：

1. 阻断毒物继续吸收。
2. 早期阻断损伤环节。
3. 积极防治肺水肿。
4. 对症支持治疗。

释义

　　■ 阻断毒物继续吸收，是急性中毒临床救治的重要原则之一。凡疑有光气接触者均应迅速脱离事故现场到新鲜空气处，用清水冲洗皮肤、毛发、眼睛，更换清洁衣服，绝对卧床休息，并进行医学观察（精神状态、生命指征、心肺功能等）至少48小时，必要时可给吸氧、镇静药、镇咳剂等对症处理。

　　■ 光气具有很强腐蚀性，但其水溶性较小，从而也明显延迟刺激作用的发挥，常由于患者不知不觉间大量吸入到呼吸道深部，诱发严重的肺水肿，具有更大危险性，故需尽早采取措施，阻遏其损伤环节，以便有效地防控病情发展。

　　■ 重度急性光气中毒很易诱发急性呼吸窘迫综合征，值得注意的是，急性化学性肺水肿（尤其是光气）表现与目前急性呼吸窘迫综合征的诊断标准十分相似，但两者存在本质差别：前者发病潜伏期偏短（最短仅数十分钟），对激素和氧疗反应良好，救治困难相对较小，死亡率多在10%以下；后者对激素和氧疗几乎无反应，低氧血症难以纠正，死亡率迄今仍在40%以上。国际上已对急性呼吸窘迫综合征形成如下共识：它属于全身性炎症反应的爆发点，且原发病灶可不在肺；从原发病发展到急性呼吸窘迫综合征，时间一般较长（至少24~48小时），需要认真鉴别。

　　■ 由于光气能引起较强烈的气道和肺实质损伤，致大量液体渗出，易诱发肺内感染、缺氧、水和电解质失衡、休克、酸中毒等并发症。因此，须注意合理使用抗菌药物，积极防治休克、纠正酸中毒，维持电解质平衡，保护好重要脏器功能，并加强营养支持。

（四）标准住院日

7~28天。

释义

　　■ 轻度急性光气中毒标准住院日数一般为7~10天，中度中毒住院天数约为10~20天，重度光气中毒由于并发症较为复杂严重，住院天数可稍长，但一般不超过28天。患者住院后需完成各项相关检查及化验项目，以便对病情进行准确评估。

　　■ 住院期间，除一般常规治疗及氧疗外，气道雾化或气溶胶吸入治疗对于本病似有更为重要价值治疗措施。

　　■ 动态观察胸部X线平片或CT改变，以准确掌握病情变化，正确指导治疗，患者须做好配合。

（五）进入路径标准

1. 第一诊断为"职业性急性光气中毒"者，必须符合国家《职业性急性光气中毒的诊断》的相关标准。

2. 定为"光气接触反应"者，病情轻微，远未达到"光气中毒"程度，因此并无进入本临床路径进一步诊治处理的必要。

3. 患者同时患有其他疾病（合并症）或急性光气中毒引发的并发症，如不需要其他专科特殊处理，也不影响第一诊断临床路径流程实施时，可以进入本路径。

4. 患者的合并症或并发症较为严重，如需要其他专科进行特殊治疗处理时，应当退出本路径，进入其他专科的相应临床路径。

5. 非职业性急性光气中毒可参照本路径执行。

> **释义**
>
> ■"光气接触反应"虽因病情轻微，已被排除"急性光气中毒"诊断，但其进行医学观察及病情鉴别过程，仍属职业病诊断程序不可或缺的组成部分，按照国家《职业病防治法》规定，其住院医疗费用仍应按照国家职业病医保条例，由工伤保险或用人单位给予全部报销，并享受各项劳保福利待遇。
>
> ■凡以职业性急性光气中毒为第一诊断疾病患者，无论获准进入本临床路径，或因病情严重复杂转入其他专科的临床路径处理，其医疗费用（包括各种并发症）均应按照国家规定的职业病医保条例，由工伤保险或用人单位给予全部报销，并享受各项劳保福利待遇。
>
> ■以职业性氯气中毒为第一诊断疾病者，无论在本临床路径或已转入其他临床路径，其用于合并症（即患者原有的基础疾病）的各种医疗费用（如药费、ICU 费、手术费、护理费、检查费、理疗费等），应按该种疾病的医疗报销规定处理，不得享受职业病待遇。
>
> ■非职业性急性氯气中毒患者，其入院治疗各项费用均按一般疾病的相关规定报销，不得享受职业病相关待遇。

（六）住院期间的检查项目

1. 必须检查项目：

（1）血常规+红细胞沉降率、尿常规、便常规+隐血。

（2）肝功能、肾功能、心肌酶谱、血糖、电解质。

（3）凝血功能、动脉血气分析、C 反应蛋白。

（4）心电图、胸部 X 线平片或 CT 检查。

2. 特殊检查项目：

（1）感染性疾病筛查（乙型肝炎、丙型肝炎、梅毒、结核、艾滋病等）。

（2）腹部超声检查、肺功能、超声心动、头颅彩超。

（3）D-二聚体、降钙素原、细菌培养及药敏试验等。

> **释义**
>
> ■必需检查项目，是进入路径的患者必须完成的检查项目，大多属于常规检验项目（如三大常规、肝功能、肾功能、心电图、心肌酶谱、血糖、血电解质、凝血），少数为与第一诊断疾病密切相关的检验项目（如胸部 X 线检查、动脉血气分析等）。目的在于了解患者的基本健康状况、主要器官的功能状态、第一诊断疾病的严重程度等，并为疾病诊断和鉴别诊断提供初步客观数据，以助于更好评估病情、指导合理用药（如抗菌药物、糖皮质激素等），估计大致住院时间、医疗费用及疾病预后等。

　　■ 特殊检查项目，主要为更深入地掌握病情（如感染性疾病筛查、D-二聚体、降钙素原等）、评估第一诊断疾病的病情进展（如肺功能）、主要靶器官损伤严重程度及其并发症情况（如头颅彩超、肺功能、腹部彩超）、对机体其他器官和功能的影响程度（同前）开展的项目，以助对总体病情能有更为深入、细致的了解和掌控，更科学地指导用药、更早期地实施干预、更精确地判断预后。

（七）治疗方案与药物选择

1. 阻断毒物继续吸收：主要包括尽速救离中毒现场，脱除污染衣物，清洗污染皮肤及眼部，静卧保暖，必要时给予对症处理。

2. 早期阻断损伤环节：主要包括尽快施用抗氧化剂、碱性药物、糖皮质激素等，以抑制炎症反应、对抗活性氧和酸性分解产物的损伤作用，阻遏化学性肺水肿的爆发。

3. 积极防治肺水肿：主要包括合理氧疗，给予糖皮质激素、脱水利尿剂、止咳祛痰平喘药物等。

4. 对症支持治疗：光气中毒无特异性解毒剂，对症支持措施尤显重要。根据其损伤机制，早期给予抗氧化剂和碱性药物、动态管控液体出入量、合理应用脱水利尿剂、及时纠正酸碱和电解质平衡紊乱、重视营养支持、加强中医疗法等，已证明行之有效。

> **释义**
>
> 　　■ 光气具有很强吸附性，凡疑有大量光气接触者，应立即脱除原有衣物，清洗皮肤、眼睛，静卧保暖；眼灼伤者，应立即以大量流动清水或生理盐水冲洗眼部 15 分钟以上，然后交替用抗菌药物和可的松滴眼液滴眼；有明显咳喘者，可对症处理，如雾化或气溶胶吸入含碳酸氢钠、糖皮质激素、抗菌药物的溶液等。此类患者均需留观至少 48 小时。
>
> 　　■ 光气具有很强氧化性，遇水可生成氯化氢，更具腐蚀性，但光气水溶性较低，使得其刺激性的出现大为延迟，从而更易于不知不觉间大量进入呼吸道深部，诱发严重的肺水肿爆发，故具更大危险性。这一病情"静默期"也为早期阻断损伤环节（使用抗氧化剂、碱性药物雾化或气溶胶吸入）、及时给予特效治疗（糖皮质激素等）提供了宝贵的"窗口时间"，务须抓紧，"早上""快治"。
>
> 　　■ 急性光气中毒患者为低张性缺氧，一般采用鼻塞或面罩给氧，使动脉血氧分压维持在 8kPa 以上即可，不必追求过高。但重症患者仍需积极给氧，如果吸入气氧浓度 >0.5，而动脉血氧分压仍低于 60mmHg 时，则应尽早进行机械通气，最常用间歇指令通气加适度呼气末正压通气，或低潮气量通气加适度呼气末正压通气；呼气末正压通气水平一般为 5~15cmH_2O。
>
> 　　■ 肾上腺糖皮质激素能够有力地抑制炎症风暴形成和组织炎症反应，降低毛细血管壁通透性和水肿形成，还具有抗毒、抗休克作用，尤其适合化学性肺水肿的治疗应用，但必须坚持早期、足量、短程原则，以求安全有效；尤以雾化或气溶胶吸入方式最佳，不仅可以大限度地发挥治疗作用，减少不良反应，且可节省用量。

■ 急性光气中毒患者常伴有明显的肺渗出性病变，起初为化学性肺炎，但随着病程进展，加之大剂量糖皮质激素的使用，易出现继发性肺部细菌、真菌感染。故在病情恢复过程中一旦出现咳痰增加、喘息加重，应及时进行细菌、真菌涂片及培养，根据药敏情况，及时给予抗菌药物治疗。但目前尚无可靠的、供雾化吸入的抗菌药物——因其注射剂型均含有防腐剂，并不适合作吸入剂使用。

■ 中医治疗。因需察舌辨脉，辨证施治，不可百人一方，不分症候，故仅供参考，不作统一推荐。

1. 燥热伤肺证：主症：干咳，咽喉口鼻干燥，痰黏不易咳出，身热等；舌质干红少津，脉浮数。治法：疏风清肺，润燥止咳。

基本方药：桑杏汤（桑叶 6g，杏仁 9g，沙参 12g，象贝母 6g，香豉 6g，栀皮 6g，梨皮 6g）。服法：水煎服，每剂水煎 400 毫升，每次口服 200 毫升，一日 2 次，必要时可日服 2 剂，每 6 小时口服 1 次，每次 200 毫升。

2. 气阴两虚证：主症：咳嗽、咳痰、气急等；舌红少津，苔黄燥，脉细涩。

治法：补益肺气，化痰养阴。

基本方药：升陷汤合生脉散加减（生黄芪 18g，知母 9g，柴胡 4.5g，升麻 3g，桔梗 4.5g，党参 9g，麦冬 9g，五味子 6g，紫苑 10g，百部 10g，浙贝母 12g，海浮石 3 钱）。服法：水煎服，每剂水煎 400 毫升，每次口服 200 毫升，一日 2 次，必要时可日服 2 剂，每 6 小时口服 1 次，每次 200 毫升。

加减：虚热加桑白皮 9g、地骨皮 9g；若口干加沙参 15g、花粉 15g、枸杞子 10g；若痰黏稠加生苡仁 5g、冬瓜子 9g。

3. 肺气壅塞证：主症：痰涎壅盛，喘咳胸满胀痛等；舌黄腻，脉滑数。治法：清热泻肺，下气平喘。

基本方药：葶苈大枣泻肺汤（葶苈子 9g，大枣 8g）。服法：水煎服，先以水 3000 毫升，煮枣 2000 毫升，纳葶苈煮取 1 升，顿服，每日服 1 剂。

4. 阳气暴脱证。主症：喘逆巨甚气急、喘促、端坐不能平卧，张口抬肩，或有痰鸣，心慌悸动，烦躁不安；脉浮大无根。治法：扶阳固脱，镇摄正气。

基本方药：参附汤送服黑锡丹，配合蛤蚧粉（人参 15g，黑锡 60g，炮附子 30g，硫磺 60g，川楝子 30g，葫芦巴 30g，木香 30g，沉香 30g，阳起石（研细，水飞）30g，肉桂（去皮）15g，蛤蚧粉 3g）。服法：每服 30~40 粒，空腹时用姜、盐汤或枣汤送下，妇人用艾、醋汤送下。

（八）出院标准

1. 患者症状基本消失，体温正常，生命体征和实验室相关指标均在正常范围，病情稳定至少 3 天以上。

2. 胸部 X 线影像学检查显示，肺部病灶大部分吸收。

3. 没有需要继续住院治疗处理的并发症和合并症。

> **释义**
>
> ■ 由于急性光气中毒具有较长的潜伏期（一般约在 48~72 小时），因此，即便患者一般情况良好，最早出院时间至少应距光气接触 72 小时以上。

■急性光气中毒的主要靶器官为肺，但胸部 X 线影像学的康复状况常滞后于临床实际，往往在患者症状体征完全消失、精神体力基本恢复正常后，胸部 X 线检查仍可见吸收未尽的炎性阴影，故出院标准不能完全依据 X 线胸片，只能将其作为参考。

（九）变异及原因分析

1. 患者接触较大量光气，而初诊单位条件较差，早期治疗措施不到位；或事故在边远地区，运送患者来院路途较远，耽误治疗。

2. 患者合并症、并发症（尤其是急性呼吸窘迫综合征，甚至同时吸入其他有害气体）较为复杂严重，需转入其他专科救治，妨碍本路径治疗处理措施实施。

3. 医院所在地区自然环境或天气状况恶劣（如高原、酷暑）；或患者吸入光气后未能得到休息、静卧，心肺持续高负荷等。

释义

■因客观原因贻误抢救时机，或因病情严重造成诊治较困难复杂者，需否中止在本路径治疗、转入其他专科诊治，需根据本科及医院情况决定。但无论继续留在本路径治疗处理，还是转入其他专科诊治，上述情况均可能出现住院时间均延长，医疗费用增加等；医师需在表单中说明。

■患者自身拒绝实施临床路径（无论是本临床路径还是其他临床路径），也均可能出现病情恶化、住院时间均延长、医疗费用增加等情况，医师也需在表单中说明。

五、急性光气中毒给药方案

（一）用药选择

1. 糖皮质激素：凡疑有光气接触者，应尽早给予抗氧化剂、碱性药物、糖皮质激素混合剂吸入（雾化或气溶胶），如布地奈德（8mg）、乙酰半胱氨酸（10%雾化吸入液 20ml）、氨茶碱（0.5g）、5%碳酸氢钠溶液（40ml）加入生理盐水至 100ml，首日每 4 小时 1 次，每次吸入 15ml，吸入后需用清水漱口，以避免诱发霉菌感染。吸入疗法仅供急性光气中毒初期（前 2 日）使用；和全身性用药联合使用，可明显加强疗效。

如有胸闷、气促、喘息等症状，可给予支气管解痉剂（如硫酸沙丁胺醇、丙酸倍氯米松、硫酸特布他林等气雾剂吸入），如采用布地奈德混悬液 1mg+生理盐水 4ml 雾化吸入，与前述吸入剂交替使用。

对于已经确诊为光气中毒者，可同时给予糖皮质激素全身疗法，以加强效果。对于轻症患者，可用地塞米松 20mg 加入 50%葡萄糖注射液静脉注射，或加入 5%葡萄糖溶液 500ml 静脉滴注，每日 1~2 次。直至病情稳定，停药观察。出现肺水肿时，常用地塞米松 60~80mg/d，分 4~6 次静脉注射或滴注，第 3 日起，剂量逐日减半，5 日后停药。亦可选用甲泼尼龙、泼尼松龙、琥珀酸泼尼松龙治疗，如轻度中毒可给予甲泼尼龙 150~200mg/d，分 4~6 次用药 1~3 天；重度中毒可采用短期冲击治疗，甲泼尼龙 600mg~1000mg/d，分 4~6 次用药，连续 3~4 天。

2. 抗氧化剂：炎症的现代概念认为炎症即是一种典型的"氧化损伤"，炎性细胞被相关病因激活后产生出大量炎性因子和活性氧诱发的"氧化反应"造成组织损伤，故抗炎治疗的核心环节是及时、早期给予积极的抗氧化治疗。常用药物多达数百种，适用于治疗急性呼吸道损伤、可以静脉滴注的常用抗氧化剂主要有：维生素C、还原型谷胱甘肽、糖皮质激素等。

3. 抗凝溶栓剂：研究表明，肺内血流淤滞、微血栓形成引起的循环功能障碍乃是导致急性呼吸窘迫综合征发生低氧血症的关键环节，亦即急性呼吸窘迫综合征的关键问题不是在"气"，而是在"血"。抗凝溶栓、活血化瘀治疗则可有效改善肺循环，有助于逆转急性呼吸窘迫综合征引起的低氧血症。常用药物如硝普钠、硝酸异山梨酯，酚妥拉明、山莨菪碱、蝮蛇抗栓酶、链激酶、乌司他丁等，以及一些活血化瘀类药物，如云南白药、三七、血塞通、舒血宁、丁洛地尔、桂哌齐特等。

（二）药学提示

1. 糖皮质激素具有保护毛细血管内皮细胞、降低毛细血管通透性、保护肺表面Ⅱ型细胞分泌活性物质的作用，以及非特异性抗炎、抗纤维化、抗支气管痉挛的作用。

2. 为了迅速达到血药浓度，一般均采用静脉给药的方式。待病情稳定后，可改为口服用药。

3. 为了维持一定的血药浓度，在急性光气中毒时，采用分次给药的方式效果更为可靠。

（三）注意事项

1. 使用大剂量糖皮质激素治疗时，应该注意防止电解质平衡紊乱（低钾血症、低钙血症），适当补充氯化钾。应采用质子泵抑制剂，预防消化道溃疡、出血的发生。适当补充钙制剂及活性维生素 D_3，注意发现早期无菌性股骨头坏死。对糖皮质激素制剂过敏者不应使用，如救治需要，无其他替代药物时，应在密切观察下谨慎使用非同一品种制剂。

2. 抗氧化剂：此类药物尚未见明显不良反应报告，尤其是短期用药，理应更为安全；静脉注射药物须注意药物说明书的细致介绍，严格遵循禁用和慎用要求。

3. 抗凝溶栓剂：临床已应用多年，相对也较安全。但由于多系静脉注射药物，故仍须注意各药物说明书的细致介绍，遵循禁用和慎用要求，有过敏反应者，应立即停药。

六、急性光气中毒护理规范

1. 保持安静、注意保暖、绝对卧床休息。
2. 密切观察病情变化，测量生命体征及血氧饱和度。
3. 基础护理，指导患者及家属正确的疾病观，合理饮食、睡眠。
4. 遵医嘱应用糖皮质激素、支气管扩张剂、抗菌药物等药物，控制液体滴速，观察药物的不良反应。
5. 心理护理，采取相应心理疏导，消除患者不良情绪。
6. 康复期指导肺康复、呼吸功能训练。

七、急性光气中毒营养治疗规范

1. 给予营养丰富、易消化食物，少量多餐。
2. 避免油炸、辛辣等刺激性食物，以免加重咳嗽、咳痰及咽部刺激等症状。

八、急性光气中毒患者健康宣教

1. 光气危害及中毒的基本常识。
2. 光气中毒预防及中毒后自我现场应急救援措施。
3. 指导自我监测病情，如痰液的颜色、量，及时发现肺部感染。监测胸痛的部位、性质、程度，及时发现自发性气胸。
4. 指导呼吸康复的目的和方法，如腹式呼吸、缩唇呼吸等。
5. 良好生活习惯，如生活起居规律、加强康复锻炼、戒烟戒酒等。
6. 日常工作中现场职业卫生管理。

九、推荐表单

(一) 医师表单

急性光气中毒临床路径医师表单

适用对象：第一诊断为急性光气轻、中度中毒 (ICD-10：T59.807)

患者姓名：	性别： 年龄： 住院号：	门诊号：
住院日期： 年 月 日	出院日期： 年 月 日	标准住院日7~28天

时间	住院第1天	住院第2天	住院第3天
主要诊疗工作	□ 完成询问病史和体格检查 □ 进行病情初步评估、严重程度分级 □ 上级医师查房 □ 明确诊断，拟定初步诊疗方案 □ 向患方进行有关宣教，交代病情，各种特殊检查、治疗告知，并在知情同意书上签字 □ 开化验单和辅助检查项目 □ 完成病历及首次病程记录	□ 上级医师查房 □ 明确下一步诊疗计划 □ 完成上级医师查房记录 □ 密切注意患者呼吸系统症状、体征 □ 根据系统症状体征变化，住院期间可按需进行肺CT或床旁X线胸片动态随访 □ 观察病情，评估辅助检查结果，随时调整治疗方案 □ 对患者进行疾病相关宣教	□ 上级医师查房 □ 完成三级查房记录 □ 密切注意患者呼吸系统症状、体征，注意发现继发呼吸系统感染，必要时采用预防性抗菌药物治疗 □ 必要时随访动脉血气分析
重点医嘱	**长期医嘱：** □ 职业病科护理常规 □ 一/二级护理，较重患者一级护理 □ 软食 □ 记24小时出入水量（必要时） □ 心电、呼吸、血压、血氧监测（必要时） □ 卧床休息或绝对卧床休息（根据情况） □ 合理给氧（根据情况） □ 糖皮质激素：根据病情选定品种、剂量、给药方式 □ 纠正水电、酸碱失衡（必要时） □ 雾化吸入（必要时） □ 保护胃黏膜、抑酸治疗（必要时） □ 脱水、利尿剂（必要时） □ 改善循环治疗（必要时） □ 防治感染治疗（必要时） □ 机械通气（必要时）	**长期医嘱：** □ 职业病科护理常规 □ 一/二级护理，较重者一级护理 □ 软食 □ 记24小时出入水量（必要时） □ 心电、呼吸、血压、血氧监测（必要时） □ 卧床休息或绝对卧床休息（根据情况）合理给氧（根据情况） □ 糖皮质激素：根据病情选定品种、剂量、给药方式 □ 纠正水、电解质、酸碱平衡紊乱（必要时） □ 雾化吸入（必要时） □ 保护胃黏膜、抑酸治疗（必要时） □ 脱水、利尿剂（必要时） □ 改善循环治疗（必要时） □ 防治感染治疗（必要时） □ 机械通气（必要时）	**长期医嘱：** □ 职业病科护理常规 □ 一/二级护理 □ 软食 □ 记24小时出入水量（必要时） □ 心电图、呼吸、血压、血氧监测（必要时） □ 卧床休息 □ 合理给氧（根据情况） □ 糖皮质激素：根据病情选定品种、剂量、给药方式 □ 纠正水、电解质、酸碱平衡紊乱（必要时） □ 雾化吸入（必要时） □ 保护胃黏膜、抑酸治疗（必要时） □ 脱水、利尿剂（必要时） □ 改善循环治疗（必要时） □ 防治感染治疗（必要时） □ 机械通气（必要时） **临时医嘱：** □ 复查血常规

续 表

时间	住院第 1 天	住院第 2 天	住院第 3 天
重点医嘱	临时医嘱： □ 大/中/小抢救（根据情况） □ 眼和/或皮肤生理盐水冲洗（必要时） □ 血常规、尿常规、便常规、肝功能、肾功能、血糖、电解质、凝血功能、心肌酶谱、动脉血气分析等 □ D-二聚体、红细胞沉降率、C反应蛋白、感染性疾病筛查（乙型肝炎、丙型肝炎、梅毒、艾滋病等） □ 心电图、肺部高分辨率CT或床旁胸片 □ 吸痰、清除呼吸道泌物， □ 雾化吸入（必要时） □ 糖皮质激素静脉注射或滴注（地塞米松或甲强龙） □ 有肺水肿者呋塞米 20mg 静脉注射，山莨菪碱 10mg，静脉滴注	临时医嘱： □ 必要时随访动脉血气分析 □ 及时调整糖皮质激素用量 □ 继续雾化吸入治疗 □ 根据病情需要给予利尿剂（呋塞米）及血管扩张药物（山莨菪碱）	□ 必要时予抗菌药物预防感染，有明显继发感染征象者行痰培养检查 □ 调整糖皮质激素用量 □ 根据病情需要给予利尿剂（呋塞米）及血管扩张药物（山莨菪碱）
病情变异记录	□ 无 □ 有，原因： 1. 2.	□ 无 □ 有，原因： 1. 2.	□ 无 □ 有，原因： 1. 2.
医师签名			

时间	住院第 4~6 天	住院第 7~14 天	出院日
主要诊疗工作	□ 上级医师查房及诊疗评估 □ 完成查房记录 □ 评估患者呼吸系统受累情况。肺部病变改善、加重还是恶化，有无继发感染出现 □ 并发症评估 □ 观察药物不良反应	□ 上级医师查房，确定能否出院 □ 评估病情和疗效，调整治疗方案 □ 并发症评估 □ 观察药物不良反应 □ 评估是否可出院，达到出院条件通知患者及家属准备出院 □ 职业病会诊 □ 对患者进行职业健康与中毒防治知识宣教 □ 完成病程记录 □ 如果疾病未达出院标准，继续糖皮质激素治疗或抗感染治疗，或其他对症治疗	□ 办理出院事宜 □ 向患者及家属交代出院后注意事项 □ 出院后对休息、工作的安排建议 □ 预约复诊、随访时间 □ 如果患者不能出院，在病程记录中说明原因和继续治疗的方案 □ 完成出院小结及出院记录
重点医嘱	长期医嘱： □ 职业病科护理常规 □ 二/三级护理 □ 软食 □ 调整糖皮质激素用量、用法，依病情减量或停用。 □ 必要时使用抗菌药物 □ 必要时中医治疗 临时医嘱 □ 吸痰（必要时） □ 复查血常规、尿常规、电解质、肝功能、肾功能、血糖、动脉血气分析、感染性疾病筛查、心肌酶谱等（必要时） □ 复查胸片或肺 CT、心电图（必要时） □ 痰培养+药敏试验（必要时） □ 其他临时治疗	长期医嘱： □ 职业病科护理常规 □ 二/三级护理，根据病情 □ 软食/普食 □ 合理给氧（根据情况） □ 心电图、血氧监测（必要时） □ 糖皮质激素减量或停药 □ 纠正水、电解质、酸碱平衡紊乱（必要时） □ 改善循环治疗（必要时） □ 抗感染治疗（必要时）根据痰培养+药敏试验结果指导用药 临时医嘱： □ 复查血常规、电解质、血气分析、心肌酶谱（必要时） □ X 线胸片、心电图（必要时） □ 痰培养+药敏试验（必要时） □ 其他临时治疗 □ 肺康复、呼吸训练	长期医嘱： □ 职业病科护理常规 □ 二/三级护理，根据病情 □ 普食 □ 对症治疗 临时医嘱： □ 出院 □ 出院带药（对症治疗药物，如镇咳、化痰、解痉药物） □ 门诊随诊
病情变异记录	□ 无　□ 有，原因： 1. 2.	□ 无　□ 有，原因： 1. 2.	□ 无　□ 有，原因： 1. 2.
医师签名			

（二）护士表单

急性光气中毒临床路径护士表单

适用对象：第一诊断为急性光气轻、中度中毒（ICD-10：T59.807）

| 患者姓名： | 性别： | 年龄： | 住院号： | 门诊号： |

| 住院日期： 年 月 日 | 出院日期： 年 月 日 | 标准住院日：7~28 天 |

时间	住院第 1 天	住院第 2 天	住院第 3 天
健康宣教	□ 入院宣教 □ 介绍主管医师、护士 □ 介绍环境、设施 □ 介绍住院注意事项 □ 介绍探视和陪伴制度 □ 介绍贵重物品管理制度 □ 医学观察期卧床休息意义宣教 □ 药物宣教 □ 宣教糖皮质激素的作用、不良反应及表现 □ 应用人工气道及机械辅助通气治疗宣教	□ 继发感染预防宣教 □ 药物宣教 □ 给予患者及家属心理支持	□ 生活起居宣讲，告知注意静养休息，必要时减少活动，卧床
护理处置	□ 核对患者信息，佩戴腕带 □ 建立入院护理病历 □ 建立静脉通道，遵医嘱给药、补液 □ 协助患者留取各种样本 □ 协助医师完成人工气道、机械通气治疗（必要时）	□ 遵医嘱给药、补液 □ 协助医师完成人工气道、机械通气治疗（必要时） □ 协助患者留取各种样本	□ 遵医嘱给药、补液 □ 协助医师完成人工气道、机械通气治疗（必要时） □ 协助患者留取各种样本
基础护理	□ 视病情需要一/二级护理 □ 晨晚间护理 □ 排泄管理 □ 患者安全管理	□ 一/二级护理（视病情需要） □ 晨晚间护理 □ 排泄管理 □ 患者安全管理	□ 一/二级护理（视病情需要） □ 晨晚间护理 □ 排泄管理 □ 患者安全管理
专科护理	□ 护理查体 □ 病情观察，尤其是呼吸系统症状、体征 □ 观察疗效及药物不良反应 □ 需要时，填写跌倒及压疮防范表 □ 需要时，请家属陪伴 □ 确定饮食种类 □ 心理护理 □ 雾化吸入方法宣教 □ 动脉血气检查后护理 □ 鼻导管吸氧、面罩吸氧护理	□ 护理查体 □ 病情观察 □ 疗效及药物不良反应观察 □ 心理护理 □ 鼻导管吸氧、面罩吸氧护理	□ 护理查体 □ 病情观察 □ 心理护理 □ 鼻导管吸氧、面罩吸氧护理

续　表

时间	住院第 1 天	住院第 2 天	住院第 3 天
重点医嘱	□ 详见医嘱执行单	□ 详见医嘱执行单	□ 详见医嘱执行单
病情变异记录	□ 无　□ 有，原因： 1. 2.	□ 无　□ 有，原因： 1. 2.	□ 无　□ 有，原因： 1. 2.
护士签名			

时间	住院第 4~6 天	住院第 7~14 天	出院日
健康宣教	□ 药物宣教，指导患方协助早期发现药物不良反应 □ 给予患者及家属心理支持 □ 探视陪伴须知 □ 饮食、活动指导 □ 肺康复、呼吸训练指导	□ 药物宣教 □ 心理支持 □ 探视陪伴须知 □ 饮食、活动指导 □ 肺康复、呼吸训练指导 □ 职业卫生宣教	□ 出院宣教 □ 出院带药及服药方法、注意事项宣教 □ 告知复诊时间 □ 告知随访事宜 □ 指导办理出院手续
护理处置	□ 遵医嘱完成相关检查 □ 协助医师完成各项治疗（必要时） □ 协助患者留取各种样本	□ 遵医嘱完成相关检查 □ 协助医师完成各项治疗（必要时） □ 协助患者留取各种样本	□ 办理出院手续
基础护理	□ 二/三级护理（视病情需要） □ 晨晚间护理 □ 排泄管理 □ 患者安全管理	□ 三级护理 □ 晨晚间护理 □ 协助或指导活动 □ 患者安全管理	□ 职业病科护理常规 □ 二/三级护理（根据病情） □ 晨晚间护理 □ 排泄管理 □ 患者安全管理
专科护理	□ 病情、疗效及药物不良反应观察、 □ 监测生命体征 □ 重点呼吸系统症状、体征 □ 心理护理	□ 病情观察 □ 监测生命体征 □ 呼吸系统症状体征 □ 心理护理 □ 出院前准备指导	□ 观察患者一般情况 □ 心理护理
重点医嘱	□ 详见医嘱执行单	□ 详见医嘱执行单	□ 详见医嘱执行单
病情变异记录	□ 无　□ 有，原因： 1. 2.	□ 无　□ 有，原因： 1. 2.	□ 无　□ 有，原因： 1. 2.
护士签名			

（三）患者表单

急性光气中毒临床路径患者表单

适用对象：第一诊断为急性光气轻、中度中毒（ICD-10：T59.807），非职业性急性光气中毒可以参照

患者姓名：	性别： 年龄： 住院号：	门诊号：
住院日期： 年 月 日	出院日期： 年 月 日	标准住院日：7~28 天

时间	入院第 1 天	第 2~13 天	出院日
医患配合	□ 配合询问病史、收集资料，请务必详细告知既往史、用药史、过敏史 □ 配合进行体格检查 □ 配合皮肤、眼睛等洗消 □ 医师介绍病情及特殊治疗前谈话，配合签字（家属） □ 配合医师观察病情和疗效评估 □ 有任何不适请告知医师	□ 配合完成相关检查、化验，如采血、留尿、心电图、肺CT 检查或 X 线胸片 □ 配合各项治疗：如人工气道、机械通气等 □ 医师介绍病情及特殊治疗前谈话，配合签字（家属） □ 配合医师观察病情和疗效评估 □ 有任何不适告知医师	□ 接受出院前指导 □ 知悉复查程序 □ 获取出院诊断书
护患配合	□ 配合测量体温、脉搏、呼吸3 次、血压、体重 1 次 □ 配合完成入院护理评估（简单询问病史、过敏史、用药史） □ 接受入院宣教（环境介绍、病室规定、订餐制度、贵重物品保管等） □ 配合执行探视和陪伴制度 □ 有任何不适请告知护士	□ 配合测量体温、脉搏、呼吸3 次，询问大便情况 1 次 □ 接受饮食宣教 □ 接受药物宣教 □ 肺康复、呼吸训练宣教 □ 有任何不适告知护士	□ 接受出院宣教 □ 办理出院手续 □ 获取出院带药 □ 知悉服药方法、作用、注意事项 □ 知悉复印病历程序
饮食	□ 遵医嘱饮食	□ 遵医嘱饮食	□ 遵医嘱饮食
排泄	□ 正常排尿便	□ 正常排尿便	□ 正常排尿便
活动	□ 安静，休息	□ 安静，休息	□ 正常适度活动，避免疲劳

第十二章

肺尘埃沉着（尘肺）病临床路径释义

【医疗质量控制指标】（专家建议）

指标一、大量临床实践证明，肺尘埃沉着（尘肺）病也是可治之症，并非"不可治"的绝症，不仅可以"临床好转"，也可和其他内科疾病一样，达到"临床治愈"。

指标二、中医传统的治则强调对症施治、总体治疗，这是本病治疗的理论指导。因此，本路径，尤其在目前情况下，不宜追求"特效"治疗，而应脚踏实地，坚持"标本兼顾""对症固本"的方针。

指标三、肺尘埃沉着（尘肺）病的治疗是医学领域的世界性难题，更应开阔胸怀，不拘一格地汲取已为临床实践所充分证实的那些"确实有效、安全可靠、医师信任、患者欢迎"的疗法，以求获得快速突破，造福广大患者。

指标四、本路径虽然总结了一套治疗策略，推荐了一些治疗方法和技术，如中西医结合整体疗法、岩盐气溶胶吸入疗法、肺脏灌洗疗法等，但这不应成为束缚医师手脚的枷锁，希望在今后的临床实践中能继续补充新的有效疗法，不断充实肺尘埃沉着（尘肺）病的临床宝库。

指标五、本路径主要致力于肺尘埃沉着（尘肺）病各种并发症急性加重期的对症治疗。但本病为慢性疾病，故住院只能以"临床好转"或"临床治愈"为目的，患者症状得以改善，即可出院；一旦复发，可再入院。

一、临床路径疾病编码

1. 原编码：

疾病名称及编码：煤炭工肺尘埃沉着病（ICD-10：J60）

石棉和其他矿物纤维引起的肺尘埃沉着病（ICD-10：J61）

含硅［矽］粉尘引起的肺尘埃沉着病（ICD-10：J62）

其他无机粉尘引起的肺尘埃沉着病（ICD-10：J63）

未特指的肺尘埃沉着病（ICD-10：J64）

2. 修改编码：

疾病名称及编码：煤炭工肺尘埃沉着病（ICD-10：J60）

石棉和其他矿物纤维引起的肺尘埃沉着病（ICD-10：J61）

含硅［矽］粉尘引起的肺尘埃沉着病（ICD-10：J62）

其他无机粉尘引起的肺尘埃沉着病（ICD-10：J63）

未特指的肺尘埃沉着病（ICD-10：J64）

疾病名称及编码：滑石肺尘埃沉着（尘肺）病（ICD-11：CA60.00）

其他特指的含硅［矽］粉尘引起的肺尘埃沉着（尘肺）病（ICD-11：CA60.0Y）

含硅［矽］粉尘引起的肺尘埃沉着（尘肺）病，未特指的（ICD-11：CA60.0Z）

煤工肺尘埃沉着（尘肺）病（ICD-11：CA60.1）

矿物纤维（包括石棉）引起的肺尘埃沉着（尘肺）病（ICD-11：CA60.2）

二、临床路径检索方法

J60-J64/CA60

三、国家医疗保障疾病诊断相关分组（CHS-DRG）

MDC 编码：MDCE（呼吸系统疾病及功能障碍）

ADRG 编码：ET1（肺间质性疾患）、EV1（呼吸系统症状、体征）

四、肺尘埃沉着（尘肺）病临床路径标准住院流程

（一）适用对象

第一诊断为肺尘埃沉着（尘肺）病（ICD-10：J60-J64/ICD-11：CA60），包括"职业性肺尘埃沉着（尘肺）病""临床诊断肺尘埃沉着（尘肺）病"和"非职业性肺尘埃沉着（尘肺）病"。

释义

> ■ 肺尘埃沉着（尘肺）病的临床定义是长期吸入一定含量的某些矿物粉尘并在肺内潴留而引起的呼吸系统慢性炎症，是以肺纤维化和心肺功能障碍为临床特点的全身性疾病（以下简称"尘肺"）。我国 2013 年修订颁布的《职业病分类和目录》将那些因职业活动而引起的肺尘埃沉着（尘肺）病专门命名为"职业性肺尘埃沉着（尘肺）病"，仅该类患者可以享受职业病及工伤保险相关待遇。目前，我国的"职业性肺尘埃沉着病"共有矽肺、煤工肺尘埃沉着（尘肺）病、石墨肺尘埃沉着病、炭黑肺尘埃沉着（尘肺）病、石棉肺、滑石肺尘埃沉着（尘肺）病、水泥肺尘埃沉着（尘肺）病、云母肺尘埃沉着（尘肺）病、陶工肺尘埃沉着（尘肺）病、铝肺尘埃沉着（尘肺）病、电焊工肺尘埃沉着（尘肺）病、铸工肺尘埃沉着（尘肺）病及其他肺尘埃沉着（尘肺）病等十三类（见《职业病分类和目录》）。
>
> ■ 由于用人单位破产或解散，或缺少有效证件难以证实雇佣单位的肺尘埃沉着（尘肺）病患者，暂称为"临床诊断肺尘埃沉着（尘肺）病"。非职业性粉尘接触（如长期生活在风沙地区、矿区等）引起的肺尘埃沉着（尘肺）病称为"非职业性肺尘埃沉着（尘肺）病"，也可简称为"尘肺"。

（二）诊断依据

1. 可靠的矿物粉尘长期接触史是诊断"肺尘埃沉着（尘肺）病"的基本条件；而具有生产性粉尘的职业接触史则是诊断"职业性肺尘埃沉着（尘肺）病"的必备条件；工作场所职业卫生学、职业流行病学调查结果和职业健康监护资料亦符合其发病特点。

2. 早期症状可不明显，而后则顺序出现一系列以肺脏损害为主的临床表现，构成肺尘埃沉着（尘肺）病最富特征的症候群：最初仅有咳嗽、咳痰、胸闷、气短，而后则逐渐出现杵状指、发绀、劳力性呼吸困难等，并不断加重；临床检查可渐次发现小气道病、肺大疱、肺不张、气胸、慢性支气管炎、肺气肿、支气管扩张、COPD、胸膜增生肥厚、肺循环高压，以及心功能障碍、通气和换气功能障碍、低氧血症、呼吸衰竭、肺纤维化等并发症。

3. X 线胸片及 CT 检查，在病程初期仅见肺纹理增粗、紊乱，以及肺不张、肺大疱、气胸；而后逐渐出现支气管扩张、肺气肿、胸膜增生肥厚、局灶或弥漫性肺纤维化等改变；病程后期，肺部出现圆形、类圆形纤维结节阴影及其融合灶等典型肺尘埃沉着（尘肺）病病变，构成其临床诊断分期的主要依据。

4. 需排除其他类似疾病，如肺结核、肺癌、胸膜间皮瘤、特发性肺间质纤维化、结节病、肺含铁血黄素沉着症、肺泡微石症、肺血管性疾病、肺部过敏性疾病和感染性疾病、铍肺、肺部金属粉尘沉着症等。

5. 肺尘埃沉着（尘肺）病患者需否入院治疗及具体临床路径，并不取决于其诊断期别，而

是依据其入院时的临床表现以及各项检查结果进行的病情分级确定。

> **释义**
>
> ■ 落实职业性矿物粉尘详细接触情况，对于"职业性肺尘埃沉着（尘肺）病"的诊断至关重要，包括用人单位、具体工种、生产性粉尘的具体名称、接触水平及起止时间等。
>
> ■ 肺尘埃沉着（尘肺）病的呼吸系统症状和体征，虽与胸部 X 线影像学表现并不完全平行，但却是肺尘埃沉着（尘肺）病一整套特色鲜明临床表现不可或缺的组成部分，也是判定肺尘埃沉着（尘肺）病严重程度、是否需要住院、进入何种临床路径的重要基础。
>
> ■ 肺尘埃沉着（尘肺）病严重程度临床分级
>
> 1. 一级：病情较重。患者出现较明显的呼吸、循环系统症状，如频繁咳嗽、咳痰，持续胸闷、气短、劳力性呼吸困难等；常见于呼吸道或肺部感染、气胸、呼吸衰竭等。此类患者应该入院进入本路径进行医疗干预。
>
> 2. 二级：病情严重。患者出现较严重呼吸、循环系统症状，如剧烈咳嗽、大量咳痰、呼吸急促、咯血、发绀、高热、晕厥等。常见于肺内严重感染、COPD 急性加重、较严重气胸、明显肺动脉高压、右心功能不全、明显呼吸衰竭等。此类患者需要尽快入院进入本临床路径进行医疗干预，尚不需其他专科协助处置。
>
> 3. 三级：病情危重。患者在前述呼吸、循环系统症状基础上，病情（包括各种并发症和合并症）急重，出现呼吸困难、明显发绀、意识障碍、血压下降、大量咯血、水肿、少尿等表现。此类患者需要紧急入院处置，如需其他专科给予治疗抢救，须退出本路径，转入其他专科相应临床路径。

（三）治疗方案

根据肺尘埃沉着（尘肺）病发病机制、病理学变化和临床特点，其系统治疗必须与康复相结合，且是一长期过程，具体内容主要由二大部分组成：

1. 预防性干预：是以"群医学"概念为指导，集"防、控、诊、治、康"于一体的治疗康复措施。

2. 临床治疗策略：主要指肺尘埃沉着（尘肺）病急性加重期的治疗，包括：

（1）积极的对症处理。

（2）科学的给氧原则。

（3）持续的抗炎治疗。

（4）改善肺循环措施。

（5）全面康复训练。

> **释义**
>
> ■ 上述策略的主要根据是国家颁布的职业卫生标准 GBZ70-2015《职业性肺尘埃沉着（尘肺）病的诊断》（中华人民共和国国家卫生和计划生育委员会），并参考各类权威性专业论著，如《临床职业病学（第 3 版）》（北京大学医学出版社，2017，赵金垣主编），《中华职业医学（第 2 版）》（人民卫生出版社，2019，李德鸿，赵金垣，李涛主编），《呼吸病学（第二版）》（人民卫生出版社，2018，钟南山），《中国慢阻肺诊治指南（2021 年）》（中华医学会呼吸学会慢阻肺学组，中国医师学会慢阻肺工作委员会），《慢性阻塞性肺病诊断、治疗和预防全球策略（DOLD 2021

版）》（慢性阻塞性肺病全球倡议组织）等。

■肺尘埃沉着（尘肺）病的预防性干预。主要指对肺尘埃沉着（尘肺）病病情稳定期患者的医学处置，该病慢性复杂的病程提示，日常医学管理在其治疗康复中具有无可替代的重要地位。病因明确，靶器官清楚，故将王辰院士"群医学"（population medicine）理念作为对其开展医学干预的指导方针，此种"防、控、诊、治、康"的一体化手段，既是一种"源头控制"，也是现代治疗学的重要原则，有望产生"事半功倍"的效果。

■肺尘埃沉着（尘肺）病的治疗策略。是肺尘埃沉着（尘肺）病急性加重时之针对性治疗处理措施，主要包括：

1. 对症治疗：肺尘埃沉着（尘肺）病是以呼吸、循环功能障碍为病理基础的全身性疾病，症状繁多、持久，严重影响患者生活质量和工作能力，故为肺尘埃沉着（尘肺）病治疗的重点目标；主要包括保持呼吸道通畅、镇咳、祛痰、给氧、防治感染等。

2. 给氧治疗：给氧是肺尘埃沉着（尘肺）病患者重要治疗手段之一，但由于肺内和呼吸道持续炎症，导致胶原增生、循环阻滞、通气不良、CO_2潴留，极易发生感染导致病情急性加重，故此类患者之氧疗也需紧密结合病情随时调整，需谨慎斟酌。

3. 抗炎治疗：肺尘埃沉着（尘肺）病的本质是肺间质的慢性炎症，但非狭义的感染，而是进入肺内的粉尘激活肺巨噬细胞诱发的持续性炎症风暴，其可产生大量炎性介质和活性氧（ROS），导致"氧化性损伤"及过度修复，故坚持抗炎是肺尘埃沉着（尘肺）病治疗不可或缺的基础。

4. 改善肺循环：肺尘埃沉着（尘肺）病的最终结果是肺组织重构、肺内血流淤滞、氧合效率下降，由此导致的全身缺氧，仅靠改善通气和给氧很难纠正，唯有纾解肺间质淤滞，改善肺内循环和氧合能力，才是克服缺氧的关键所在。

5. 肺尘埃沉着（尘肺）病的康复训练：肺尘埃沉着（尘肺）病虽是以心肺功能障碍为主的慢性疾病，但由于长期缺氧，机体各主要器官功能也均明显减退，只有坚持全面康复训练，提升全身抵抗力和主要器官功能，才能巩固心肺康复疗效，争取良好的临床转归。

（四）标准住院日

为4~6周。

> **释义**
>
> ■患者入院时应立即完成各种检查，明确肺尘埃沉着（尘肺）病病情及其合并症、并发症等，确定是否符合本临床路径准入标准。
>
> ■一级病情、二级病情和部分三级病情患者（不需要其他专科给予诊治者），均可进入本路径，在本科进行治疗处理；住院天数不超过4~6周。
>
> ■部分三级病情患者如因其合并症、并发症较为严重，需其他专科给予特殊治疗处理，则需退出本路径，转入其他专科相应临床路径，其住院天数需按转入之路径规定执行。

（五）进入路径标准

1. 第一诊断必须符合疾病编码 ICD-10：J60-J64/ICD-11：CA60 和《职业性肺尘埃沉着

（尘肺）病的诊断》GBZ-70 的要求。

2. 患者出现肺尘埃沉着（尘肺）病并发症，或同时存在其他基础疾病（合并症），但程度较轻，不需要特殊治疗处理，也不影响第一诊断疾病的临床路径流程实施者，可以进入本路径。

3. 患者肺尘埃沉着（尘肺）病临床症状较重，或其并发症、合并症较为复杂严重，需要其他专科给予特殊治疗处理时，均需退出第一诊断疾病的临床路径，转入其他专科相应临床路径。

4. 非职业性肺尘埃沉着（尘肺）病可以参考上述原则执行。

> **释义**
>
> ■ 进入本路径第一诊断为"职业性肺尘埃沉着（尘肺）病"，包括国家《职业病分类和目录》中所列的 13 种肺尘埃沉着（尘肺）病，其医疗费用（包括各种病发症的处理产生的费用）应按照国家规定的职业病医保条例由工伤保险或用人单位给予全部报销，并享受各项劳保福利待遇。
>
> ■ "临床诊断肺尘埃沉着（尘肺）病"患者，目前尚无法享受职业病待遇，其医疗费用报销只能按照国家及地方政府现行有关规定执行。
>
> ■ 职业性肺尘埃沉着（尘肺）病患者因各种并发症（如呼吸系统感染、气胸、肺不张、肺结核、胸膜炎、慢性阻塞性肺疾病、肺循环高压、慢性肺源性心脏病、呼吸衰竭等）病情较重，需要其他专科给予治疗处理时，需退出本路径转入其他专科相应临床路径，其医疗费用仍由工伤保险或用人单位给予全部报销，并享受各项劳保福利待遇。
>
> ■ 职业性肺尘埃沉着（尘肺）病患者无论在本路径后，或转入其他专科相关路径，用于其合并症（如高血压、糖尿病、冠状动脉粥样硬化性心脏病、胃肠炎、肾炎、肝炎、贫血、骨关节和肌肉疾病、皮肤疾病等）的各项费用（包括住院费，ICU、特护、药物、检查、治疗、手术、操作、理疗及特殊饮食等）均应按照该种疾病医疗保险有关规定处理，不得享受"职业病"的待遇。
>
> ■ 非职业性肺尘埃沉着（尘肺）病不得享受职业病待遇，其医疗费用可按其临床表现最为突出的并发症医疗保险的有关规定处理。

（六）住院期间检查项目

1. 常规必检项目：

（1）血常规、尿常规、便常规。

（2）肝肾功能、心肌酶谱、血糖、血脂、电解质、红细胞沉降率、C 反应蛋白（CRP）、血气分析、凝血功能、D-二聚体、同型半胱氨酸。

（3）感染性疾病筛查（乙型肝炎、丙型肝炎、梅毒、艾滋病等）。

（4）胸部高分辨 CT 及胸部 DR 检查、眼底、心电图、腹部超声、颈部超声、双下肢静脉彩超、超声心动图。

（5）肺功能（病情允许时）包括通气功能、换气功能和小气道功能。

2. 特殊检查项目：为进一步明确诊断或鉴别诊断，需要选做其他项目，如肿瘤标志物、风湿病相关检查、生物病原学检查、结核病有关检查、心功能检查、经颅彩色多普勒超声（TCD）、头颅 CT 或 MRI 检查、支气管镜、肺活检、支气管舒张试验等。

> **释义**
>
> ■ 常规检查项目不仅可以及时明确患者病情及并发症状况，如肺部感染、支气管扩张、气胸、胸腔积液、低氧血症、肺心病、呼吸衰竭、酸碱平衡失衡等；也有助

于早期发现患者并发的基础疾病，如糖尿病、哮喘、肾病、血液病、溃疡病、高血压病、动脉硬化、冠心病等合并症，从而得以及时采取干预措施。

■ 特殊检查项目主要用于明确诊断或鉴别诊断、常规必查项目难以满足的项目，如肿瘤标志物（肿瘤的诊断及鉴别）、头颅 CT 或 MRI 加经颅 TCD 检查（脑动脉硬化）等。

（七）治疗方案的实施

1. 预防性医学干预是肺尘埃沉着（尘肺）病日常医学管理和住院治疗时均应遵循的原则，总体目的是阻遏疾病进展，减轻全身症状，提升患者抵抗力，降低肺内感染风险，具体如：
（1）开展健康教育。
（2）告诫并监督患者脱离粉尘环境。
（3）告诫并监督患者戒烟并避免吸入其他有害烟雾。
（4）组织患者定期接种流感或肺炎球菌疫苗。
（5）监督患者参加肺尘埃沉着（尘肺）病康复站活动，包括个体心肺功能评估、制订个体化康复方案、交流各项康复锻炼技术、复查健康情况、定期安排接尘工人进行全肺清理等。
2. 临床医学干预：指病情急性加重时的救治措施，主要包括：
（1）临床对症治疗：最迫切的任务是：①消痰，包括排痰（体位、拍背、振动、雾化吸入、岩盐气溶胶吸入）、吸痰（气管镜吸取痰栓、肺段灌洗）、祛痰药等；②镇咳，可用镇咳剂、中医疗法（针灸、拔罐等）；③平喘，可给予润肺（雾化吸入、岩盐气溶胶吸入等）、中医疗法（针灸、拔罐等）、解痉剂等；④抗感染；⑤全肺灌洗。
（2）给氧治疗：病情急性加重时，可以加大给氧力度；但仍不宜采用高压氧治疗，因较长时间使用高压氧可能增加氧中毒风险，临床亦未见高压氧治疗对此类患者有何切实疗效。
（3）抗炎治疗：肺尘埃沉着病的本质属于肺间质慢性炎症，必须坚持长期抗炎治疗，主要采用：①非甾体类抗炎药；②抗氧化剂；③其他抗炎药。
（4）改善肺循环。关键是消解肺间质胶原，扩张肺血管，以有效改善肺内循环和氧合功能，扭转缺氧状态。
具体治疗：如①钙通道阻滞剂。②肺血管舒张剂。③活血化瘀类中药。
（5）肺尘埃沉着（尘肺）病的康复训练：在个体化康复方案基础上，开展包括心肺功能锻炼在内的全面训练，甚至物理疗法、中医疗法、氧疗、心理治疗；饮食疗法等。

释义

■ 关于预防性干预。其目的在于减少肺内粉尘吸入量和蓄积量，减轻肺内炎症反应和纤维化进程，属于"一级预防"范畴，不容忽视。其中，健康教育对于提高患者对各项防治措施的依从性、改善心理状态具有重要意义；脱离粉尘接触、严格戒烟、避免接触其他有害气体、接种肺炎疫苗、全肺灌洗，以及对于祛痰剂、解痉剂、抗菌药物等日常应用的指导，均有助于改善症状、减少病情急性加重风险，不可忽视。

■ 关于对症治疗。肺尘埃沉着（尘肺）病最突出的临床问题是咳、痰、喘及频发的肺内感染，其关键是痰液黏滞堵塞气道，故稀化黏痰、排出痰液为治疗的重中之重；必要时可实施肺灌洗。

■关于抗感染治疗。感染是肺尘埃沉着（尘肺）病最常见的并发症，最多见于痰液堵塞引起的呼吸道感染（以 COPD 患者最为常见），其次是患者抵抗力低下诱发的肺内感染；治疗关键是尽速排出痰液，再配合敏感抗菌药物方能奏效，而非一味强调抗感染。

■关于给氧治疗。肺尘埃沉着（尘肺）病稳定期不宜鼓励吸氧，轻度低氧血症发生，须遵循低流量、间断给氧原则。但病情加重或危急情况下，则应采用较积极的给氧措施，如高流量或高频通气；仍不宜使用高压氧。

■关于抗炎治疗。炎症的现代概念即是"氧化损伤"，故需给予抗氧化剂配合抗炎药物，以有效阻遏纤维化进程。由于需长期用药，而肺尘埃沉着（尘肺）病患者抵抗力极差，极易发生感染（包括肺结核），故不宜长期使用糖皮质激素。

■关于改善肺循环。肺尘埃沉着（尘肺）病的病理特点提示，改善肺内循环才是提升肺脏氧合能力的关键；临床实践进而证实，在持续抗炎基础上，配伍用钙通道阻滞剂、肺血管扩张剂及活血化瘀类中药，不仅可有效改善肺内循环、提升氧合功能，且有助于消解肺内胶原沉积。

■心肺功能康复训练。由于患者长期患病，全身状况均不佳，故首先应评估患者健康水平，制订个体化方案，开展全面康复训练。具体如①全身运动训练，包括上下肢功能锻炼及肌力训练、步行、慢跑、太极拳、八段锦、体操、瑜珈、游泳、踏车、运动平板等；②物理及中医疗法，包括膈肌起搏器、岩盐气溶胶疗法、中医定向透化、激光、超短波、水疗、日光浴、热疗、电磁疗、针灸、按摩、熏熥等；③氧疗，主要采取间断、低流量吸氧方式；④呼吸功能训练，如腹式呼吸、缩唇呼吸、胸部扩张运动训练、呼吸肌训练、"三位一体"呼吸操等；⑤气道廓清技术，包括自主循环呼吸、体位引流、叩背排痰，以及药物雾化吸入、盐粒气溶胶吸入等；⑥心理治疗，如心理辅导、音乐欣赏、曲艺欣赏、茶道讲座、书法讲座、美术讲座、烹调讲座、集体娱乐、冥想疗法等；⑦饮食疗法：提高饮食质量，开展中医食疗等。

（八）出院标准

1. 导致病情加重的因素得到有效控制，影像学检查提示气胸或炎症病灶明显吸收，化验和其他检查提示生命指征、尿量、心肺和其他重要器官功能基本正常。
2. 症状明显好转，体温正常，病情稳定 72 小时以上。
3. 并发症、合并症基本控制，治疗转变为长期维持治疗方案。

释义

■鉴于各地工作生活环境、医疗资源等差异，以及疾病严重程度、并发症、合并症等众多因素影响，以上指标仅作参考。

■住院期间需视具体情况给予心理辅导或治疗，以稳定情绪，增强治疗和生活信心，提升治疗的依从性。

（九）变异及原因分析

1. 并发症严重，需要其他专科协助治疗处理，甚至退出本路径，转入其他相应临床路径。

2. 合并症较多，且较复杂严重，需要其他专科协助诊断治疗，甚至退出本路径，转入其他相应临床路径。

> **释义**
>
> ■ 患者进入路径后，发现新的合并症，或存在事先未知、对本路径治疗可能产生干扰的情况，需要中止路径进程，或延长治疗时间、增加治疗费用。
>
> ■ 严重的合并症或并发症，导致机体其他器官功能发生障碍，需其他专科给予特殊治疗处理，从而需退出本路径，转入相应路径，延长治疗时间、增加治疗费用。

五、肺尘埃沉着（尘肺）病给药方案

（一）用药选择

1. 岩盐气溶胶吸入：吸入浓度 > 15mg/m³，每天 1~2 次，每次 30~50 分钟，每疗程为 21 天（可在盐疗室集体吸入，也可使用小型岩盐气溶胶治疗仪单独治疗）。

2. 肺灌洗（lung lavage）：对清除肺内异物而言，是一种安全有效方法，通常采用大容量全肺灌洗（large volume whole lung lavage），清除肺内沉积的粉尘；亦可使用肺叶灌洗（lobar lavage）或肺段灌洗术（lung segment lavage）治疗局部炎症、清除分泌物。

3. 抗感染治疗：感染是肺尘埃沉着（尘肺）病最常见的并发症，病因复杂多变，约 90% 源于社区，尤其多见于痰液堵塞情况下（COPD 患者最为常见），治疗关键是尽速排出痰液，短期使用敏感的抗菌药物。

4. 平喘治疗：常用①β_2 受体激动剂，分为短效 β_2 受体激动剂（SABA，如沙丁胺醇、左沙丁胺醇、特布他林等）和长效 β_2 受体激动剂（LABA，如沙美特罗、福莫特罗、印达特罗、维兰特罗、奥达特罗等）；②抗胆碱能药物，亦分为短效抗胆碱能药物（SAMA，如异丙托溴铵等）和长效抗胆碱能药物（LAMA，如噻托溴铵、格隆溴铵、阿地溴铵、乌地溴铵等）；③茶碱类，如氨茶碱、舒弗美、多索茶碱。

实践证明，SABA 和 SAMA（尤其是两者组合）对迅速改善 FEV1、减轻症状效果明显；而 LABA 和 LAMA（尤其是两者组合）对改善症状、降低急性加重风险有良好效果，两者可配合应用。

5. 祛痰治疗：常用①多糖纤维分解剂，如溴己新、氨溴索等；②二硫键裂解剂，如 N-乙酰半胱氨酸、厄多司坦、羧甲司坦等；③蛋白分解酶制剂，如舍雷肽酶；④新型黏痰溶解剂，为挥发性植物油，如强力稀化黏素（桃金娘油）等；⑤中药，如密炼川贝枇杷膏、急支糖浆等；⑥岩盐气溶胶吸入。

6. 镇咳治疗：常用①中枢性镇咳药，如可待因、右美沙芬、喷托维林等；②外周性镇咳药，如那可丁、苯丙哌林等；③复方制剂（与祛痰、抗过敏药物混配），如复方甲氧那明、可愈糖浆等；④中药，如强力枇杷露、蜜炼川贝枇杷膏、紫贝止咳颗粒等。剧烈咳嗽或合并支气管扩张等疾病患者可见咯血，血量较少时可不给止血药，积极止咳对症即可；出血量较大时则须给予止血剂。

7. 给氧治疗：可间断给予经鼻高流量氧疗或高频喷射通气等。

8. 抗炎治疗：因需长期服用，故首选安全性较高的抗氧化类药物；其次为非甾体类抗炎药（如肠溶阿斯匹林）；还可辅用汉防己甲素以及磷酸二酯酶 4 抑制剂如罗氟司特（roflumilast）等。吸入性糖皮质激素虽有助于减轻症状，但有增加肺内感染（包括肺结核）风险，不宜常规使用。

9. 改善肺循环治疗：在持续抗炎基础上，给予消解间质胶原的活血化瘀类中药；其次是给予扩血管治疗，如钙通道阻滞剂（如盐酸地尔硫卓、硝苯地平、氨氯地平等）、肺血管扩张剂（如单硝酸异山梨酯）、磷酸二酯酶抑制剂［如西洛他唑（cilostazol）、西地那非（sildenafil）、罗氟司特等］、茶碱类［如氨茶碱；前列环素类如伊洛前列素（iloprost）等］，临床效果明显。

释义

■关于岩盐气溶胶吸入。其可有效消退气道黏膜水肿、促进排尘排痰，且具杀菌、抑菌、增强气道免疫功能等作用，曾用于新冠肺炎防治，颇受医患欢迎；实验研究显示，尚可提高呼吸道对粉尘清除能力，减轻染尘动物肺部炎症反应，延缓矽肺的进展，值得在肺尘埃沉着（尘肺）病临床实践中进一步检验、探索。

■关于全肺肺灌洗。研究显示，一次单侧大容量肺灌洗可清除3~5g粉尘及大量炎性产物，故可有效减轻肺内炎症、改善症状，是一种兼具预防合治疗功能的医疗措施，其安全性也较高。如北戴河煤炭工人疗养院开展此项技术20余年，2.5万多患者在该院接受过全肺灌洗，无一例事故发生，受到医师和患者共同欢迎。因此，长期接触致病性粉尘者，皆适合全肺灌洗，但不宜过勤，间隔期不宜小于3~5年。

■关于抗感染治疗。各种呼吸道病毒（如流感病毒、腺病毒、呼吸道合胞病毒、副流感病毒、鼻病毒等）为其最常见病因，但大多具有自限性，无需专门处理。其继发的细菌感染（如肺炎链球菌、流感嗜血杆菌、支原体、衣原体、百日咳杆菌等）则常是病情加重和延续的重要原因，治疗关键是尽速排出痰液，及时使用敏感抗菌药物，使用时间不宜过长，一般应控制在5~7天之内，以免发生真菌感染（如曲霉菌、毛霉菌、念珠菌等条件致病菌，组织胞浆菌、球孢子菌等致病菌），尤其在患者合并糖尿病、呼吸衰竭，或较长时间使用抗菌药物、糖皮质激素、机械通气等情况下更是如此。

停用抗菌药物宜以病情改善为依据，胸部影像学改变仅作参考，因其常滞后于症状改善；胸部啰音不宜用作感染控制之标志，因COPD患者，肺内啰音常持续存在，很难完全消失。

■关于对症治疗。肺尘埃沉着（尘肺）病最主要的临床症状是咳、痰、喘，其关键在于2个环节，首先，需解决痰液黏稠难排堵塞呼吸道问题，故治疗重点之一为"祛痰"，在此基础"平喘"方有效果；过度镇咳不利于排痰，故宜谨慎。临床常用降解、稀化痰液的祛痰剂及一些中药剂型，近年更推荐乙酰半胱氨酸等二硫键裂解剂，因其还是抗氧化剂，并有助于防治COPD，可以长期服用。位置较为表浅的痰块堵塞难以咯出时，不妨使用纤维支气管镜直接取出，常有立竿见影效果。

平喘药物以β_2受体激动剂（SABA，LABA）、抗胆碱能药物（SAMA，LAMA）效果较好，较为常用。近年国际上还推崇磷酸二酯酶4抑制剂如罗氟司特（roflumilast），兼具平喘、抗炎作用，值得在实践中积累经验。

■关于给氧治疗。肺尘埃沉着（尘肺）病急性加重时第二个临床关键问题是缺氧，由于患者大多并发高碳酸血症、肺性脑病，故不宜持续性高流量给氧；目前多推崇间断性无创正压通气（non-invasive positive pressure ventilation，NPPV），如经鼻高流量氧疗或高频喷射通气等，临床效果较好。高压氧舱并不适合COPD，长期应用尚存在氧中毒风险；此外，普遍存在的重度支气管阻塞，亦使高压氧疗无法起到任何治疗作用。

　　■ 关于抗炎治疗。肺尘埃沉着（尘肺）病的辅助治疗药物汉防己甲素，是一种非特异抗炎药，主要用于抗风湿、抗过敏、高血压、心绞痛、肝硬化等治疗；其高剂量时会诱发肾上腺糖皮质激素生成，停药时易引起病情反跳，故在使用中应避免剂量过高。

　　■ 关于改善肺循环治疗。实践显示，采用活血化瘀剂、钙通道阻滞剂、肺血管扩张剂等中西合璧治则，临床效果明显。临床还使用其他一些中医中药手段，如参麦注射液、川芎嗪注射液、补肺活血胶囊、金水宝、黄芪、丹参等，以及拔火罐、穴位敷贴等，均望在不断实践中总结归纳，裨使肺尘埃沉着（尘肺）病的临床治疗得以更上层楼。

　　关于其他治疗。如：

　　1. 外科肺减容手术，目的是切除过度膨胀、无功能的肺组织，使余下相对健康的肺组织膨胀，以增加通气量。但此种疗法出血较多、死亡率较高、术后并发症多、恢复慢，且对晚期 COPD 治疗效果不佳，有效期短（仅 3~5 年）。

　　2. 肺移植，此疗法 5 年生存率平均约 50%，患者需终生服用免疫抑制剂，治疗费用高昂，且供体肺获取困难，仅极少数患者能够使用。

　　3. 支气管内活瓣肺减容术，系通过支气管镜在病变肺叶支气管开口处植入膨胀式镍钛记忆合金支架，中间为单向活瓣，呼气时打开、吸气时闭合，可使需要治疗区域逐渐萎陷，达到肺减容的目的，较为安全有效，值得关注。

（二）药学提示

1. 给氧治疗：间断给予经鼻高流量氧疗（high-flow nosal cannula，HFNC）20~30L/min，或给予高频喷射通气（HFJV），皆为 20 分钟/次，4~6 次/日，有助于改善通气及高碳酸血症。此类患者的氧疗目标不必太高，$PaO_2 > 60mmHg$ 即可。

2. 抗感染治疗：主要原则是选用敏感抗菌药物，及时停药（用药 5~7 天），以免诱发致病微生物的耐药性。大环内酯类为肺尘埃沉着（尘肺）病肺内感染时最常使用的抗菌药物，兼具抗菌、抗炎、抗病毒、免疫调节等功用，并有助于改善气道功能。常用如：

（1）红霉素，抗菌谱较广，为肺尘埃沉着（尘肺）病肺内感染首选抗菌药物，口服量每次 0.25g，一日 3 次（也可静脉滴注每次 0.5g，一日 2 次）4~6 日。

（2）阿奇霉素，也是肺尘埃沉着（尘肺）病肺内感染常用抗菌药物之一，口服量为每次 0.2g，一日 1 次，共 3~6 天（也可每次 0.5g，于 500ml 生理盐水中静脉滴注，一日 1 次，3 天，再改用口服剂型维持 3 天）。

（3）地红霉素（dirithromycin），一般为 0.5 克/次，1 次/日，服用 5~7 日。

3. 平喘治疗：主要措施是：

（1）支气管扩张剂吸入。病情加重初始阶段，可用短效 β_2 激动剂（SABA）如沙丁胺醇、左沙丁胺醇、特布他林等），或用短效抗胆碱能药（SAMA）如异丙托溴铵等，以加强效果；两者联用效果更佳。病情稳定后，则改用长效 β_2 激动剂（LABA）如沙美特罗、福莫特罗、印达特罗、维兰特罗、奥达特罗等维持治疗，但痰液较多者宜选用长效抗胆碱能药（LAMA）如噻托溴铵、格隆溴铵、阿地溴铵、乌地溴铵等或两者联用。极重情况下，可以辅用吸入性糖皮质激素（inhaled corticosteroids，ICS），如丙酸倍氯米松（BDP）、布地奈德（BUD）和氟替卡松（FP）等，但使用时间需短（控制在 5 天之内），以免诱发感染。

（2）甲基黄嘌呤类：如氨茶碱片每次 0.1 克，一日 3 次；茶碱缓释片舒弗美，每次 0.1~0.2 克，一日 2 次，或多索茶碱每次 0.2g，一日 2 次；与 LABA 类药物如沙美特罗联用，效果更为显著。

4. 祛痰治疗：各种祛痰药均可使用；目前多推荐二硫键裂解剂类，因其不仅具有抗氧化作用，还有助于降低 COPD 急性加重风险。常用如：

（1）乙酰半胱氨酸，片剂可每次 0.6 克，一日 2 次；胶囊剂可每次 0.2 克，一日 3 次；喷雾剂可每次 2ml，一日 3 次；泡腾片可每次 0.6 克温水溶解后服用，一日 2 次。

（2）厄多司坦，胶囊或片剂均可每次 0.3g，一日 2 次。

5. 镇咳治疗：镇咳之关键在于抗感染、排痰、解痉，必要时还需利尿。肺尘埃沉着（尘肺）病患者多并发慢性支气管炎、COPD、肺气肿，痰液不易咳出，一般不宜使用强力镇咳剂。如咳嗽主要因气道或咽喉刺激引起，可用外周性镇咳药，如那可丁片，20 毫克/次，一日 3 次，或苯丙哌林片，每次 30mg，一日 3 次；咳嗽剧烈难忍，或有咯血情况，可以短期使用中枢性镇咳剂，如右美沙芬类药物（普西兰片，30 毫克/次，3 次/日，或美酚伪麻片，一次 1~2 片，一日 2~3 次。

少量咯血时可给予三七粉（每次 2g，温水送下，一日 3 次），或云南白药（口服胶囊 2 粒或散剂每次 0.5g，一日 4 次），或安络血（口服片剂每次 5mg，一日 3~6 次，或肌注每次 10 毫克，一日 4~6 次）等；中至大量咯血可给予垂体后叶素（每次 5~10U，加入 5% 葡萄糖盐水 500ml 中静脉脉缓慢点滴）。

6. 抗炎治疗。常使用：

（1）抗氧化药物，常用品种多达数百，常用维生素 C、维生素 E、辅酶 Q10、乙酰半胱氨酸、银杏叶片等，3 月为一疗程，疗程间隔期 1 个月，可以长期服用。

（2）非甾体类抗炎药，如肠溶阿斯匹林，剂量控制在 75~100 毫克/日左右，3 月为一疗程，疗程间隔期 1 月，可以长期服用。

（3）磷酸二酯酶 4 抑制剂，除抗炎作用外，尚可舒张支气管，尤其适合肺尘埃沉着（尘肺）病之治疗，国外多推荐罗氟司特，剂量为每次 0.5mg 口服，一日 1 次。

（4）汉防己甲素：用量不可过大，以免诱使内源性糖皮质激素生成，可 20 毫克/次，3 次/日，3 月为一疗程，疗程间隔期为 1 个月。

7. 改善肺循环治疗。主要措施：

（1）消解肺内胶原沉积，主要为活血化瘀类中药，可单用或 2~3 种联用。如丹参（1 粒/次，一日 3 次）、三七、血塞通（胶囊，0.1 克/次，一日 3 次）、通心络（胶囊，3 粒/次，一日 3 次）、云南白药等；3 个月为一疗程，疗程间隔为 1 个月。

（2）扩张肺血管：①钙通道阻滞剂，但仅是肺血管急性扩张试验阳性者使用此类药物方有较好效果。其中心律较慢者可选用硝苯地平（每次 10mg，一日 1~3 次）或氨氯地平（每次 5~10mg，一日 1 次），心律较快者可选用地尔硫卓（30 毫克/次，一日 3 次）；②肺血管扩张剂，如单硝酸异山梨酯，可根据患者耐受情况，给予 10~20 毫克/次，一日 2~3 次；③磷酸二酯酶抑制剂，如西洛他唑（50 毫克/次，一日 3 次）、西地那非（20 毫克/次，一日 3 次）、伐他那非（每次 5mg，一日 1~2 次）、罗氟司特等，疗效均较显著。④前列环素类，如伊洛前列素（吸入，每次 10μg，一日 6 次）等。

（三）注意事项

1. 大容量全肺灌洗术，与其他治疗一样，也须严格掌握禁忌证，如①严重气管及支气管畸形；②活动性肺结核；③胸膜下肺大疱、气胸；④重度肺气肿；⑤重度肺功能低下；⑥主要脏器严重功能障碍；⑦凝血机能障碍；⑧恶性肿瘤或免疫功能低下；⑨年龄过大等；⑩麻醉等药物注意事项可参见各自药物说明书。实践证实，该技术十分安全，仅少数患者有一过性低氧血症、支气管痉挛、低钾血症、咽痛、低热等反应，发生率一般在 1.7% 以下。

2. 各种药物的不良作用或使用禁忌均如其他临床应用一样，需要严格遵守，认真执行，尤须注意下列几类药物，如：

（1）抗菌药物：使用过程中可能会引起一些胃肠道反应，尤其是口服给药；少数人用药过程中可能会出现过敏反应，如皮疹，瘙痒，药物热，甚至过敏性休克（青霉素类药物比较多见）。青霉素类、氨基糖苷类抗菌药物可能会引起肾功能损害；抗真菌、抗结核、大环内酯类药物可能会出现肝脏功能损害，后者还可能具有心脏、血液毒性。长期使用抗菌药物药尤须警惕引起二重感染及耐药现象。

（2）平喘剂：①β₂ 受体激动剂可能引起肌肉震颤、窦性心动过速等，高血压、冠心病、糖尿病、心功能不全、甲状腺功能亢进及妊娠初期慎用；②抗胆碱能药物可见少数患者出现口干、咽部刺激感、恶心和咳嗽，青光眼和前列腺肥大患者慎用。

（3）镇咳剂：应用中需注意，部分中枢性药物（如可待因等）具有成瘾性和依赖性，不宜长期使用。

（4）祛痰剂：尤其是刺激性和半胱氨酸类祛痰药，常具较强胃肠刺激性，尤其是后者，尚可损害肝肾功能，故胃肠疾病、肝肾疾病者需慎用。

（5）止血剂：①安络血，含水杨酸，长期应用可产生水杨酸反应（头晕、头痛、耳鸣、视力减退等），有癫痫史及精神病史者亦应慎用。本品如变为棕红色，也不能再用。②垂体后叶素，少数患者可出现头痛、出汗、心悸、胸闷、腹痛、便意、血压升高等反应，可减慢静滴速度；患有高血压、冠心病、动脉硬化、肺源性心脏病、心力衰竭以及妊娠患者，均应慎用或不用。③云南白药一般无不良作用，但过量使用可有头晕、头痛、心悸、恶心、胸闷、胸痛、舌肢麻木、血压下降、心律失常、传导阻滞、溶血、尿血、急性肾功损害、药疹、腹痛等。④三七粉，一般无明显不良反应；经期、孕期、低血压者宜慎用。

（6）抗炎药：①抗氧化剂，规范应用一般无明显不良作用，乙酰半胱氨酸类对胃肠道有一定刺激作用，个别人尚可能发生肝肾损害作用；辅酶 Q10 长期应用时可能有胃部不适、厌食、恶心、腹泻、心悸等，偶见皮疹；②非甾体类抗炎药，少数人可有上腹不适、隐痛、恶心、饱胀等症状，长期大剂量服用时可能诱发消化性溃疡，甚至出血或穿孔；阿斯匹林类尚可影响凝血功能；③磷酸二酯酶 4 抑制剂罗氟司特，可能引起体重减轻，对中枢神经系统也有一定影响，故有抑郁症或自杀史者需慎用；强效 CYP 酶诱导剂（如利福平、苯巴比妥、卡马西平、苯妥英）会增强罗氟司特的代谢而降低疗效，而 CYP3A4 抑制剂或 CYP3A4 和 CYP1A2 双重抑制剂（如红霉素、酮康唑、氟伏沙明、依诺沙星、西咪替丁）以及含孕二烯酮或炔雌醇的口服避孕药则可能减弱罗氟司特的代谢，而导致不良反应加重，合用时需权衡利弊；④汉防己甲素，少数患者服药后出现轻度嗜睡、乏力、恶心、腹泻；患有肝、肾等疾患、孕妇及过敏者禁用。

（7）改善肺循环药物：①活血化瘀类中药，大多不适合妇女经期、孕期服用，通心络对胃肠道有轻微刺激性。②钙通道阻滞剂类，如双氢吡啶类可见心动过速、头痛、颜面潮红、多尿、便秘、踝部水肿等反应，并不严重；非双氢吡啶类钙拮抗剂可有心动过缓或传导阻滞，故此类药物不宜与 β 受体阻断剂合用。对于心力衰竭患者，不推荐使用任何钙拮抗剂。③单硝酸异山梨酯，可有口干、恶心、头痛、视物模糊、面部潮红、皮疹、血压降低、心动过缓、晕厥等表现；而对有机硝酸酯类药过敏者、青光眼。低血压、休克、低充盈压性急性心肌梗死或心衰、休克，以及缩窄性心肌病和心包炎，心包压塞等均属禁忌证。④磷酸二酯酶抑制剂，如西洛他唑、西地那非等，可出现各个器官系统甚至五官的不良反应，甚至还可出现休克、乏力、寒战、过敏等全身反应；伐他那非、罗氟司特等不良发反应与之类似，但程度较轻；但对上列药物过敏者均不宜应用。⑤前列环素类，如伊洛前列素，可有发热和头痛，其次为胃肠道反应，这些反应的个体差异很大，且与剂量相关；停药后，不良反应迅即缓解。

六、肺尘埃沉着（尘肺）病护理常规

1. 按职业病科护理常规。

2. 病情观察：密切观察患者生命体征及指脉氧饱和度，观察呼吸的频率、深度、节律及发绀等变化以及患者咳嗽、咳痰、呼吸困难、胸痛、咯血等症状。

3. 饮食护理：给予高蛋白、高热量、含丰富维生素、无刺激、易消化的饮食，不宜过咸，避免油腻。痰液黏稠者适度饮水以促进痰液稀释。

4. 休息和体位：急性期卧床休息，病情稳定者应鼓励下床适量活动，呼吸困难明显者取半坐卧位或端坐位，保持呼吸道通畅。

5. 生活护理：卧床患者定时翻身拍背，做好皮肤护理和口腔护理等，预防跌倒、坠床、压疮等并发症发生。

6. 大容量全肺灌洗术护理：详见大容量全肺灌洗术护士表单附录。

7. 用药护理：使用祛痰药物应观察咳嗽咳痰情况，勤翻身拍背，指导有效咳嗽排痰方法，必要时吸痰，合理安排用药时间；使用吸入性激素必须教会正确使用方法，用后清水漱口，观察有无声音嘶哑、口腔念珠菌感染等；应用氧气雾化吸入疗法平喘治疗时，观察呼吸频率、面色及口唇发绀情况，呼吸困难加重、气喘明显者应停止雾化，予以吸氧。

8. 肺康复护理：对患者进行综合评估，结合患者自身状况制订呼吸康复计划，指导患者进行呼吸、运动训练，进行自我管理教育。

9. 安全护理：活动自理能力差及行动不便的患者要防止跌倒、坠床，确保安全；压疮风险评估为高风险的患者注意勤翻身、更换卧位，预防压疮发生。

10. 氧疗：对有低氧血症者遵医嘱给予鼻导管或面罩吸氧，低氧血症伴高碳酸血症患者结合患者通气功能予以控制性氧疗。

11. 心理护理：关心、尊重患者，加强对患者及家属的心理咨询和健康教育，减轻心理压力。

七、肺尘埃沉着（尘肺）病营养治疗规范

肺尘埃沉着（尘肺）病患者大多体质消瘦、抵抗力低下，营养支持的目的在于控制患者体重下降和减少机体蛋白质分解，逐步纠正患者的营养不良及机体负氮平衡，减轻呼吸肌疲劳，改善营养不良引起的免疫功能低下，减少呼吸道感染发生的机会。

1. 高蛋白、高热量、含丰富维生素、无刺激、易消化的饮食。

2. 不宜过咸，避免油腻。

3. 注意碳水化合物、脂肪、蛋白质的适当配比。

4. 多吃新鲜蔬菜和水果。

5. 条件许可者可坚持服用冬虫夏草、人参、蛤蚧、核桃仁、党参、苡米，茯苓、山药等补益脾肺、止咳定喘的药膳。

八、肺尘埃沉着（尘肺）病患者及家属健康宣教

1. 疾病预防：进行职业健康教育及控烟教育，纠正患者不良的行为与生活方式或不健康的观念。

2. 健康教育内容：包括疾病相关知识、治疗护理知识、改变不良生活习惯、生活保健等多方面内容，避免上呼吸道感染，保持呼吸道通畅，指导有效呼吸、咳嗽和咳痰方法，合理氧

疗等。

3. 呼吸康复训练：告知患者及家属呼吸康复的知识、呼吸功能锻炼的方法以及依从性的重要性，坚持呼吸康复训练及日常生活活动，提高自我管理意识。

4. 心理指导：加强对患者及家属的心理咨询和宣教，引导患者以积极的心态对待疾病，积极配合治疗。

5. 出院指导：遵医嘱正确使用药物，合理家庭氧疗，坚持呼吸康复训练，定期复查。

九、推荐表单一

（一）医师表单

肺尘埃沉着（尘肺）病临床路径医师表单

适用对象：第一诊断为肺尘埃沉着（尘肺）病（ICD－10：J60-J64），包括职业性肺尘埃沉着（尘肺）病（《职业病分类和目录》内所涉及的 13 种肺尘埃沉着（尘肺）病）及临床诊断肺尘埃沉着（尘肺）病

患者姓名：	性别：　　年龄：　　门诊号：	住院号：
住院日期：　　年　月　日	出院日期：　　年　月　日	标准住院日：4~6 周

时间	住院第 1 天	住院第 2~4 天	住院期间
主要诊疗工作	□ 询问粉尘接触史、病史与体格检查 □ 完成首次病程记录 □ 完成住院病历 □ 开具常规检查、化验单 □ 确定诊断和治疗方案 □ 向患者及家属交代病情，签署"入院时医患知情谈话记录"	□ 上级医师查房 □ 住院医师书写病程记录 □ 完善诊断和治疗方案 □ 完成上级医师查房记录 □ 完成所有必检项目 □ 收集实验室结果 □ 有并发症时评估是否进入路径，必要时请相关科室会诊 □ 签署自费项目协议书	□ 进一步完成所需检查 □ 上级医师查房与疗效评估 □ 完成上级医师查房记录 □ 住院医师书写病程记录 □ 观察药物不良反应 □ 确定下一步治疗方案
重点医嘱	**长期医嘱** □ 职业病科护理常规 □ 一/二/三级护理常规（根据病情） □ 饮食（普食/流食/糖尿病饮食/低盐低脂饮食） □ 抗肺纤维化 □ 解痉平喘药物 □ 镇咳祛痰药物 □ 改善微循环 □ 中医中药 □ 吸氧（必要时） **临时医嘱：** □ 血常规 □ 尿常规 □ 便常规 □ 凝血功能 □ 红细胞沉降率 □ 生化全项 □ C 反应蛋白 □ D-二聚体 □ 心肌酶学 □ 感染性疾病筛查 □ 血气分析 □ 胸部高千伏 X 线片或胸部 DR 片、胸部 CT □ 心电图 □ 腹部超声检查 □ 超声心动图 □ 双下肢静脉彩超 □ 肺功能测定	**长期医嘱** □ 职业病科护理常规 □ 一/二/三级护理常规（根据病情） □ 饮食（普食/流食/糖尿病饮食/低盐低脂饮食） □ 抗肺纤维化 □ 解痉平喘药物 □ 镇咳祛痰药物 □ 改善微循环 □ 中医中药 □ 吸氧 □ 岩盐气溶胶疗法 □ 肺康复治疗 □ 运动疗法 □ 呼吸训练 □ 有氧训练 □ 平衡功能训练 □ 作业疗法 □ 机械辅助排痰 □ 吞咽功能障碍训练 □ 神经肌肉电刺激 □ 低频脉冲电治疗 □ 无创辅助通气	**长期医嘱** □ 职业病科护理常规 □ 一/二/三级护理常规（根据病情） □ 饮食（普食/流食/糖尿病饮食/低盐低脂饮食） □ 抗肺纤维化 □ 解痉平喘药物 □ 镇咳祛痰药物 □ 改善微循环 □ 中医中药 □ 吸氧 □ 岩盐气溶胶疗法 □ 肺康复治疗 □ 运动疗法 □ 呼吸训练 □ 有氧训练 □ 平衡功能训练 □ 作业疗法 □ 机械辅助排痰 □ 吞咽功能障碍训练 □ 神经肌肉电刺激 □ 低频脉冲电治疗 □ 无创辅助通气

续　表

时间	住院第 1 天	住院第 2~4 天	住院期间
病情 变异 记录	□无　□有，原因： 1. 2.	□无　□有，原因： 1. 2.	□无　□有，原因： 1. 2.
医师 签名			

时间	出院前 1~3 日	出院日
主要诊疗工作	□ 上级医师查房 □ 完成上级医师查房记录 □ 必要的异常化验、X 线胸片等项目进行复查 □ 住院医师书写病程记录 □ 出院前一天完成病程记录、病案首页及出院总结 □ 出院前一天开具出院医嘱及出院通知单 □ 通知患者及家属准备出院	□ 通知出院处 □ 通知患者及家属结账出院 □ 向患者交代出院注意事项及复查日期 □ 如果患者不能出院请在病程记录中说明原因和继续治疗方案
重点医嘱	长期医嘱: □ 职业病科护理常规 □ 一/二/三级护理常规（根据病情） □ 饮食（普食/流食/糖尿病饮食/低盐低脂饮食） □ 抗肺纤维化 □ 解痉平喘药物 □ 镇咳化痰药物 □ 改善微循环 □ 中医中药 □ 吸氧 临时医嘱: □ 通知出院	临时医嘱: □ 通知出院 □ 出院带药 □ 门诊随诊
病情变异记录	□ 无 □ 有，原因： 1. 2.	□ 无 □ 有，原因： 1. 2.
医师签名		

（二）护士表单

肺尘埃沉着（尘肺）病临床路径护士表单

适用对象：第一诊断为肺尘埃沉着（尘肺）病（ICD-10：J60-J64），包括职业性肺尘埃沉着（尘肺）病（《职业病分类和目录》内所涉及的13种肺尘埃沉着（尘肺）病）及临床诊断肺尘埃沉着（尘肺）病

患者姓名：		性别：	年龄：	住院号：	门诊号：
住院日期：	年　月　日	出院日期：	年　月　日		标准住院日：4~6周

时间	住院第1天	住院期间
健康宣教	□ 入院宣教 □ 介绍主管医师、责任护士 □ 介绍环境、设施 □ 介绍住院注意事项 □ 向患者宣教戒烟、戒酒的重要性，及减少二手烟的吸入 □ 介绍疾病知识	□ 责任护士与患者沟通，了解并指导心理应对 □ 宣教疾病知识及用药相关知识 □ 指导患者正确留取痰标本，血、尿、便标本 □ 各种检查注意事项宣教 □ 告知饮食、活动及预防跌倒、压疮知识 □ 给予患者及家属心理支持 □ 指导患者活动 □ 大容量全肺灌洗术知识宣教
护理处置	□ 核对患者，佩戴腕带 □ 建立入院护理病历 □ 进行入院护理评估 □ 卫生处置：剪指（趾）甲、剃胡须	□ 随时观察患者病情变化 □ 遵医嘱氧疗及其他治疗 □ 遵医嘱完成用药及镇咳祛痰等对症处理 □ 协助医师完成各项检查
基础护理	□ 一/二/三级护理常规（根据病情） □ 晨晚间护理 □ 患者安全管理 □ 各种管路的护理 □ 心理护理	□ 一/二/三级护理常规（根据病情） □ 晨晚间护理 □ 患者安全管理 □ 各种管路的护理 □ 协助生活护理
专科护理	□ 护理查体 □ 呼吸频率、血氧饱和度监测 □ 需要时填写跌倒及压疮防范表 □ 需要时请家属陪伴 □ 动脉采血 □ 心理护理	□ 观察呼吸频率、血氧饱和度监测 □ 遵医嘱完成相关检查 □ 随时观察病情变化、药物疗效及反应 □ 落实各项治疗性护理措施 □ 指导患者有效的咳嗽排痰方法，协助患者排痰，必要时吸痰 □ 进行职业健康宣教、戒烟建议和健康宣教 □ 指导呼吸康复训练及运动训练（腹式呼吸、缩唇呼吸、呼吸操等） □ 心理护理
重点医嘱	□ 详见医嘱执行单	□ 详见医嘱执行单
病情变异记录	□ 无　□ 有，原因： 1. 2.	□ 无　□ 有，原因： 1. 2.
护士签名		

时间	出院前 1~3 天	出院日
健康宣教	□ 指导患者有效的咳嗽排痰方法，指导陪护人员协助患者拍背排痰方法 □ 进行职业健康并针对确定诊断宣教、戒烟建议和确立良好生活方式的健康宣教	□ 出院宣教（脱离粉尘作业、避免有毒有害物质接触、戒烟、避免烟尘吸入、坚持康复锻炼、注意保暖、加强营养） □ 复查时间 □ 服药方法 □ 活动休息 □ 指导饮食 □ 指导肺康复锻炼 □ 指导办理出院手续
基础护理	□ 一/二/三级护理常规（根据病情） □ 患者安全管理	□ 办理出院手续 □ 书写出院小结
专科护理	□ 观察患者一般情况 □ 观察疗效、各种药物作用和不良反应 □ 指导患者有效的咳嗽排痰方法，指导陪护人员协助患者拍背排痰方法 □ 疾病相关健康教育 □ 指导呼吸康复训练 □ 恢复期心理与生活护理 □ 出院准备指导	□ 病情观察：评估患者生命体征，特别是呼吸频率及血氧饱和度 □ 心理护理
重点医嘱	□ 详见医嘱执行单	□ 详见医嘱执行单
病情变异记录	□ 无 □ 有，原因： 1. 2.	□ 无 □ 有，原因： 1. 2.
护士签名		

（三）患者表单

肺尘埃沉着（尘肺）病临床路径患者表单

适用对象：第一诊断为肺尘埃沉着病（ICD-10：J60-J64），包括职业性肺尘埃沉着病（《职业病分类和目录》内所涉及的 13 种肺尘埃沉着病）及临床诊断肺尘埃沉着病

患者姓名：		性别：　　年龄：　　住院号：	门诊号：
住院日期：　　年　月　日		出院日期：　　年　月　日	标准住院日：4~6 周

时间	入院第 1 天	住院期间	出院日
医患配合	□ 配合询问病史、收集资料，请务必详细告知既往史、职业史、用药史、过敏史 □ 配合进行体格检查 □ 有任何不适请告知医师	□ 配合完善各种相关检查、化验，如采血、痰病原学检查、心电图、X 线胸片、胸部 CT □ 医师与患者及家属介绍病情 □ 检查或治疗前患者或家属签字（必要时）	□ 接受出院前指导 □ 熟悉复查程序 □ 领取出院诊断书
护患配合	□ 配合测量体温、脉搏、呼吸 3 次，血压、指脉氧饱和度、体重 1 次 □ 配合完成入院护理评估（简单询问病史、过敏史、用药史） □ 配合入院宣教（环境介绍、病室规定、订餐制度、贵重物品保管等）及肺尘埃沉着（尘肺）病知识相关教育 □ 配合跌倒压疮等护理不良事件预防宣教 □ 有任何不适请告知护士	□ 配合定时测量体温、脉搏、呼吸，每日询问大小便情况 □ 配合相关实验室检查宣教，正确留取标本，配合检查 □ 配合用药及治疗，尤其是氧疗 □ 配合输液、服药治疗、药物宣教，并告知用药后效果 □ 配合呼吸康复知识宣教，配合完成肺康复训练 □ 注意活动安全，避免坠床或跌倒、压疮 □ 配合执行探视和陪伴制度 □ 有任何不适及问题及时通知护士	□ 接受出院宣教 □ 办理出院手续 □ 领取出院带药 □ 掌握服药方法、作用、注意事项 □ 知道复印病历程序及复查时间
饮食	□ 普食 □ 遵医嘱饮食	□ 普食 □ 遵医嘱饮食	□ 普食 □ 遵医嘱饮食
排泄	□ 正常排尿便	□ 正常排尿便 □ 避免便秘	□ 正常排尿便
活动	□ 适度活动	□ 适度活动	□ 正常适度活动，避免疲劳

十、推荐表单二

包括：大容量全肺灌洗术肺尘埃沉着（尘肺）病临床路径医师表单、大容量全肺灌洗术手术安全核查表、大容量全肺灌洗术手术前风险评估表、护士表单附录：大容量全肺灌洗术护理内容、大容量全肺灌洗术肺尘埃沉着（尘肺）病临床路径患者表单

（一）医师表单

肺尘埃沉着（尘肺）病大容量全肺灌洗术临床路径医师表单

适用对象：第一诊断为肺尘埃沉着（尘肺）病（ICD-10：J60-J64），包括职业性肺尘埃沉着（尘肺）病（《职业病分类和目录》内所涉及的13种肺尘埃沉着（尘肺）病）及临床诊断肺尘埃沉着（尘肺）病中，符合大容量全肺灌洗适应症并接受治疗者

患者姓名：	性别： 年龄： 住院号：	门诊号：
住院日期： 年 月 日	出院日期： 年 月 日	标准住院日：4~6周

时间	住院第1天	住院第2~6天	住院期间
主要诊疗工作	□ 询问粉尘接触史、病史与体格检查 □ 完成首次病程记录 □ 完成住院病历 □ 开具常规检查、化验单 □ 确定诊断和治疗方案 □ 对患者及家属进行住院相关的指导与宣教	□ 上级医师查房 □ 完善诊断和治疗方案 □ 完成上级医师查房记录 □ 完成病程记录 □ 完成所有必检项目 □ 整理辅助检查结果，对异常结果进行复查 □ 术前病例讨论 □ 进行风险评估 □ 向患者及家属交代病情，签署手术知情同意书 □ 请相关科室会诊（必要时） □ 签署自费项目知情同意书	□ 完成上级医师查房记录 □ 完成病程记录 □ 对符合肺灌洗适应证的患者进行大容量全肺灌洗治疗（根据患者具体情况行大容量双肺同期灌洗术或大容量单肺分期灌洗术） □ 术后异常检查结果进行复查 □ 大容量全肺灌洗术后给予患者对症治疗及呼吸康复治疗 □ 调整治疗方案，观察评价治疗效果
重点医嘱	长期医嘱： □ 职业病科护理常规 □ 一/二/三级护理常规（根据病情） □ 饮食（普食/流食/糖尿病饮食/低盐低脂饮食） □ 抗肺纤维化 □ 解痉平喘药物 □ 镇咳祛痰药物 □ 改善微循环 □ 中医中药 □ 吸氧（必要时） 临时医嘱： □ 血常规 □ 尿常规	长期医嘱： □ 职业病科护理常规 □ 一/二/三级护理常规（根据病情） □ 饮食（普食/流食/糖尿病饮食/低盐低脂饮食） □ 抗肺纤维化 □ 抗感染治疗（必要时） □ 解痉平喘药物 □ 镇咳祛痰药物 □ 改善微循环 □ 中医中药 □ 吸氧（必要时） 临时医嘱： □ 电子支气管镜检查	长期医嘱： □ 大容量肺灌洗术护理常规 □ 一/二/三级护理常规（根据病情） □ 饮食（普食/流食/糖尿病饮食/低盐低脂饮食） □ 半卧位 □ 氧气吸入（鼻导管/面罩） □ 心电监测 □ 指脉氧监测 □ 生命体征监测 □ 抗肺纤维化 □ 解痉平喘药物 □ 镇咳祛痰药物 □ 改善微循环

续　表

时间	住院第 1 天	住院第 2~6 天	住院期间
重点医嘱	□ 便常规 □ 凝血功能 □ 红细胞沉降率 □ 生化全项 □ C 反应蛋白 □ D-二聚体 □ BNP（必要时） □ 心肌酶学 □ 风湿免疫自身抗体、风湿结缔组织疾病相关检查（必要时） □ 传染性疾病筛查 □ 感染性疾病病原学检查（必要时） □ 肺癌筛查（必要时） □ 结核筛查 □ 血气分析 □ 胸部高千伏 X 线片或胸部 DR 片、胸部 CT □ 心电图 □ 腹部超声检查 □ 超声心动图 □ 双下肢静脉彩超 □ 肺功能测定 □ 支气管舒张试验（必要时） □ 日常生活能力评定	□ 六分钟步行试验 □ 心肺运动功能评估 □ 心肺功能康复评定	□ 中医中药 □ 肺康复治疗 □ 运动疗法 □ 呼吸训练 □ 有氧训练 □ 机械辅助排痰 □ 无创辅助通气 □ 物理治疗（激光/中医定向透药治疗） **临时医嘱：** □ 大容量全肺灌洗术前医嘱： □ 定于 X 日在全麻下行大容量全肺灌洗治疗 □ 术前 10 小时禁食水 □ 地西泮 5mg 术前晚睡前口服 □ 术前吸氧 2 小时 □ 阿托品注射液 0.5mg、地西泮 10mg 术前 30 分肌肉注射 □ 术前测生命体征 □ 术前监测心电图、指脉氧饱和度 □ 术前雾化吸入治疗 **大容量全肺灌洗术后医嘱：** □ 胸片/胸部 CT □ 常规心电图 □ 血常规、尿常规 □ 血气分析 □ 钾钠氯离子（必要时） □ 肝功能、肾功能（必要时） □ 灌洗回收液细胞计数分类 □ 灌洗回收液细菌、真菌、结核菌检查（必要时） □ 灌洗回收液脱落细胞学检查（必要时）
病情变异记录	□ 无　□ 有，原因： 1. 2.	□ 无　□ 有，原因： 1. 2.	□ 无　□ 有，原因： 1. 2.
医师签名			

时间	出院前 1-3 天	出院日
主要诊疗工作	□ 上级医师查房 □ 完成上级医师查房记录 □ 住院医师书写病程记录 □ 出院前复查胸片、肺功能、血气分析等 □ 呼吸康复治疗 □ 评估患者是否可以出院 □ 出院前一天完成病程记录、病案首页及出院总结 □ 出院前一天开具出院医嘱及出院通知单	□ 通知出院处 □ 通知患者及家属结账出院 □ 向患者交待出院注意事项及复查日期 □ 如果患者不能出院请在病程记录中说明原因和继续治疗方案
重点医嘱	长期医嘱： □ 大容量肺灌洗术护理常规 □ 一/二/三级护理常规（根据病情） □ 饮食（普食/流食/糖尿病饮食/低盐低脂饮食） □ 抗肺纤维化 □ 解痉平喘药物 □ 镇咳化痰药物 □ 改善微循环 □ 中医中药 □ 吸氧 □ 呼吸康复治疗	临时医嘱： □ 通知出院 □ 出院带药
病情变异记录	□ 无　□ 有，原因： 1. 2.	□ 无　□ 有，原因： 1. 2.
医师签名		

（二）护士表单

（见推荐表单一中"肺尘埃沉着（尘肺）病临床路径护士表单"）

附：大容量全肺灌洗术护理内容

1. 术前护理：

（1）环境准备：安静、清洁，室温调至 26℃，防止患者受寒。

（2）物品准备：接通电源，确认监护仪、麻醉机、呼吸机等处于正常状态。按照无菌技术要求，准备好术中肺灌洗及引流器具。灌洗液用恒温箱加热至 37℃。

（3）药品准备：遵医嘱配制术中用药及麻醉用药（诱导麻醉和静脉维持麻醉用药）。

（4）患者准备：

1）患者入手术室前，更换手术衣、戴鞋套、戴隔离帽，检查患者是否佩戴饰物、是否已注射术前用药、是否排空大小便。

2）核对患者信息及询问患者过敏史及糖尿病史等。

3）了解患者对手术的认知程度，消除患者对手术的恐惧心理，争取患者配合。

4）为患者建立两条静脉通道，一条为上肢静脉，采用静脉留置针，连接三通阀，做静脉维持麻醉通路；一条为手背静脉，做常规给药通路。

2. 术中护理：

（1）根据医嘱开始诱导麻醉，控制给药速度。

（2）调整灌洗瓶高度。灌洗瓶连接"Y"形引流管，距腋中线 40cm 高处，引流瓶与"Y"形管连接置于距腋中线 60cm 低处。

（3）术中根据医嘱控制灌洗液入量，并观察引流液的颜色、性状、有无出血等情况。

（4）正确给药、调整输液速度。

（5）正确采集动脉血标本并及时送检。

（6）密切观察生命体征，如有异常立即报告医师及时处理。

（7）为患者按摩并活动四肢，预防静脉血栓发生。

3. 术后观察室护理：

（1）准备工作：室温调至 26℃，检查氧气系统及各仪器的完备情况，保证能正常工作；核对抢救药品及物品、常规备用药品是否准备齐全。

（2）与手术室护士做好交接，了解患者术中情况。

（3）患者取半卧位，监测生命体征、心电图、指脉氧饱和度，半小时记录 1 次。如有异常，立即报告医师及时处理。

（4）根据病情选择合适的吸氧方式并及时调节氧流量。

（5）保持呼吸道通畅：观察患者呼吸频率、深浅度及节律变化，注意呼吸道有无痰液堵塞，鼓励并指导患者有效咳嗽、咳痰，及时清理呼吸道分泌物。痰液黏稠者给予雾化吸入，必要时吸痰。

（6）鼓励患者多饮水，利于痰液稀释及麻醉药物代谢。

（7）检查维护静脉通道通畅，无药液外渗，无针头等连接处脱落。

（8）对留置尿管患者，保持管路通畅，防止脱落，预防交叉感染，待患者肌力恢复可拔除尿管。

（9）加强巡视，间断为患者按摩活动四肢，预防静脉血栓发生。

（10）做好患者心理护理，加强与患者的沟通与交流，解除患者顾虑，使患者早日恢复健康。

（三）患者表单

肺尘埃沉着（尘肺）病大容量全肺灌洗术治疗临床路径患者表单

适用对象：第一诊断为肺尘埃沉着（尘肺）病（ICD-10：J60-J64），包括职业性肺尘埃沉着（尘肺）病（《职业病分类和目录》内所涉及的13种肺尘埃沉着（尘肺）病）及临床诊断肺尘埃沉着（尘肺）病。

患者姓名：	性别：	年龄：	住院号：	门诊号：
住院日期： 年 月 日	出院日期： 年 月 日			标准住院日 4~6 周

时间	入院第 1 天	住院期间	出院日
医患配合	□ 配合询问病史、收集资料，请务必详细告知既往史、职业史、用药史、过敏史 □ 配合进行体格检查 □ 有任何不适请告知医师	□ 配合完善各种相关检查、化验，如采血、痰病原学检查、心电图、X线胸片、胸部CT □ 医师与患者及家属介绍病情 □ 检查或治疗前患者或家属签字（必要时） □ 医师给予患者大容量全肺灌洗术治疗及呼吸康复综合治疗 □ 医师给予患者术前及术后宣教	□ 接受出院前指导 □ 熟悉复查程序 □ 领取出院诊断书
护患配合	□ 配合测量体温、脉搏、呼吸3次、血压、指脉氧饱和度、体重1次 □ 配合完成入院护理评估（简单询问病史、过敏史、用药史） □ 接受入院宣教（环境介绍、病室规定、订餐制度、贵重物品保管等）及肺尘埃沉着（尘肺）病知识相关教育 □ 接受跌倒压疮等护理不良事件预防宣教 □ 有任何不适请告知护士	□ 配合定时测量体温、脉搏、呼吸，每日询问大便 □ 接受相关实验室检查宣教，正确留取标本，配合检查 □ 配合用药及治疗，尤其是氧疗 □ 接受输液、服药治疗，接受药物宣教，并告知用药后效果 □ 接受护士给予患者大容量全肺灌洗术前及术后宣教 □ 接受呼吸康复知识宣教，配合完成肺康复训练 □ 注意活动安全，避免坠床或跌倒、压疮 □ 配合执行探视和陪伴制度 □ 有任何不适及问题及时通知护士	□ 接受出院宣教 □ 办理出院手续 □ 领取出院带药 □ 掌握服药方法、作用、注意事项 □ 了解复印病历程序及复查时间
饮食	□ 普食 □ 遵医嘱饮食	□ 普食 □ 遵医嘱饮食	□ 普食 □ 遵医嘱饮食
排泄	□ 正常排尿便	□ 正常排尿便 □ 避免便秘	□ 正常排尿便
活动	□ 适度活动	□ 适度活动	□ 正常适度活动，避免疲劳

病案质量监控表单

肺尘埃沉着（尘肺）病临床路径病案质量监控表单

适用对象：第一诊断为肺尘埃沉着（尘肺）病（ICD-10：J60-J64），包括职业性肺尘埃沉着（尘肺）病（《职业病分类和目录》内所涉及的13种肺尘埃沉着（尘肺）病）及临床诊断肺尘埃沉着（尘肺）病。

患者姓名：			性别：	年龄：	住院号：	门诊号：	
住院日期：	年　月　日		出院日期：	年　月　日		标准住院日：4~6周	

住院时间	监控项目 监控重点		评估要点	监控内容	分数	减分理由	备注
病案首页			主要诊断名称及编码	尘肺病（ICD-10：J60-J64）	5 □ 4 □ 3 □ 1 □ 0 □		
			其他诊断名称及编码	无遗漏，编码准确			
			其他项目	内容完整、准确、无遗漏	5 □ 4 □ 3 □ 1 □ 0 □		
住院第1~3天	入院记录	现病史	职业史	粉尘接触史及职业病诊断资料	5 □ 4 □ 3 □ 1 □ 0 □		
			主要症状	是否记录本病最主要的症状，并重点描述：咳嗽、咳痰，活动后胸闷、气促、胸痛、咯血	5 □ 4 □ 3 □ 1 □ 0 □		
			病情演变过程及伴随症状	是否描述主要症状的演变过程，如咳嗽加剧、咳痰增多，痰液性状、病情变化是否记录伴随症状，如发热等	5 □ 4 □ 3 □ 1 □ 0 □		
			院外诊疗过程	是否记录诊断、治疗情况如： 1. 是否做过血常规检查、胸部 X 线检查等辅助检查 2. 是否使用抗感染、化痰、祛痰药物以及药物的时间、剂量、方法等。应用上述药物的效果	5 □ 4 □ 3 □ 1 □ 0 □		入院24小时内完成

续　表

住院时间	监控项目 / 监控重点	评估要点	监控内容	分数	减分理由	备注
住院第1~3天	入院记录	既往史个人史家族史	是否按照病例书写规范记录，并重点记录： 1. 饮食习惯、环境因素、精神因素、特殊生活习惯及有无烟酒嗜好等 2. 家族中有无类似患者	5 □ 4 □ 3 □ 1 □ 0 □		入院24小时内完成
		体格检查	是否按照病例书写规范记录，并记录重要体征，无遗漏，如： 1. 生命体征、一般情况、皮肤黏膜 2. 胸部主要阳性体征和重要的阴性体征 3. 胸部主要体征 4. 四肢关节，有无下肢水肿	5 □ 4 □ 3 □ 1 □ 0 □		
		辅助检查	是否记录辅助检查结果，如： 1. 血常规、尿常规、便常规 2. 肝功能、肾功能、电解质、红细胞沉降率、C反应蛋白、凝血功能、动脉血气分析 3. 病原学检查及药敏试验、感染性疾病筛查（乙型肝炎、丙型肝炎、梅毒、艾滋病等）（必要时） 4. 胸部正侧位X线片、胸部CT 5. 心电图 6. 肺功能	5 □ 4 □ 3 □ 1 □ 0 □		
	首次病程记录	病例特点	是否简明扼要，重点突出，无遗漏： 1. 粉尘作业史、既往职业病诊断资料 2. 病情（例）特点，发病年龄及特殊的生活习惯及嗜好等 3. 突出的症状和体征 4. 辅助检查结果 5. 其他疾病史	5 □ 4 □ 3 □ 1 □ 0 □		
		初步诊断	第一诊断为：尘肺病（ICD-10：J60-J64）	5 □ 4 □ 3 □ 1 □ 0 □		入院8小时内完成

续　表

住院时间	监控项目	监控重点	评估要点	监控内容	分数	减分理由	备注
住院第1~3天	首次病程记录		诊断依据	是否充分、分析合理： 1. 明确粉尘接触史及既往职业病诊断资料 2. 临床表现 3. 排除其他心、肺疾患（如肺结核、慢性阻塞性肺疾病、支气管哮喘、支气管扩张、肺癌、心脏病、心功能不全、慢性鼻炎、慢性咽炎等）引起的咳嗽、咳痰或伴有喘息等	5 □ 4 □ 3 □ 1 □ 0 □		入院8小时内完成
			鉴别诊断	是否根据病例特点与下列疾病鉴别： 1. 肺结核 2. 慢性阻塞性肺疾病 3. 支气管哮喘 4. 支气管扩张 5. 肺癌 6. 心功能不全等	5 □ 4 □ 3 □ 1 □ 0 □		
			诊疗计划	是否全面并具有个性化： 1. 是否完成并记录必需的检查项目： （1）血常规、尿常规、便常规 （2）肝功能、肾功能、电解质、血糖、C 反应蛋白、红细胞沉降率、凝血功能、胸部正侧位、胸部高分辨率 CT、心电图、肺功能 2. 是否记录分析根据患者病情选择的辅助检查，如病原学、支气管镜、感染性疾病筛查等 3. 预防措施：戒烟和避免延误刺激，增强体质，提高免疫力 4. 抗肺纤维化 5. 祛痰、镇咳 6. 解痉、平喘 7. 改善肺间质循环 8. 中医中药	5 □ 4 □ 3 □ 1 □ 0 □		
住院第1~3天	病程记录		上级医师查房记录	是否有重点内容并结合本病例： 1. 补充病史和查体 2. 诊断、鉴别诊断分析 3. 病情评估和预后评估 4. 治疗方案分析，提出诊疗意见 5. 提出需要观察和注意的内容	5 □ 4 □ 3 □ 1 □ 0 □		入院48小时内完成

续 表

住院时间 \ 监控项目 \ 监控重点		评估要点	监控内容	分数	减分理由	备注
住院第 1~3 天	病程记录	住院医师查房记录	是否记录、分析全面： 1. 病情：咳嗽、咳痰、胸闷、气促等症状 2. 具体治疗措施：如抗肺纤维化、止咳平喘药的名称、用量、用法等 3. 分析：辅助检查结果、治疗方案、病情及评估、预后评估等 4. 记录：上级医师查房意见执行情况；患者及家属意见，以及医师的解释内容	5 □ 4 □ 3 □ 1 □ 0 □		
住院期间	病程记录	住院医师查房记录	是否记录、分析如下内容： 1. 咳嗽、咳痰等症状 2. 具体治疗措施：抗肺纤维化、止咳平喘药的名称、用量、用法等 3. 分析：辅助检查结果、治疗方案、病情及评估、预后评估等 4. 记录：上级医师查房意见执行情况；患者及家属意见，以及医师的解释内容	5 □ 4 □ 3 □ 1 □ 0 □		
		上级医师记录	1. 是否记录 2. 是否对病情、已完成的诊疗进行总结分析，并提出下一步诊疗意见，补充、更改诊断分析和确定诊断分析	5 □ 4 □ 3 □ 1 □ 0 □		
出院前 1~3 天	病程记录	住院医师查房记录	是否记录、分析： 1. 目前咳嗽、咳痰等症状的缓解情况 2. 目前抗肺纤维化、止咳平喘药等药物的使用情况 3. 病情评估及疗效评估 4. 符合出院标准 5. 出院后的治疗方案及出院后注意事项	5 □ 4 □ 3 □ 1 □ 0 □		
		上级医师查房记录	是否记录、分析 1. 疗效评估，预期目标完成情况 2. 判断是否符合出院标准 3. 确定是否出院 4. 出院后治疗方案	5 □ 4 □ 3 □ 1 □ 0 □		

续 表

监控项目 / 监控重点 / 住院时间		评估要点	监控内容	分数	减分理由	备注
住院第28~42天（出院日）	病程记录	住院医师查房记录	是否记录： 1. 目前咳嗽、咳痰等症状的缓解情况 2. 向患者交代出院后注意事项	5□ 4□ 3□ 1□ 0□		
	出院记录		记录是否齐全，重要内容无遗漏，如： 1. 入院情况 2. 诊疗经过 3. 出院情况：症状体征等 4. 出院医嘱：出院带药需写明药物名称、用量、服用方法，需要调整的药物要注明调整的方法；出院后患者需要注意的事项；门诊复查时间及项目等	5□ 4□ 3□ 1□ 0□		
	操作记录		内容包括自然项目（另页书写时）、操作名称（如肺灌洗、支气管镜检查）、操作时间、操作步骤、结果及患者一般情况，记录过程是否顺利、有无不良反应，术后注意事项及是否向患者说明，操作医师签名	5□ 4□ 3□ 1□ 0□		
	特殊检查、特殊治疗同意书等医学文书		内容包括自然项目（另页书写时）、特殊检查、特殊治疗项目名称（如肺灌洗、支气管镜检查）、目的、可能出现的并发症及风险、或替代治疗方案、患者或家属签署是否同意检查或治疗、患者签名、医师签名并填写日期	5□ 4□ 3□ 1□ 0□		
医嘱	长期医嘱	住院第1天	1. 职业病科护理常规 一/二/三级护理常规（级别护理根据病情） 2. 饮食 3. 祛痰剂 4. 支气管舒张剂（必要时） 5. 镇咳药（必要时）	5□ 4□ 3□ 1□ 0□		

续 表

监控项目 住院时间	监控重点	评估要点	监控内容	分数	减分理由	备注
医嘱	长期医嘱	住院期间	1. 职业病科护理常规 一／二／三级护理常规（级别护理根据病情） 2. 根据病情给予抗肺纤维化药 3. 祛痰剂 4. 支气管舒张剂（必要时） 5. 镇咳药（必要时） 6. 改善肺间质循环 7. 中医中药	5 □ 4 □ 3 □ 1 □ 0 □		
		出院前	1. 职业病科护理常规 二／三级护理常规（级别护理根据病情） 2. 抗肺纤维化药 3. 祛痰剂 4. 支气管舒张剂（必要时） 5. 镇咳药（必要时） 6. 改善肺间质循环 7. 中医中药 8. 根据病情调整用药			
	临时医嘱	住院第1天	1. 血常规、尿常规、便常规 2. 动脉血气分析、肝功能、肾功能、电解质、红细胞沉降率、C反应蛋白、凝血功能 3. 胸部正侧位片、胸部CT、心电图、肺功能			
		住院期间	1. 异常指标复查 2. 根据病情选做辅助检查，如病原学、感染性疾病筛查等 3. 肺灌洗治疗（必要时） 4. 有创性检查及操作（必要时）			
		出院前	1. 胸片检查（必要时） 2. 根据需要，复查有关检查			
		出院日	1. 出院带药 2. 门诊随诊时间			
一般书写规范		各项内容	完整、准确、清晰、签字	5 □ 4 □ 3 □ 1 □ 0 □		

住院时间 监控项目 监控重点	评估要点	监控内容	分数	减分理由	备注
变异情况	变异条件及原因	1. 治疗无效或者病情进展，需复查病原学检查并调整抗菌药物，导致住院时间延长 2. 伴有影响本病治疗效果的合并症和并发症，需要进行相关检查及治疗，导致住院时间延长	5□ 4□ 3□ 1□ 0□		

参考文献

[1] 曹殿凤, 侯翠翠, 邱菊, 等. 综合评估在肺尘埃沉着 (尘肺) 病分级治疗中的应用 [J]. 中国工业医学杂志, 2020, 33 (2): 128-131.

[2] 曹殿凤, 张正华, 高萍, 等. 综合性肺康复治疗肺尘埃沉着 (尘肺) 病疗效观察 [J]. 中国工业医学杂志, 2010, 23 (4): 271-272.

[3] 中华预防医学会职业病专业委员会肺尘埃沉着 (尘肺) 病影像学组. 肺尘埃沉着 (尘肺) 病胸部 CT 规范化检查技术专家共识 (2020 年版) [J]. 环境与职业医学, 2020, 37 (10): 94-949.

[4] 中华预防医学会劳动卫生与职业病分会职业性肺部疾病学组. 肺尘埃沉着病治疗中国专家共识 (2018 年版) [J]. 环境与职业医学, 2018, 35 (8): 677-689.

[5] 陈灏珠, 林果为, 王吉耀. 实用内科学 [M]. 14 版. 北京: 人民卫生出版社, 2013, 800-801.

[6] 陈莉, 赵金垣. 一种新的细胞信使分子: 一氧化碳 [J]. 中华内科杂志, 1999, 38 (4): 270-272.

[7] 陈思, 尹文伟, 毕堃, 等. 盐酸噻氯匹定片联合丁苯酞胶囊治疗缺血性脑卒中的临床研究 [J]. 中国临床药理学杂志, 2019, 35 (10): 934-936, 949.

[8] 陈新谦, 金有豫, 汤光. 新编药物学 [M]. 15 版. 北京: 人民卫生出版社, 2005, 485-487, 501-502, 504-505.

[9] 陈志远, 张志浩, 车审言, 等. 规范的大容量肺灌洗术治疗肺尘埃沉着 (尘肺) 病 [J]. 中华医学杂志, 2005, 85: 2856-2858.

[10] 程春华, 于伟华. 慢性汞中毒患者的护理体会 [J]. 吉林医学, 2009, 30 (6): 519-520.

[11] 程建新, 张少冲, 佘洁婷, 等. 综合方案治疗急性甲醇中毒视功能损害的疗效分析 [J]. 中国实用眼科杂志, 2007, 25 (1): 118-121.

[12] 程坤, 王玉芬, 陈锋, 等. 糖皮质激素联合高压氧治疗急性一氧化碳中毒迟发性脑病的疗效观察 [J]. 中华航海医学与高气压医学杂志, 2019, 26 (4): 369-371.

[13] 程樱, 樊春月, 王艳艳. 中西医结合治疗正己烷中毒导致周围神经病的效果 [J]. 中医临床研究, 2018, 10 (24): 23-24.

[14] 储蕙. 二巯基丙磺酸钠驱汞治疗引起药疹反应 199 例分析 [J]. 环境与职业医学, 2010, 27 (3): 158-159.

[15] 丛翠翠, 毛丽君, 赵金垣. 肺淋巴系统与肺尘埃沉着 (尘肺) 病 [J]. 中国工业医学杂志, 2013, 26 (3): 190-194.

[16] 丛翠翠, 毛丽君, 赵金垣. 溶血磷脂酸与肺纤维化的研究进展 [J]. 中华临床医师杂志 (电子版), 2012, 6 (23): 7716-7719.

[17] 戴晓蓉, 陈杰, 郭亚萍. 31 例急性甲醇中毒早期患者模式翻转视觉诱发电位检测 [J]. 临床神经电生理学杂志. 2005, 14 (3): 161-162.

[18] 邓小峰, 王海兰, 梁伟辉, 等. 中药熏洗治疗慢性正己烷中毒周围神经病变的疗效观察 [J]. 中国工业医学杂志, 2014, 27 (4): 277-279.

[19] 丁通, 骆骄阳, 杨世海, 等. 天然药物防治镉中毒的现代研究进展 [J]. 中国中药杂志, 2018, 43 (10): 2006-2013.

［20］丁钺，倪为民．职业病中毒物理损伤诊疗手册［M］．上海：上海医科大学出版社，1994.

［21］杜鹃，杜宝柱．职业性正己烷中毒的临床治疗与心理干预［J］．医学理论与实践，2014，27（4）：547，560.

［22］樊春月，陈嘉斌，宋燕芹，等．职业性慢性正己烷中毒临床特点分析［J］．中国职业医学，2016，43（3）：275-280，284.

［23］樊春月，陈嘉斌，吴小苑，等．职业性慢性正己烷中毒综合疗法与常规疗法效果比较［J］．中国职业医学，2016，43（6）：639-644.

［24］高春锦，葛环，赵立明，等．一氧化碳中毒临床治疗指南（一）［J］．中华航海医学与高气压医学杂志，2012，19（2）：127-128，封三.

［25］高春锦，葛环，赵立明，等．一氧化碳中毒临床治疗指南（三）［J］．中华航海医学与高气压医学杂志，2013，20（1）：72，封三，封四.

［26］高杰，司徒洁，周宇燕，等．职业性慢性正己烷中毒康复治疗临床路径构建与评价［J］．职业卫生与应急救援，2015，33（4）：246-251.

［27］葛环，高春锦，赵立明，等．一氧化碳中毒临床治疗指南（二）［J］．中华航海医学与高气压医学杂志，2012，19（5）：315-317.

［28］葛环，高春锦，赵立明，等．一氧化碳中毒临床治疗指南（四）［J］．中华航海医学与高气压医学杂志，2013，20（5）：356-358.

［29］葛均波，徐永健，王辰．内科学［M］．9版．北京：人民卫生出版社．2018.

［30］葛赟，卢中秋．硫化氢吸入性肺损伤机制和治疗的研究进展［J］．中华急诊医学杂志．2012.21（1）：101-103.

［31］关里，李宗洋，赵金垣，等．大鼠急性一氧化碳中毒后血液流变学动态变化的特点［J］．中华劳动卫生职业病杂志，2010；28（12）：885-890.

［32］关里，赵金垣．急性一氧化碳中毒迟发性脑病发病机制的研究进展［J］．中华内科杂志，2007，46（6）：521-522.

［33］关里，赵金垣．急性一氧化碳中毒大鼠血液流变学变化的特点［J］．中华内科杂志，2008，47（3）：238-240.

［34］关里，张雁林，毛丽君，等．脑海马 HO-1 持续过表达在急性 CO 中毒迟发性脑病中的作用［J］．中国工业医学杂志，2014，27（4）：264-268，305，封三.

［35］关里，温韬，张雁林，等．血红素加氧酶的生物学功能研究进展［J］．中国工业医学杂志，2007，20（3）：180-182.

［36］关里，赵金垣，温韬，等．在体微透析观察大鼠急性一氧化碳中毒后纹状体多巴胺及其代谢产物的变化［J］．环境与职业医学，2007，24（3）：243-246.

［37］国家卫生计生委，人力资源社会保障部，安全监管总局，等．国卫疾控发［2015］92 号：职业病危害因素分类目录［S］．2015.

［38］国家职业卫生标准委员会．职业性急性光气中毒的诊断标准［S］．GBZ 29-2011．北京：中华人民共和国国家卫生与计划生育委员会，2011.

［39］国家职业卫生标准委员会．职业性急性有机磷杀虫剂中毒诊断标准［S］．GBZ 8-2002．北京：中华人民共和国卫生部，2002.

［40］《职业性慢性铅中毒的诊断标准［S］．GBZ 37-2015．北京：中华人民共和国国家卫生和计划生育委员会，2015.

［41］郝德英，隋海秀．1 起突发群体性急性氯气中毒患者急救处置与护理［J］．中国职业医学，2013，40（1）：31，33.

［42］何成奇．康复医学［M］．北京：人民卫生出版社，2010：5-21.

［43］何凤生．中华职业医学［M］．北京：人民卫生出版社，1999.

［44］侯翠翠，曹殿凤，赵娜，等．矽肺患者病情评估指数的构建［J］．中华劳动卫生职业病杂

志, 2020, 38 (7)：512-516.

[45] 胡瑞华. 急性硫化氢中毒 8 例治疗体会 [J]. 临床医药实践, 2015, 11：874-875, 877.

[46] 胡振红. 成人社区获得性肺炎初始经验性抗感染药物选择方案再解析 [J]. 医药导报, 2017, 36 (3)：240-242.

[47] 胡振兴, 赵彤彤, 邢婷婷, 等. 康复呼吸操训练在住院肺尘埃沉着（尘肺）病患者中的应用效果 [J]. 华南预防医学, 2020, 46 (6)：675-677.

[48] 扈丽娟, 李磊. 甲泼尼龙和冬眠合剂联合高压氧治疗一氧化碳中毒后迟发性脑病 38 例疗效观察 [J]. 中华航海医学与高气压医学杂志, 2020, 27 (4)：453-457.

[49] 黄金祥. 慢性镉中毒临床研究进展 [J]. 职业卫生与应急救援, 2001, 19 (4)：191-193.

[50] 黄金祥. 职业中毒诊断医师培训教程 [M]. 北京：化学工业出版社, 2014.

[51] 急性氯气中毒事件卫生应急处置技术方案. 北京：人民卫生出版社, 2011.

[52] 贾建平, 陈生弟. 神经病学 [M]. 8 版. 北京：人民卫生出版社, 2018.

[53] 江朝强, 吴一行, 刘薇薇, 等. 急性甲醇中毒的临床救治 [J]. 中华劳动卫生职业病杂志, 2005, 23 (3)：206-209.

[54] 江明憓, 莫平红. 健康教育联合肺康复对矽肺患者呼吸功能及生活质量的影响 [J]. 工业卫生与职业病, 2018, 44 (3)：223-224, 227.

[55] 江泉观, 纪云晶, 常元勋. 环境化学毒物防治手册 [M]. 北京：化学工业出版社, 2004, 784-790.

[56] 金鑫. 口服和肌肉注射二巯基丙磺酸钠驱汞效果的观察 [J]. 职业卫生与应急救援, 2000, 18 (1)：15.

[57] 匡兴亚, 冯玉妹, 张雪涛, 等. 现行《职业性汞中毒诊断标准》的应用研究 [J]. 中华劳动卫生职业病杂志, 2011, 29 (5)：376-377.

[58] 李德鸿, 赵金垣, 李涛. 中华职业医学 [M]. 2 版. 北京：人民卫生出版社, 2019.

[59] 李光杰, 刘灿珍, 李文菊, 等. 肺尘埃沉着（尘肺）病合并肺部感染临床分析 [J]. 中国职业医学, 2010, 37 (6)：496-500.

[60] 李光先, 余日安. 镉毒性作用干预方法及其机制研究进展 [J]. 中国职业医学, 2014, 2：222-226.

[61] 李茂新, 赵宏宇. 一氧化碳中毒治疗的研究进展 [J]. 医学综述, 2020, 26 (13)：2529-2533.

[62] 李梦, 杜光. 中国医院营养支持治疗的相关思考 [J]. 医药导报, 2019, 38 (12)：1685-1689.

[63] 李文. 高压氧治疗一氧化碳中毒 [J]. 中国医学创新, 2013, 5：158-159.

[64] 李新宇, 张雷, 周新等. 重度急性硫化氢中毒患者的综合救治 [J]. 中华急诊医学杂志. 2008. 17 (1)：85-86.

[65] 李艳艳, 熊光仲. 汞中毒的毒性机制及临床研究进展 [J]. 中国急救复苏与灾害医学杂志, 2008, 3 (1)：57-59.

[66] 李毅, 孟令超, 吕鹤, 等. 误诊为慢性炎性脱髓鞘性多发性神经根神经病的正己烷中毒性周围神经病两例临床分析 [J]. 中国现代神经疾病杂志, 2019, 19 (6)：405-410.

[67] 梁冬蕾, 胡志兵, 杨志前, 等. 鼠神经生长因子治疗慢性正己烷中毒周围神经病疗效评价 [J]. 中国卫生标准管理, 2017, 8 (21)：69-71.

[68] 梁启荣. 职业性急性硫化氢中毒救治现状 [J]. 职业与健康, 2013, 29 (14)：1808-1810.

[69] 林素莲, 高惠珍, 颜艺农. 高压氧治疗的禁忌证 [J]. 北方药学, 2011, 8 (8)：97.

[70] 刘桓, 刘永建, 肖青勉, 等. 乳酸清除率联合脑电双频指数对一氧化碳中毒迟发性脑病的价值 [J]. 中华急诊医学杂志, 2020, 29 (4)：556-558.

[71] 刘凯雄，林其昌．社区获得性肺炎诊治若干进展［J］．中华医学杂志，2016，96（44）：3614-3616

[72] 刘庆凤，黄丽蓉，李斌，等．正己烷中毒性周围神经病患者神经肌电图的动态变化［J］．广东医学，2015，5：738-740.

[73] 刘庆凤，杨爱初，佘惜金，等．职业性慢性正己烷中毒患者神经肌电图特征分析［J］．中国职业医学，2014，2：172-175，178.

[74] 刘文占．抗感染药物在肺尘埃沉着（尘肺）病治疗中的不利因素及应用体会［J］．中国医药指南，2014，30：207-208

[75] 刘玉法，苏立军，周翠兰，等．乌司他丁联合长托宁治疗重度刺激性气体中毒的临床研究［J］．中华劳动卫生职业病杂志，2013，31（6）：461-462.

[76] 刘玉伟，赵金垣．急性一氧化碳中毒与高压氧治疗［J］．工业卫生与职业病，2007，33（1）：60-64.

[77] 卢致婷，许德昌，许军连，等．彩色多普勒超声评价血塞通对肺尘埃沉着（尘肺）病肺心病患者肺动脉压力的影响［J］．实用临床医药杂志，2019，23（23）：17-19.

[78] 罗成英，符玉萍，宋长平．二巯基丙磺酸钠引起急性大疱性过敏反应一例［J］．中华劳动卫生职业病杂志，2009，27（6）：377.

[79] 罗献，温丽．急性氯气中毒的院前急救与临床护理［J］．职业卫生与应急救援，2012，30（3）：164-165

[80] 穆进军，李俊峰，田仁云．急性甲醇中毒295例临床研究［J］．中国工业医学杂志，2000，13（2）：96-98.

[81] 潘丹霞．急性光气中毒的急救与护理［J］．世界最新医学信息文摘（电子版），2015，（75）．

[82] 庞才双，龙虹羽，吴艳秋，等．CAT评分在慢性阻塞性肺疾病中的临床应用［J］．临床肺科杂志，2015，（12）：2173-2176.

[83] 任引津，张寿林，倪为民，等．实用急性中毒全书［M］．北京：人民卫生出版社，2003，115.

[84] 沈洪，刘中民．急诊与灾难医学［M］．2版．北京：人民卫生出版社，2013.

[85] 司徒洁，林瑞云，林春梅，等．职业性慢性正己烷中毒恢复期肌肉颤搐五例［J］．中华劳动职业病杂志，2020，38（12）：929-930.

[86] 宋莉，李晓军．窒息性气体中毒现场诊断与救援［J］．中国职业医学，2011，38（6）：515-517.

[87] 宋平平，刘娟，肖华，等．中医辩证诊治治疗肺尘埃沉着（尘肺）病的临床研究［J］．中华劳动卫生职业病杂志，2019，37（3）：186-188.

[88] 孙承业．实用急性中毒全书［M］．2版．北京：人民卫生出版社，2020.

[89] 孙承业．中毒事件处置［M］．北京：人民卫生出版社，2013.

[90] 孙秋香，王妮娜，朱敏．规范化营养治疗流程在危重症颅脑损伤患者中的应用效果［J］．临床与病理杂志，2020，40（7）：1744-1751.

[91] 孙瑞佼，潘晓雯，吕艳，等．急性一氧化碳中毒高压氧治疗的中美指南比较［J］．医学与哲学，2013，34（22）：26-29.

[92] 谭永明，郭祺锟，吴开富，等．一氧化碳中毒后迟发性脑病患者脑损伤的功能磁共振研究［J］．临床放射学杂志，2020，39（7）：1263-1267.

[93] 唐庆，李颖，王永义，等．糖皮质激素联合高压氧防治急性一氧化碳中毒迟发性脑病疗效与安全性Meta分析［J］．第三军医大学学报，2016，38（2）：207-214.

[94] 童宗武，陈晋，杨崇猛，等．早期血液净化治疗44例急性甲醇中毒的临床研究［J］．中国血液净化，2005，4（10）：535-538.

［95］中国研究型医院学会卫生应急学专业委员会，中国中西医结合学会灾害医学专业委员会.
突发群体性氯气泄漏事故现场卫生应急救援处置与临床救治专家共识（2017）［J］. 中华
卫生应急电子杂志，2017，3（3）：129-135.

［96］王世俊. 铅中毒的解毒疗法［J］. 中国医刊，2000，35（7）：18-20.

［97］王爽，赵晓坤，朱嘉莉，等. 岩盐气溶胶对大鼠矽肺预防作用［J］. 中国职业医学，
2020，47（2）：147-153.

［98］王卫锋. 口服二巯基丁二酸胶囊和静滴二巯基丙磺钠临床解毒功效对照研究［J］. 亚太传
统医药，2012，8（8）：172-173.

［99］王喜福，贾彬彬，关里，等. 急性一氧化碳中毒家兔红细胞微观血液流变学变化及其意义
的探讨［J］. 中国工业医学杂志，2010，23（5）：323-326.

［100］王喜福，王现伟，关里，等. 急性一氧化碳中毒家兔脑血流变学和凝血功能的变化［J］.
中国工业医学杂志，2008，21（6）：347-350.

［101］王喜福，赵金垣. 脑循环障碍与急性 CO 中毒迟发性脑病［J］. 中国工业医学杂志，
2010，23（2）：108-111.

［102］王艳艳，郎丽，张莹，等. 尿汞增高患者二巯基丙磺酸钠驱汞治疗特点分析［J］. 中国
职业医学，2016，43（6）：673-676，682.

［103］王洋，刘锡诚，姜鹏，等. 岩盐气溶胶疗法对改善肺尘埃沉着（尘肺）病临床症状的观
察［J］. 中化劳动卫生职业病杂志，2017，35（7）：530-531.

［104］王耀宏，赵金垣，崔书杰，等. 急性一氧化碳中毒迟发性脑病的动物模型制备研究［J］. 中
国职业医学，2004，31（1）：5-10.

［105］王耀宏，赵金垣，崔书杰，等. 急性一氧化碳中毒对大鼠脑循环的影响［J］. 中国工业
医学杂志，2003，16（5）：257-260.

［106］王耀宏，赵金垣，崔书杰，等. 外源性一氧化碳对大鼠脑内源性气体信使系统的影响
［J］. 中国工业医学杂志，2003，16（5）：261-263，267.

［107］王喆，邱泽武. 急性甲醇中毒的现状与诊治进展［J］. 中国临床医生，2012，40（8）：
22-23.

［108］卫生部. 职业性急性氯气中毒诊断标准［S］. GBZ65-2002. 北京：中国标准出版
社，2002.

［109］卫生部办公厅. 糖皮质激素类药物临床应用指导原则. 〔2011〕23 号.

［110］卫生部卫生应急办公室. 突发中毒事件卫生应急预案及技术方案［M］. 北京：人民卫生
出版社，2011.

［111］魏祥，余艳妮. 中药复方制剂治疗职业性慢性铅中毒的研究［J］. 中国卫生标准管理，
2020，11（10）：7-9.

［112］温韬，赵金垣，韩鸿宾. 磁共振成像在急性 CO 中毒迟发性脑损伤诊断中的应用［J］.
中国工业医学杂志，2003，16（3）：133-136.

［113］温韬，赵金垣，赵伯阳. 急性一氧化碳中毒迟发性脑病的发病机制研究进展［J］. 中国
工业医学杂志，2001，14（2）：97-99.

［114］温韬，赵金垣，李丹，等. 急性 CO 中毒家兔血液流变学变化及其意义探讨［J］. 中国
工业医学杂志，2003，16（4）：195-198.

［115］温韬，赵金垣. 氧应激对急性 CO 中毒迟发性脑病的作用研究［J］. 中国工业医学杂志，
2003，16（4）：199-202.

［116］温韬，赵金垣. 一种制备急性 CO 中毒迟发性脑病动物模型的新方法［J］. 中国工业医
学杂志，2003，16（3）：129-132.

［117］温韬，赵金垣，赵伯阳. 一氧化碳中毒迟发性脑病与内源性一氧化碳［J］. 中华劳动卫
生职业病杂志，2002，20（1）：71-73.

[118] 巫带花，邱新香，甘雯珍，等．路径式康复护理模式对职业性慢性正己烷中毒患者四肢运动功能的影响 [J]．临床护理杂志，2017，16（6）：14-17.

[119] 李灿东，吴承玉．中医诊断学 [M]．北京：中国中医药出版社，2012.

[120] 吴娜，王涤新．硫化氢中毒机制及治疗研究进展 [J]．中国工业医学杂志，2010，23（6）：434-436.

[121] 吴一行，江朝强，周钢，等．急性口服甲醇中毒血液透析治疗适应证的分析 [J]．热带医学杂志，2006，6（3）：303-305.

[122] 夏丽华，程樱，赖关朝，等．职业性慢性轻度镉中毒临床路径研究 [J]．中国职业医学，2016，43（5）：547-551.

[123] 夏丽华，程樱，刘莉莉，等．职业性慢性镉中毒临床诊断治疗研究进展 [J]．中国职业医学，2016，43（1）：97-100.

[124] 夏丽华，李斌，张莹，等．镉生物标志物的研究进展 [J]．职业卫生与应急救援，2011，29（6）：298-301.

[125] 谢英，李智民，沙焱，等．肺尘埃沉着（尘肺）病的中医治疗方法研究进展 [J]．职业卫生与应急救援，2019，37（5）：433-436.

[126] 邢俊杰，赵金垣．血液流变学与急性肺损伤 [J]．中国工业医学杂志，2006，19（1）：33-38.

[127] 熊昊．20 例职业性慢性轻度汞中毒的中药治疗作用观察 [J]．时珍国医国药，2013，24（7）：1692-1693.

[128] 杨莹．急性群体性甲醇中毒患者的急救与护理 [J]．中国现代药物应用，2015，（7）：171-172.

[129] 杨志前，余柏城．急性甲醇中毒性视神经病综合治疗探讨 [J]．中华神经医学杂志，2007，6（5）：517-519，522.

[130] 叶小芳．急性光气中毒的救治与护理 [J]．职业卫生与应急救援，2007，25（3）：163.

[131] 易治，翁其彪．新编高压氧医学教程 [M]．广州：暨南大学出版社，2012.

[132] 殷娜．氯气中毒患者的抢救与护理 [J]．护士进修杂志．2012，27（20）：1916-1918.

[133] 余杰，毛丽君，赵金垣．肺纤维化的信号转导分子调控机制 [J]．国际呼吸杂志，2015，35（21）：1667-1671.

[134] 余杰，毛丽君，赵金垣．二氧化硅通过肺泡巨噬细胞的识别反应启动肺内的炎性损伤的机制 [J]．中国工业医学杂志，2015，28（4）：265-269.

[135] 中华中医药学会内科分会，中华中医药学会肺系病分会，中国民族医药学会肺病分会．社区获得性肺炎中医诊疗指南（2018 修订版）[J]．中医杂志，2019，60（4）：350-360.

[136] 袁娟，赖燕，张云花，等．职业性慢性镉中毒肾功能预后分析 [J]．工业卫生与职业病，2016，42（6）：452-454.

[137] 岳雷，曹景鑫，康明．探寻职业性急性一氧化碳中毒急性期的脑电图对于发生迟发性脑病的预测价值 [J]．当代医学，2020，26（9）：57-58.

[138] 岳茂兴，夏锡仪，李瑛，等．突发群体性氯气中毒 1539 例临床救治 [J]．中华卫生应急电子杂志，2018，4（3）：145-151.

[139] 岳维梅，方绍峰，周世义，等．职业性镉中毒 73 例临床分析 [J]．中华劳动卫生职业病杂志，2013，31（12）：935-936.

[140] 张伯礼，吴勉华．中医内科学 [M]．4 版．北京：中国中医药出版社，2017.

[141] 张琪凤，张卓，毛国根，等．肺灌洗排尘病因治疗的资料分析和实验研究 [J]．中国职业医学，2000，27（1）：4-6.

[142] 张书娥，董会台，蔡莉萍，等．107 例汞中毒临床诊治体会 [J]．工业卫生与职业病，2014，40（6）：471.

[143] 张晓华，肖雄斌，赖燕，等．不同原因所致慢性轻度镉中毒临床特征分析 [J]．中华劳动卫生职业病杂志，2013，31（10）：763-764.

[144] 张振国，陈刚．大容量全肺灌洗术风险防范及并发症处理 [J]．北京：人民卫生出版社，2015.

[145] 张振国，陈刚．大容量全肺灌洗术医疗护理常规及操作规程 [M]．2版．北京：北京科学技术出版社，2016.

[146] 赵金垣，王世俊．肺尘埃沉着（尘肺）病应为可治之症 [J]．环境与职业医学，2016，33（1）：90-95.

[147]《临床路径治疗药物释义》专家组．临床路径治疗药物释义（职业病分册）[M]．北京：中国协和医科大学出版社，2018.

[148] 赵金垣．临床职业病学 [M]．3版．北京：北京大学医学出版社，2017.

[149] 赵金垣．临床职业病学 [M]．2版．北京：北京大学医学出版社，2010：336.

[150] 赵金垣．我国金属中毒研究的回顾与展望 [J]．中华劳动卫生职业病杂志，2002，20（5）：321-322.

[151] 赵金垣．临床职业病学 [M]．3版．北京：北京大学医学出版社，2017.

[152] 赵可喻，杨军，朱育银．煤工肺尘埃沉着病合并肺炎的病原菌分布及耐药性分析 [J]．中华劳动卫生职业病杂志，2015，33（2）：129-131

[153] 赵林珊，刘兴，唐江伟，等．高压氧调控 HMGB1 防治急性一氧化碳中毒后脑病的作用机制 [J]．中华劳动卫生职业病杂志，2020，38（9）：641-645.

[154] 赵乾魁，周志俊．职业性正己烷中毒病例研究在中国：1262 例临床分析 [J]．职业卫生与应急救援，2016，34（1）：1-5，15.

[155] 赵业婷，赵金垣．羰基镍毒性的研究现状与展望 [J]．中华劳动卫生职业病杂志，2006，24（5）：314- 317.

[156] 职业性肺尘埃沉着（尘肺）病的病理诊断 [S]．GBZ 25-2014．北京：中华人民共和国国家卫生和计划生育委员会，2014.

[157] 职业性肺尘埃沉着（尘肺）病的诊断 [S]．GBZ 70-2015．北京：中华人民共和国国家卫生和计划生育委员会，2015.

[158] 中国医师协会急诊医师分会中国急性感染联盟．2015 年中国急诊社区获得性肺炎临床实践指南：疾病基础知识篇 [J]．中国急救医学，2015，35（11）：961-968.

[159] 中国医师协会急诊医师分会中国急性感染联盟．2015 年中国急诊社区获得性肺炎临床实践指南 [J]．中华急诊医学杂志，2015，24（12）：1324-1344.

[160] 中国医师协会急诊医师分会．2015 年中国急诊社区获得性肺炎临床实用指南：治疗和预后篇 [J]．中国急救医学，2016，36（1）：12-21.

[161] 中国医师协会急诊医师分会．急性有机磷农药中毒诊治临床专家共识（2016）[J]．中国急救医学，2016，36（12）：1057-1065.

[162] 中华人民共和国国家卫生和计划生育委员会．职业性慢性化学物中毒性周围神经病的诊断 [S]．GBZ/T247-2013．北京：人民卫生出版社，2015.

[163] 中华人民共和国国家卫生和计划生育委员会．职业性铅中毒诊断标准 [S]．GBZ 37-2015．北京：人民卫生出版社，2015.

[164] 尿中镉的测定第 1 部分：石墨炉原子吸收光谱法 [S]．GBZ/T 307.1-2018．北京：中华人民共和国国家卫生健康委员会，2018.

[165] 职业性镉中毒的诊断 [S]．GBZ 17-2015．北京：中华人民共和国国家卫生健康委员会，2015.

[166] 职业性慢性正己烷中毒的诊断 [S]．GBZ 84-2017．北京：中华人民共和国国家卫生健康委员会，2017.

［167］职业性汞中毒诊断标准［S］. GBZ 89-2007. 北京：人民卫生出版社，2008.

［168］中华人民共和国卫生部. 职业性急性硫化氢中毒诊断标准［S］. GBZ 31-2002. 北京：法律出版社，2002.

［169］中华人民共和国卫生部. 职业性急性化学物中毒性神经系统疾病诊断标准［S］. GBZ 76-2002. 北京：法律出版社，2002.

［170］中华人民共和国卫生部. 肺尘埃沉着病诊断标准［S］. GBZ 70-2009. 北京：人民卫生出版社，2007.

［171］中华人民共和国卫生部. 职业性急性一氧化碳中毒诊断标准［S］. GBZ 23-2002. 北京：法律出版社，2002

［172］中华人民共和国卫生部. 职业性急性化学物中毒性神经系统疾病诊断标准［S］. GBZ 76-2002. 北京：法律出版社，2002.

［173］中华人民共和国卫生部. 职业性急性氯乙酸中毒的诊断［S］. GBZ239-2011. 北京：中国标准出版社，2011.

［174］中华人民共和国卫生部. 职业性汞中毒诊断标准［S］. GBZ 17-2015. 北京：人民卫生出版社，2018.

［175］中华人民共和国卫生部. 职业性急性硫化氢中毒诊断标准［S］. GBZ 31-2002. 北京：法律出版社，2002.

［176］中华人民共和国卫生和计划生育委员会. 职业性急性甲醇中毒的诊断［S］. GBZ 53-2017. 北京：法律出版社，2017.

［177］中华人民共和国卫生和计划生育委员会. 职业性肺尘埃沉着（尘肺）病的病理诊断［S］. GBZ 25-2014. 北京：中国标准出版社，2014.

［178］中华人民共和国卫生和计划生育委员会. 职业性肺尘埃沉着（尘肺）病的诊断［S］. GBZ 70-2015. 北京：中国标准出版社，2016.

［179］中华医学会. 临床诊疗指南-呼吸病学分册［M］. 北京：人民卫生出版社，2018.

［180］中华医学会. 临床诊疗指南·呼吸病学分册［M］. 北京：人民卫生出版社，2009.

［181］中华医学会. 临床诊疗指南·急诊医学分册［M］. 北京：人民卫生出版社，2009.

［182］中华医学会呼吸病学分会. 中国成人社区获得性肺炎诊断和治疗指南（2016 年版）［J］. 中华结核和呼吸杂志，2016，39（4）：253-279.

［183］中华医学会呼吸病学分会慢性阻塞性肺疾病学组，中国医师协会呼吸医师分会慢性阻塞性肺疾病工作委员会. 慢性阻塞性肺疾病诊治指南（2021 年修订版）. 北京，2021 年.

［184］中华预防医学会劳动卫生与职业病分会职业性肺部疾病学组. 肺尘埃沉着（尘肺）病治疗中国专家共识（2018 年版）［J］. 环境与职业医学，2018，35（8）：677-689.

［185］钟南山，刘又宁. 呼吸病学［M］. 2 版. 北京：人民卫生出版社，2018.

［186］周静娟. 43 例急性氯气中毒患者的急救与护理［J］. 中国实用医药，2013，8（3）：192-193.

［187］周卫敏. 急性甲醇中毒治疗进展［J］. 中国血液净化，2011，10（7）：385-388.

［188］周妍丽，黄钢. 急性甲醇中毒的 F-VEP 表现［J］. 国际眼科杂志. 2003，3（3）：116-117.

［189］朱江，黄永锋，赵斌，等. 甲泼尼龙与地塞米松治疗一氧化碳中毒迟发性脑病痴呆远期疗效观察［J］. 陕西医学杂志，2017，46（3）：390-392.

［190］Barceloux DG, Bond GR, Krenzelok EP, et al. American Academy of Clinical Toxicology Practice Guidelines on the Treatment of Methanol Poisoning［J］. Clinical Toxicology, 2002, 40（4）：415-446.

［191］Brenner M, Benavides S, Mahon SB, et al. The vitamine B12 analog cobinamide is an effective hydrogen sulfide antidote in a lethal rabbit model［J］. Clinical Toxicology, 2014, 52（5）：

490-497.

[192] Flora G, Gupata D, Tiwari A. Toxicity of lead: a review with recent updates [J]. Interdisciplinary Toxicology, 2012, 5 (2): 47-58.

[193] GOLD. Revised global strategy for the diagnosis, management and prevention of chronic obstructive pulmonary disease 2020 report.

[194] Hantson P, Haufroid V, Wallemacq P. Formate kinetics in methanol poisoning [J]. Human and Experimental Toxicology, 2005, 24 (2): 55-59.

[195] LIUHeliang, ZHANG Deliang, ZHAO Baolu, et al. Superoxide anion, the main species of ROS in the development of ARDS induced by oleic acid [J]. Free Radical Research, 2004, 38 (12): 1281-1287.

[196] https://goldcopd.org/2021-gold-reports/ The global initiative for chronic obstructive lung disease, 2020-11-17.

[197] ZHAOJinyuan, LIU Hong. Therapeutic effect of anticoagulants on the acute respiratory distress syndrome rats. In Keizo Chiyotani, Yutaka Hosoda and Yoshiharu Aizawa ed. Advances in the Prevention of Occupational Respiratory Diseases. Amsterdam: Elsevier, 1998: 873-877.

[198] Kosnett MJ, Wedeen RP, Rothenberg SJ, et al. Recommendations for medical management of adult lead exposure. Environ Health Perspect [J], 2007, 115 (3) : 463- 471.

[199] Levin SM, Goldberg M. Clinical evaluation and management of lead - exposed construction workers [J]. American Journal of Industrial Medicine, 2000, 37 (1): 23-43.

[200] Nakajima Mikio, Aso Shotaro, Matsui Hiroki, et al. Prevalence of myocardial injury requiring percutaneous coronary intervention after acute carbon monoxide poisoning [J]. European journal of emergency medicine : official journal of the European Society for Emergency Medicine, 2020, 27 (3): 213-216.

[201] Nordberg GF. Historical perspectives on cadmium toxicity [J]. Toxicol Appl Pharmacol, 2009, 238: 192-200.

[202] Nurchi VM, Alonso MC, Toso L, et al. Chelation therapy for metal intoxication: comments from a thermodynamic viewpoint [J]. Mini Reviews in Medicinal Chemistry, 2013, 13 (11): 1541-1549.

[203] LIUHeliang, ZHANG Deliang, ZHAO Baolu, et al. Superoxide Anion, the Main Species of ROS in the Development of ARDS Induced by Oleic Acid [J]. Free Radical Research, 2004, 38 (12): 1281-1287.

[204] Peces R, Alvarez R. Effectiveness of hemodialysis with high-flux polysulfone membrane in the treatment of life-threatening methanol intoxication [J]. Nephron, 2002, 90 (2): 216-218.

[205] Prozialeck WC, Edwards JR. Mechanisms of cadmium-induced proximal tubule injury: New insights with implications for biomonitoring and therapeutic interventions [J]. The Journal of Pharmacology and Experimental Therapeutics, 2012, 343 (1) : 2-12.

[206] Rao JVB, Vengamma B, Naveen T, et al. Lead encephalopathy in adults [J]. Journal of Neurosciences in Rural Practice, 2014, 5 (2): 181-183.

[207] Sams RN, Carver HW 2nd, Catanese C, et al. Suicide with hydrogen sulfide [J]. The American Journal of Forensic Medicine and Pathology. 2013, 34 (2): 81-82.

[208] Sastre C, Baillif-Couniou V, Kintz P, et al. Fatal accidental hydrogen sulfide poisoning: a domestic case [J]. Journal of Forensic Sciences. 2013, 58 (S1): S280-S284.